高血压合理用药指南

第3版

主　　审：霍　勇

组织编写：中国药师协会

主　　编：孙宁玲

副 主 编：王继光　孙英贤　李南方　谢良地
赵志刚　赵荣生　林　阳　崔一民

人民卫生出版社
·北　京·

图书在版编目(CIP)数据

高血压合理用药指南 / 孙宁玲主编；中国药师协会组织编写. -- 3版. -- 北京：人民卫生出版社，2025. 8. -- ISBN 978-7-117-38065-2

Ⅰ. R544. 105-62

中国国家版本馆CIP数据核字第20259DK242号

人卫智网	www.ipmph.com	医学教育、学术、考试、健康，购书智慧智能综合服务平台
人卫官网	www.pmph.com	人卫官方资讯发布平台

高血压合理用药指南
Gaoxueya Heli Yongyao Zhinan
第3版

组织编写：中国药师协会
主　　编：孙宁玲
出版发行：人民卫生出版社（中继线 010-59780011）
地　　址：北京市朝阳区潘家园南里19号
邮　　编：100021
E - mail：pmph @ pmph.com
购书热线：010-59787592　010-59787584　010-65264830
印　　刷：北京华联印刷有限公司
经　　销：新华书店
开　　本：889 × 1194　1/32　　印张：13.5
字　　数：420千字
版　　次：2015年8月第1版　　2025年8月第3版
印　　次：2025年8月第1次印刷
标准书号：ISBN 978-7-117-38065-2
定　　价：59.00元

打击盗版举报电话：010-59787491　E-mail：WQ @ pmph.com
质量问题联系电话：010-59787234　E-mail：zhiliang @ pmph.com
数字融合服务电话：4001118166　E-mail：zengzhi @ pmph.com

编　委（按姓氏笔画排序）

马志毅（清华大学附属北京清华长庚医院）
王继光（上海交通大学医学院附属瑞金医院）
王鸿懿（北京大学人民医院）
王鲁雁（北京大学人民医院）
王增武（中国医学科学院阜外医院）
尹新华（深圳大学总医院）
卢新政（江苏省人民医院）
冯颖青（广东省人民医院）
吕晓希（中国医学科学院药物研究所）
刘　靖（北京大学人民医院）
刘　蔚（北京医院）
米　杰（首都医科大学附属北京儿童医院）
孙　刚（包头医学院第二附属医院）
孙宁玲（北京大学人民医院）
孙英贤（中国医科大学附属第一医院）
牟建军（西安交通大学第一附属医院）
严晓伟（北京协和医院）
李　勇（复旦大学附属华山医院）
李　萍（南昌大学第二附属医院）
李　燕（上海交通大学医学院附属瑞金医院）
李玉明（天津康汇医院）

编　委

李建平（北京大学第一医院）

李南方（新疆维吾尔自治区人民医院）

余　静（兰州大学第二医院）

汪　芳（北京医院）

初少莉（上海交通大学医学院附属瑞金医院）

张　毅（上海市第十人民医院）

张宇清（中国医学科学院阜外医院）

张新军（四川大学华西医院）

陈晓平（四川大学华西医院）

陈鲁原（广东省人民医院）

陈源源（北京大学人民医院）

武明芬（首都医科大学附属北京天坛医院）

林　阳（首都医科大学附属北京安贞医院）

林金秀（福建医科大学附属第一医院）

赵志刚（首都医科大学附属北京天坛医院）

赵荣生（北京大学第三医院）

施仲伟（上海交通大学医学院附属瑞金医院）

姜一农（大连医科大学附属第一医院）

祝之明（中国人民解放军陆军特色医学中心）

袁　洪（中南大学湘雅三医院）

高平进（上海交通大学医学院附属瑞金医院）

郭艺芳（河北省人民医院）

崔一民（北京大学第一医院）

喜　杨（北京大学人民医院）

谢良地（福建医科大学附属第一医院）

蔡　军（首都医科大学附属北京安贞医院）

霍　勇（北京大学第一医院）

前　言

高血压是一种慢性非传染性疾病，也是我国患病率较高、致残率较高及疾病负担较重的慢性疾病。《中国心血管健康与疾病报告 2024》的数据显示：我国 18 岁及以上成人高血压患病率为 31.6%。尽管近些年我国人群的高血压知晓率、治疗率、控制率已有提高，但仍处于较低水平。2016 年国家卫生和计划生育委员会发布的全球疾病负担研究显示：中国人群因高血压造成的伤残调整寿命年（disability-adjusted life year，DALY）高达 3 794 万人年，占总 DALY 的 12.0%，占心血管病总 DALY 的 63.5%；其中，伤残损失寿命年（years of life lost due to disability，YLD）为 3 557 万人年，早逝损失寿命年（years of life lost，YLL）为 236.5 万人年，占心血管病 YLD 和 YLL 的 50.1% 和 64.5%，是心血管病负担的首位危险因素。全国每年因血压升高所致的过早死亡人数高达 200 余万，每年直接医疗费用达 366 亿。2016 年我国一项发表于 *JAMA* 杂志的队列研究结果显示，在我国经过治疗的高血压患者的血压达标率为 29.6%。高血压作为心脑血管病最重要的危险因素，流行态势严重，其主要并发症如卒中、心肌梗死、心力衰竭及慢性肾脏病等的致残致死率高，严重消耗医疗和社会资源，给家庭和社会造成沉重负担，已成为我国一项重要的公共卫生问题。尽管近年来高血压的诊断和治疗取得了长足进展，高血压的治疗药物也层出不穷，但高血压药物治疗亦存在不合理之处，由此也影响了患者治疗的依从性、持续性及血压控制率。基于此，在第 2 版《高血压合理用药指南》（以下简称《指南》）发布之后 8 年，顺应高血压治疗形势的改变，中国药师协会作为主要组织编写机构，中国医疗保健国际交流促进会高血压病学分会、中国医师协会高血压专业委员会、中国研究型医院学会高血压专业委员会、《中华高血压杂志》、《中国临床药理学杂志》协助组织国内专家对该《指南》进行更新和再版。本书在第2版《指南》的基础上丰富了药物治疗的内容，增加了抗高血压药的药代动力学和药效动力学特点、抗高血压药的时间治疗学、新型抗高血压药和具有降血压作用的改善糖脂代谢的药物，特别是目前干扰小RNA（small interfering RNA，siRNA）类药物已经逐渐进入慢性疾病管理领域，与传统小分子药物相比，siRNA类药物有独特的药学特征，特别是耦联*N*-乙酰半乳糖胺（*N*-acetylgalacto-samine，GalNAc）标签的siRNA类药物可进入肝细胞长时间发挥药效，其单次注射药效可维持6个月。靶向血管紧张素原的siRNA类药物Zilebesiran的Ⅱ期临床研究结果公布，Zilebesiran给长效、稳定降血压领域带来了新的希望。我们希望《高血压合理用药指南》（第3版）能够帮助医生认识规范使用抗高血压药的重要性，指导医生提高治疗水平，在不同血压水平、不同高血压合并症情况下恰当、合理地使用抗高血压药，使高血压患者的治疗依从性和持续性有所改善，提高血压控制率，降低心脑血管事件的发生。

主编：孙宁玲

2025年5月

目　录

1 高血压流行病学特点及治疗现状

1.1 基层用药现状

1.1.1 高血压流行病学现状

随着社会经济的发展，城镇化和老龄化速度加快，居民行为和生活方式发生改变，慢性非传染性疾病（简称慢性疾病）已成为影响我国乃至全球居民健康的重大公共卫生问题。而高血压是患病率较高的慢性疾病之一，也是我国心血管病最重要的危险因素。据2022年研究结果报道，中国约有267万心血管病死亡归因于高收缩压；心血管病相关早逝损失寿命年中，有4 816万人年归因于高收缩压。

我国成人高血压患病率不断升高，已由1959年的5.11%上升至2022年的31.6%。男性高于女性，农村高于城市。

我国的老龄化问题日益严重，老年人群作为特殊群体，其高血压的患病状况也令人担忧。中国高血压调查结果显示，患病率随年龄的增加而升高，其中55～64岁年龄段居民高血压患病粗率为44.3%，65～74岁年龄段为56.0%，≥75岁居民为59.8%。中国健康与养老追踪调查（China Health and Retirement Longitudinal Study，CHARLS）项目显示，45岁及以上人群［平均年龄（61.3±10.1）岁］高血压患病率为34.38%，其中男性患病率为33.79%，略低于女性患病率（34.91%）。

近年研究发现，高血压发病趋于年轻化。中国高血压调查（China Hypertension Survey，CHS）结果显示，中青年人群高血压患病率为22.1%，各个年龄段男性血压正常高值的检出率与高血压患病率均高于女性。中国营养调查1991—2015年9次现状调查结果显示：监测地区学龄儿童青少年高血压患病率从1991年的8.9%上升到2015年的20.5%。

高血压的知晓率、治疗率、控制率虽有上升，但仍在低位徘徊。2020—2022 年中国居民心血管病及其危险因素监测显示：中国≥18 岁高血压患者的患病知晓率、治疗率和控制率分别为 43.3%、38.7% 和 12.9%。

与此同时，高血压危险因素（如吸烟、过量饮酒、高盐和高脂食物摄入、身体活动不足、超重和肥胖及总胆固醇水平升高等）在人群中普遍存在，成为人们罹患高血压的潜在威胁。

1.1.2 基层高血压用药现状

目前，临床对于高血压的控制方法主要是改变饮食习惯和生活方式等非药物措施和药物治疗两方面。其中，药物治疗是控制血压最有效的措施。治疗高血压的药物品种繁多，而且抗高血压药需长期服用。因此，加强抗高血压药使用管理十分重要。

1.1.2.1 人群中高血压患者的用药情况 针对我国自然人群中高血压患者的用药情况的分析显示，1 293 例服药患者中，使用单药治疗的患者占 43.6%；联合药物治疗者占 56.4%。单药治疗患者中使用频次最多的药物种类为钙通道阻滞剂（calcium channel blocker，CCB），占 53.4%，余依次为血管紧张素转换酶抑制药（angiotensin converting enzyme inhibitor，ACEI）（19.1%）、血管紧张素受体阻滞药（angiotensin receptor blocker，ARB）（10.1%）、利尿剂（9.5%）、β 受体拮抗剂（7.9%）。

服药人群中共 370 例使用复方制剂，其中珍菊降压片占 7.1%、复方利血平片占 66.8%、复方利血平氨苯蝶啶片占 26.2%。

1.1.2.2 社区门诊高血压患者的用药情况 在接受药物治疗的 2 930 例高血压患者中，根据药物活性成分统计，使用频次最多的药物是 CCB（44.0%），余依次为 ARB（21.9%）、利尿剂（14.0%）、ACEI（7.2%）、β 受体拮抗剂（5.5%）。其中，单药治疗患者有 2 001 例（68.3%）、联合用药者有 929 例（31.7%）。

通过分析药物治疗情况发现，心血管病风险分级为低危或中危、高危以及极高危的患者均以单药治疗为主，其中心血管病风险高危患者中单药治疗比例最高，达 69.1%。此外，在不同血压水平的患者中也发现类似的情况，接受药物治疗的高血压患者中一半以上仅采用单药治疗，3 级高血压患者中单药治疗比例高达 72.6%。

我国社区医疗机构的高血压患者药物治疗依从性较低。高血压的控制率除与患者的文化教育程度、年龄、病程、高血压认知情况及药物支付方式相关外，也与基层医生的用药习惯、药物选择、对患者身体情况以及既往用药情况的了解程度等存在一定关系。

（王增武）

参考文献

[1] 张梦妮，李茂婷，职心乐，等. 1990-2019 年中国动脉粥样硬化心血管病疾病负担变化及其危险因素分析[J]. 中华流行病学杂志，2021，42(10)：1797-1803.

[2] CAO X，ZHAO Z P，KANG Y T，et al. The burden of cardiovascular disease attributable to high systolic blood pressure across China，2005-18：a population-based study[J]. The Lancet Public Health，2022，7(12)：e1027-e1040.

[3] 国家心血管病中心. 中国心血管健康与疾病报告 2024[M]. 北京：中国协和医科大学出版社，2025.

[4] 张梅，吴静，张笑，等. 2018 年中国成年居民高血压患病与控制状况研究[J]. 中华流行病学杂志，2021，42(10)：1780-1789.

[5] WANG Z W，CHEN Z，ZHANG L F，et al. Status of hypertension in China：results from the China Hypertension Survey，2012-2015 [J]. Circulation，2018，137(22)：2344-2356.

[6] 袁姣，武青松，雷枢，等. 我国中老年人群高血压流行现状及影响因素研究[J]. 中国全科医学，2020，23(34)：4337-4341.

[7] 王馨，周好奇，陈祚，等. 我国中青年人群高血压流行和治疗控制现状[J]. 中华心血管病杂志，2022，50(12)：1169-1176.

[8] 马淑婧，羊柳，赵敏，等. 1991-2015 年中国儿童青少年血压水平及高血压检出率的变化趋势[J]. 中华流行病学杂志，2020，41(2)：178-183.

[9] 聂静雨，张林峰，陈祚，等. 社区人群中高血压患者的用药情况分析[J]. 中华高血压杂志，2017，25(10)：956-960.

[10] 周好奇，王馨，杨瑛，等. 我国社区门诊就诊高血压患者的用药现状[J]. 中华高血压杂志，2022，30(7)：670-675.

1.2 等级医院高血压药物治疗现状

最近十余年，高血压相关的一些学会开展了对我国不同城市的等级医院高血压或合并糖尿病的高血压患者现状以及用药状况的调研，其中包括 TRIP 研究、CONSIDER 研究、血压控制不良的原因调研以及中国心血管健康联盟高血压达标中心的高血压患者治疗现状的注册研究。CONSIDER 研究结果显示，高血压是一种多种因素并存的疾病，血压控制不良和控制率较低在某种程度上与临床药物治疗有关，高血压合并高脂血症及糖代谢异常者占 23.6%，4.5% 的患者缺血性脑血管病的 10 年发病风险高于 20%，医保患者血压控制率为 53.9%。药物使用包含 CCB、ACEI、ARB、利尿剂及 β 受体拮抗剂五类，联合治疗比例仅为 23%。TRIP 研究纳入 32 004 例高血压患者，结果显示，低危和中危高血压患者占 16.0%，高危和极高危患者分别占 48% 和 36%；其中 50% 的患者伴不同程度的靶器官损害，49% 的患者伴高血压相关临床疾病。以血压<140/90mmHg 为高血压患者的靶目标，全部高血压患者的达标率仅为 26.8%，冠心病、糖尿病、肾脏病及卒中的控制率分别为 27.7%、30.0%、25.4% 及 21.3%，总体血压控制率不足 30%。在这些高血压患者中，11.7% 未接受治疗，在接受治疗的高血压患者中 69.3% 采用单药治疗，30.7% 采用联合治疗，其中 CCB、ARB 是单药治疗中使用最多的药物，但在未达标的单药治疗中增加剂量的很少，联合治疗的比例不足 40%，这些均限制了血压达标率的提高。2019—2021 年中国心血管健康联盟高血压达标中心对 34 个省市中 1 409 家医院约 30 余万名高血压患者进行高血压患者治疗现状的注册分析，其中 71.6% 来自综合等级医院，28.4% 来自社区医院，注册研究发现：在应用的 6 类抗高血压药中，单药使用率为 39.1%，使用率最高的为 CCB，占了单药的 53.8%，其次是肾素 - 血管紧张素 - 醛固酮系统抑制剂（renin angiotensin aldosterone system inhibitor，RASI）占了 34.9%（血管紧张素受体阻滞药 24.8% + 血管紧张素转换酶抑制药 10.1%），β 受体拮抗剂占单药治疗的 8.6%（利尿剂未做统计）。

在联合治疗方案中：自由联合占总人群的 32.7%，单片复方制剂（single-pill combination，SPC）的高血压患者占 28.2%。

在自由联合中 A+C 占 30.5%，A+D 占 43.3%，其他的两药联合仅占 15.1%；在三联治疗中 A+B+C 占 6.6%，A+C+D 占 1.6%，其他形式的三联治疗占 2.9%。从有效血压达标来看，提高单片复方制剂的应用很重要，然而目前的使用率不足 30%。因此，合理和规范使用抗高血压药是高血压管理的重要环节，也是本指南撰写的主要目的。

（孙宁玲）

参考文献

[1] LUO X Y, LIU W, SUN NL, et al. The prevalence ofmonotherapy and combination therapy inhypertension in China from 2019 to 2021: A nationwide population-based cross-sectional study. J Clin Hypertens, 2024, 26(9): 1054-1062.

1.3 基层血压管理模式和基本用药

1.3.1 我国基层社区高血压管理模式建议

国内外学者在高血压防治模式探索的研究中发现，社区高血压管理可显著提升高血压控制率。因此，1984 年，美国高血压预防、监测、评估和治疗委员会（Joint National Committee on Prevention, Detection, Evaluation, and Treatment of High Blood Pressure, JNC）发布的第 3 版《高血压治疗指南》（可简写为 JNC 3 指南）指出，社区高血压管理与医疗管理互补，两者协作可达到血压控制的目的；《中国高血压防治指南（2024 年修订版）》指出，加强高血压社区防治工作，定期测量血压、规范管理、合理用药，是改善我国人群高血压知晓率、治疗率和控制率的根本。

目前，国内外高血压指南均强调社区防治模式的重要性。我国基层高血压管理模式应契合社区高血压流行病学特点。研究表明，我国高血压人群依从性差，控制率低；人群调查显示，社区高血压流行病学特点为绝大多数存在容量超负荷、多重危险因素的聚集。

根据社区高血压流行病学特点，我国高血压社区防治模式的初步探索从 20 世纪 70 年代开始，在首都钢铁公司人群心血管病干预研究中，推广以减盐为重点的合理膳食结构等，结果显示干预组治疗率、控制率显著提高；“开滦研究”亦发现加强功能社区高血压管理可以显著提高高血压控制率；上海市普陀区居民高血压管理显示，按照心血管危险因素分层实行分级管理、设立健康管理专员模式可以显著提高高血压控制率。近年来，随着技术的发展，城市社区高血压的防治有了技术上的革新。一项“基于互联网管理平台的管理模式在高血压患者管理中的效果评价”的研究结果显示：基于互联网管理平台开展健康管理模式在改善社区高血压患者的血压控制率、降低血压水平等方面效果显著。

但是，农村社区高血压管理是我国高血压防治的难点。目前，我国农村高血压患病率以及死亡率均已超过城市，而农村社区医疗基础薄弱，缺乏有效的高血压管理模式及方案，迫切需要建立适合我国农村社区的高血压防治模式。中国农村高血压控制项目（the China Rural Hypertension Control Project，CRHCP）对农村高血压防治模式及技术方案进行了针对性的研究。该研究采用整群随机对照方法，在全国范围内纳入 33 995 名高血压患者，干预组采用乡村医生主导的社区综合干预模式，包含卫生健康政策改进、村医教育激励、患者干预等多层面措施。Ⅰ期随访 18 个月，干预组以血压 <130/80mmHg 为降血压目标值，控制率为 57.0%，显著高于常规管理组；Ⅱ期随访 36 个月，研究结果为乡村医生主导的社区综合干预模式不仅可显著提高中国农村社区高血压控制率，并且使高血压患者心脑血管事件发生率下降 33%；该研究首次证明了在我国以乡村医生为主导的多层面干预模式的安全性和有效性，为我国农村社区高血压防治找到了确切的模式及具体可实施的方法与适宜技术。

回顾历年来高血压防治模式和策略研究可看出，多层面血压管理（通过药物治疗 + 生活方式 / 行政政策及管理 / 社区医生和团队 / 患者及家属的综合管理）是目前提高高血压控制率的最佳模式。

1.3.2 基层高血压管理基本用药建议

基层抗高血压药的应用在整体原则上也应遵循现行的中国和国际公认的高血压指南，并推荐应用国家集中带量采购药物。基层高血压患者的高血压药物治疗循证研究相对较少，依据《中国高血压防治指南（2024 年修订版）》及《国家基层高血压防治管理指南 2020 版》的建议，结合我国基层高血压患者的具体现状，提出如下基层高血压患者降血压治疗的基本药物应用原则：

（1）高血压治疗的基本目标是降血压达标，以期最大限度地降低心脑血管病发病和死亡危险，所以降低高血压患者血压水平较选择抗高血压药种类更重要，尤其在基层，推荐可及性好的集中带量采购药物，并依据目前我国的高血压指南推荐，CCB、ACEI、ARB、利尿剂及β受体拮抗剂等抗高血压药均可以作为高血压初始和维持治疗药物，也可以选择低剂量固定复方制剂以及其他的传统抗高血压药。

（2）降血压获益来自降血压本身，很大程度上不依赖于使用何种药物。在有效降血压的前提下，不同类别抗高血压药均有降低心血管事件风险的能力。在社区高血压治疗中，尽量选择不良反应小的药物及长效、24 小时平稳降血压的药物；可以根据危险分层选择单药或联合药物治疗，联合用药应根据合并症合理选择。

（3）当出现高血压相关合并症或伴随其他疾病时，不同类别的抗高血压药各具优势，基层降血压治疗也遵循同样的原则，如：①二氢吡啶类 CCB 绝对禁忌证很少，降血压作用强，对糖脂代谢无不良影响；可显著减少卒中事件，适用于大多数类型的高血压，可单药或与其他 4 类药物联用。②ACEI 和 ARB 的靶器官保护作用确切，对糖脂代谢无不良影响，适用于 1～2 级高血压，尤其对于合并慢性心力衰竭、心肌梗死后、心功能不全、心房颤动预防、糖尿病肾病、非糖尿病肾病、代谢综合征、蛋白尿 / 微量白蛋白尿的高血压患者有益。均可与小剂量噻嗪类利尿剂或二氢吡啶类 CCB 联用。③小剂量噻嗪类利尿剂适用于 1～2 级高血压，也是难治性高血压的基础药物之一，尤其对老年高血压、心力衰竭患者有益，可与 ACEI 或 ARB、CCB 联用。④小剂量β受体拮抗剂适用于合并心肌梗死后、冠心病心绞痛、快速型心律失常、慢性心力衰竭的高血压患者或心率偏快患者；对心血管疾病高危患者的猝死有预防作用。可与二氢吡啶类 CCB 联用。⑤固定复方制剂为常用的一类抗高血压药，可改善患者依从性。⑥对基层存在高盐摄入和盐敏感性高血压患者优先推荐利尿剂、CCB 单药和 ACEI/ARB 联合利尿剂。

高血压的治疗目标是降低心、脑、肾与血管并发症的死亡和总的危险。在降血压目标值方面，《中国高血压防治指南（2024 年修订版）》强调一般高血压患者推荐诊室血压降至 <140/90mmHg；如能耐受应进一步降至 130/80mmHg 以下。在

社区高血压管理中，也要逐步提高以 <130/80mmHg 为目标的达标率。

（李 昭 孙英贤）

参考文献

[1] HE J，IRAZOLA V，MILLS K T，et al. Effect of a community health worker-led multicomponent intervention on blood pressure control in low-income patients in Argentina：a randomized clinical trial[J]. JAMA，2017，318（11）：1016-1025.

[2] 吴锡桂，顾东风，武阳丰，等. 首都钢铁公司人群心血管病 24 年干预效果评价[J]. 中华预防医学杂志，2003，37（2）：93-97.

[3] The 1984 report of the Joint National Committee on Detection，Evaluation，and Treatment of High Blood Pressure[J]. Archives of internal medicine，1984，144（5）：1045-1057.

[4] 中国高血压防治指南修订委员会，高血压联盟（中国），中国医疗保健国际交流促进会高血压病学分会，等. 中国高血压防治指南（2024 年修订版）[J]. 中华高血压杂志（中英文），2024，32（7）：603-700.

[5] 张丽琼，蔡乐. 高血压患者服药依从性及其影响因素研究现状[J]. 中华高血压杂志，2020，28（1）：25-29.

[6] LI Z，GUO X F，ZHENG L Q，et al. Grim status of hypertension in rural China：results from Northeast China Rural Cardiovascular Health Study 2013. Journal of the American Society of Hypertension，2015，9（5）：358-364.

[7] 吴寿岭，刘星，秦天榜，等. 工作场所高血压综合干预效果分析[J]. 中华高血压杂志，2011，19（5）：425-429.

[8] 钱岳晟，张怡，张瑾，等. 上海市普陀区高血压社区规范管理的模式和效果探讨[J]. 中华高血压杂志，2012，20（1）：26-30.

[9] 周好奇. 基于互联网管理平台的管理模式在高血压患者管理中的效果评价[D]. 北京：中国医学科学院，2022.

[10] SUN Y X，MU J J，WANG D W，et al. A village doctor-led multifaceted intervention for blood pressure control in rural China：an open，cluster randomised trial [J]. Lancet，2022，399（10339）：1964-1975.

[11] HE J，OUYANG N X，GUO X F，et al. Effectiveness of a non-physician community health-care provider-led intensive blood

pressure intervention versus usual care on cardiovascular disease (CRHCP): an open-label, blinded-endpoint, cluster-randomised trial[J]. Lancet, 2023, 401(10380): 928-938.

[12] 国家心血管病中心国家基本公共卫生服务项目基层高血压管理办公室，国家基层高血压管理专家委员会. 国家基层高血压防治管理指南 2020 版[J]. 中国医学前沿杂志（电子版），2021，13（4）：26-37.

2 常用抗高血压药分类

2.1 各类抗高血压药的主要作用机制

2.1.1 利尿剂

2.1.1.1 噻嗪类利尿剂　主要抑制肾脏远曲小管的 Na^+-Cl^- 共同转运载体，增加尿钠排泄，减少血容量和细胞外液量；以及降低小动脉平滑肌张力来降低血压。噻嗪类利尿剂降低外周血管阻力的机制可能与其减少小动脉平滑肌细胞内的钠含量，通过 Na^+、Ca^{2+} 交换机制继而使细胞内钙含量减少，从而导致小动脉平滑肌张力降低有关。

噻嗪类利尿剂根据分子结构又可分为噻嗪型（thiazide-type，如氢氯噻嗪和苄氟噻嗪）利尿剂和噻嗪样（thiazide-like，如吲达帕胺、氯噻酮）利尿剂。这两类药物除了均具有磺胺基团可抑制碳酸酐酶活性外，其他分子结构存在一定的差异。

噻嗪样利尿剂的 $t_{1/2}$ 和作用持续时间普遍长于噻嗪型利尿剂。吲达帕胺分子结构中的 2- 甲基二氢吲哚环使该药具有重要的亲脂特性，更易与血管壁内皮细胞结合，扩血管作用更明显。在肾小球滤过率（glomerular filtration rate，GFR）降低［按照估算的 GFR 即 eGFR 计算，满足 eGFR<30ml/（min•1.73m^2）］的患者中，大多数噻嗪类利尿剂被认为是疗效较差的抗高血压药。

2.1.1.2 袢利尿剂　选择性地阻断髓袢升支粗段的 Na^+-K^+-$2Cl^-$ 共同转运载体，抑制肾脏对尿液的浓缩过程，产生强大的利尿作用。该类药物几乎无动脉扩张作用。

虽然袢利尿剂比噻嗪类利尿剂更显强效，起效更快，然而如果给予相等的剂量却并无突出的降血压效果。这可能是因为袢利尿剂的作用时间短，一次给药不足以使体内钠的负平衡保持 24 小时；而初始产生的排钠作用常伴随钠潴留，抵消了急性排钠效果。该类药物适合用于 eGFR<30ml/(min·1.73m^2)和伴严重液体潴留的高血压患者。

2.1.1.3 保钾利尿剂 氨苯蝶啶和阿米洛利抑制肾脏远曲小管和集合管的管腔侧上皮钠通道，促进钠、氯排泄而减少钾和氢离子的分泌，其作用不依赖醛固酮。两药的促钠排泄和抗高血压活性较弱，与噻嗪类联合降血压幅度增大。阿米洛利同时也是治疗利德尔综合征（Liddle syndrome）的特异性分子靶向药物。

2.1.2 血管紧张素转换酶抑制药

肾素 - 血管紧张素 - 醛固酮系统（renin angiotensin aldosterone system，RAAS）抑制剂主要包括 ACEI、ARB 和肾素抑制剂三类药物。ACEI 降低循环中血管紧张素Ⅱ（angiotensin Ⅱ，AngⅡ）水平，消除其直接的缩血管作用；此外，其降血压作用还可能与抑制缓激肽降解、促进 Ang Ⅰ～Ⅶ的产生有关。ACEI 能够抑制心、肾、血管壁等组织的血管紧张素转换酶（angiotensin-converting enzyme，ACE），起到靶器官保护作用；不同的 ACEI 与组织 ACE 结合的亲和力有所差异。

2.1.3 血管紧张素受体阻滞药

ARB 通过阻断 ACE 和其他旁路途径参与生成的 AngⅡ与 AT_1 受体相结合，介导血管舒张，减少醛固酮释放，减少血管和肾脏的交感刺激。循环中增高的 Ang Ⅱ对未被阻断的 AT_2 受体起激动作用，可能对心血管产生有利影响。不同 ARB 的化学结构存在差异，其差异性决定了理化特性的不同，比如受体亲和力、药代动力学、脂溶性、组织穿透力、生物利用度等。ARB 与 AT_1 受体结合的程度越紧密，阻断 AT_1 受体的作用就越强。

2.1.4 肾素抑制剂

能够抑制血管紧张素原分解产生 Ang Ⅰ，降血压疗效与 ACEI、ARB 相比无优势，应用受限。直接肾素抑制剂是通过抑制肾素的活性发挥降血压作用的，目前阿利吉仑已在我国上市。

2.1.5 钙通道阻滞剂

根据其化学结构和药理作用可分为两大类：①二氢吡啶类钙通道阻滞剂（dihydropyridine calcium channel blocker，DHP-CCB）：主要作用于血管平滑肌上的 L 型钙通道，发挥舒张血管和降血压作用；②非二氢吡啶类钙通道阻滞剂（non-dihydropyridine calcium channel blocker，非 DHP-CCB）：对窦房结和房室结处的钙通道具有选择性，具有降低交感神经活性、负性变时作用；其扩张血管强度弱于 DHP-CCB。

不同制剂的 DHP-CCB 作用持续时间、对不同血管的选择性及药代动力学特性不同，降血压效果存在一定差异。短效硝苯地平的不良反应明显，并易引起血压波动，不推荐作为常用抗高血压药使用，不宜用于急性冠脉综合征患者。

2.1.6 β 受体拮抗剂

该类药物选择性地与 β 受体结合产生多种降血压效应，主要通过抑制交感神经活性的过度激活、减少肾素释放，抑制心肌收缩力、减慢心率等。根据对 β_1 受体的相对选择性，该类药物又可分为：①非选择性 β 受体拮抗剂；②选择性 β_1 受体拮抗剂；③作用于 β 受体和 α_1 受体的拮抗剂。还可分为脂溶性或水溶性，以及具有或不具有内在拟交感活性等类型。各类 β 受体拮抗剂存在异质性，在药理学和药代动力学方面差异较大。

2.1.7 血管紧张素受体 - 脑啡肽酶抑制剂

沙库巴曲缬沙坦钠片（sacubitril valsartan sodium tablet）为首个血管紧张素受体 - 脑啡肽酶抑制剂（angiotensin receptor-neprilysin inhibitor，ARNI）。沙库巴曲是前体物质，进入体内后经酶切作用代谢为沙库巴曲的活性产物 LBQ657，抑制脑啡肽酶（neprilysin，NEP）对利尿钠肽的降解，发挥利尿、利钠、扩血管以及抗交感活性的效应。缬沙坦可避免 NEP 被抑制后对 RAAS 的代偿性激活，起到协同降血压作用。ARNI 通过独有的双重作用机制，预防和逆转心脏重构；还具有保护心脏、肾脏的其他作用机制。

沙库巴曲和缬沙坦以 1∶1 的摩尔比例结合构成共晶结构，避免了两药单独进入人体不能被同时吸收的缺陷，使两药的吸收与消除速率相近，保障了药效发挥的同步性。

2.1.8 盐皮质激素受体拮抗剂

盐皮质激素受体拮抗剂（mineralocorticoid receptor antagonist，MRA）可分为甾体和非甾体两类。螺内酯属于传统的甾体类，因拮抗醛固酮而具有抗炎和抗纤维化作用，能够预防或减轻心脏、肾脏、血管多个靶器官的损害。螺内酯间接抑制远曲小管和集合管段的钠通道的 K^+-Na^+ 交换，排钠保钾而产生低效利尿作用；依普利酮（eplerenone）是一种新型甾体类 MRA，对盐皮质激素受体（mineralocorticoid receptor，MR）具有高度选择性。它通过阻断醛固酮与其受体的结合，减少水钠潴留，降低血容量，从而发挥降血压作用。与螺内酯相比，依普利酮对雄激素和孕激素受体的拮抗作用较弱，从而大大减少性激素相关的副作用，提高了患者的治疗耐受性。非奈利酮（finerenone）为非甾体选择性 MRA，具有高 MR 选择性、高 MR 亲和力的特点，不良反应比螺内酯少。非奈利酮在心脏和肾脏之间有均衡的组织分布，使其改善慢性肾脏病的预后更具优势。

2.1.9 α受体拮抗剂

代表药物哌唑嗪、多沙唑嗪、特拉唑嗪、乌拉地尔选择性阻断血管平滑肌 α_1 受体，并具有直接舒张血管平滑肌的作用，扩张血管产生降血压效应。当交感神经张力高、血容量低或直立体位时，其扩张血管及降血压作用明显。该类药物有轻度改善糖脂代谢的作用。

2.1.10 中枢性抗高血压药

以可乐定和甲基多巴为代表，激活延髓中枢 α_2 受体，抑制中枢神经系统释放交感神经冲动而降低血压；因降低压力感受器的活性可出现直立性低血压。近几十年来，该类药物不作为常规使用，主要是因为缺乏随机对照试验（randomized controlled trial，RCT）的证据和/或相对较新的主要药物类别，其耐受性较差。

2.1.11 具有降血压作用的其他药物

2.1.11.1 新型降血糖药

（1）钠-葡萄糖耦联转运体 2 抑制剂（sodium-glucose linked transporter 2 inhibitor，SGLT2i）：降低血压的确切机制还不清楚，可能与其增加尿糖的渗透性利尿作用、减少血容量，以及减轻体重有关。SGLT2i 降低血压不会增加心率或反射性地激活交感神经系统。

（2）胰高血糖素样肽-1 受体激动剂（glucagon-like peptide-1 receptor agonist，GLP-1RA）：司美格鲁肽（semaglutide）能有效降低收缩压和舒张压。司美格鲁肽的降血压作用部分由体重降低介导，部分独立于体重。

（3）GIP/GLP-1 双受体激动剂（glucagon-like peptide-1 receptor co-agonists）：GIP/GLP-1 双受体激动剂可广泛激动全身多个器官（胰岛、脂肪组织和中枢系统）的 GIP 受体和 GLP-1 受体，发挥协同作用。替尔泊肽具有的降血压作用部分独立于体重减轻，其非体重依赖的降血压机制包括降低交感神经活性，通过改善内皮功能减轻血管阻力，以及抑制肾素 - 血管紧张素 - 醛固酮系统的活性等。

2.1.11.2 腺苷三磷酸敏感性钾通道开放剂 腺苷三磷酸（adenosine triphosphate，ATP）敏感性钾通道（ATP-sensitive potassium channel，KATP）开放剂可使血管平滑肌细胞中的 KATP 开放，细胞内的钾离子外流，引起血管平滑肌细胞膜超极化，进而抑制钙离子内流，扩张外周动脉和冠状动脉，适用于高血压合并慢性冠心病的治疗。代表药物有尼可地尔。

2.1.11.3 硝酸酯类 硝酸酯类在血管平滑肌与细胞内巯基结合产生一氧化氮，激活鸟苷酸环化酶，使鸟苷酸生成增加，后者促使血管平滑肌钙内流减少，导致血管舒张。不同的硝酸酯类药物作用强度不同，不同剂量对血管作用的敏感性也不同。较大剂量的硝酸酯类药物能舒张外周阻力血管，从而降低血压。

2.1.11.4 羟甲基戊二酰辅酶 A 还原酶抑制剂 羟甲基戊二酰辅酶 A 还原酶抑制剂（可以简写为他汀类药物）能改善血管内皮功能，增加血管的舒张性，减少血管升压物质的释放，故有轻度的降血压作用；降血压作用也可能与其抗炎、抗氧化及抑制血管平滑肌增殖有关。

（陈鲁原）

参考文献

[1] MANCIA G，KREUTZ R，BRUNSTRÖM M，et al. 2023 ESH guidelines for the management of arterial hypertension The Task Force for the management of arterial hypertension of the European Society of Hypertension.Endorsed by the European Renal Association（ERA）and the International Society of Hypertension（ISH）[J]. Journal of hypertension，2023，41（12）：1874-2071.

[2] THOMOPOULOS C，PARATI G，ZANCHETTI A. Effects of blood pressure-lowering on outcome incidence in hypertension：5. Head-to-head comparisons of various classes of antihypertensive drugs-overview and meta-analyses[J]. Journal of hypertension，

2015，33(7)：1321-1341.

[3] BAKER W L，BUCKLEY L F，KELLY M S，et al. Effects of sodium-glucose cotransporter 2 inhibitors on 24-hour ambulatory blood pressure：a systematic review and meta-analysis[J]. Journal of the American Heart Associatioin，2017，6(5)：e005686.

[4] PARATI G，BILO G，KOLLIAS A，et al. Blood pressure variability：methodological aspects，clinical relevance and practical indications for management-a European Society of Hypertension position paper[J]. Journal of hypertension，2023，41(4)：527-544.

[5] RUBEN M D，SMITH D F，FITZGERALD G A，et al. Dosing time matters[J]. Science，2019，365(6453)：547-549.

[6] 中国高血压防治指南修订委员会，高血压联盟(中国)，中国医疗保健国际交流促进会高血压病学分会，等. 中国高血压防治指南(2024 年修订版)[J]. 中华高血压杂志(中英文)，2024，32(7)：603-700.

[7] STERGIOU G，BRUNSTRÖM M，MACDONALD T，et al. Bedtime dosing of antihypertensive medications：systematic review and consensus statement：International Society of Hypertension position paper endorsed by World Hypertension League and European Society of Hypertension[J]. Journal of hypertension，2022，40(10)：1847-1858.

[8] THOMOPOULOS C，PARATI G，ZANCHETTI A. Effects of blood-pressure lowering treatment in hypertension：9. Discontinuations for adverse events attributed to different classes of antihypertensive drugs：meta analyses of randomized trials[J]. Journal of hypertension，2016，34(10)：1921-1932.

[9] 应用β肾上腺素能受体阻滞剂规范治疗冠心病中国专家共识组. 应用β肾上腺素能受体阻滞剂规范治疗冠心病的中国专家共识[J]. 中国循环杂志，2020，35(2)：108-123.

[10] 中华医学会心血管病学分会高血压学组. 利尿剂治疗高血压的中国专家共识[J]. 中华高血压杂志，2011，19(3)：214-222.

[11] WHELTON P K，CAREY R M，ARONOW W S，et al. 2017 ACC/AHA/AAPA/ABC/ACPM/AGS/APhA/ASH/ASPC/NMA/PCNA Guideline for the prevention，detection，evaluation，and management of high blood pressure in adults：a report of the American College of Cardiology/American Heart Association Task Force on Clinical

Practice Guidelines[J]. Hypertension, 2018, 71(6): e13-e115.

[12] 中国老年医学学会高血压分会，北京高血压防治协会，国家老年疾病临床医学研究中心. 中国老年高血压管理指南 2023[J]. 中华高血压杂志，2023，31(6): 508-538.

[13] OPIE L H. Adverse cardiovascular drug interactions[J]. Current problems in cardiology, 2000, 25(9): 621-676.

[14] WANG Y C, HSIEH T C, CHOU C L, et al. Risks of adverse events following coprescription of statins and calcium channel blockers: a nationwide population-based study[J]. Medicine, 2016, 95(2): e2487.

[15] ABEGAZ T M, SHEHAB A, GEBREYOHANNES E A. Nonadherence to antihypertensive drugs: a systematic review and meta-analysis[J]. Medicine, 2017, 96(4): e5641.

[16] UNGER T, BORGHI C, CHARCHAR F, et al. 2020 International Society of Hypertension global hypertension practice guidelines[J]. Hypertension, 2020, 75(6): 1334-1357.

[17] MANCIA G, PARODI A, MERLINO L, et al. Heterogeneity in antihypertensive treatment discontinuation between drugs belonging to the same class[J]. Journal of hypertension, 2011, 29(5): 1012-1018.

[18] WILLIAMS B, MANCIA G, SPIERING W, et al. 2018 ESC/ESH Guidelines for the management of arterial hypertension[J]. European heart journal, 2018, 39(33): 3021-3104.

[19] 陈鲁原. 抗高血压药物：利尿抗高血压药物[M]// 余正球，牟建军，钟久昌. 实用高血压学. 4 版. 北京：科学出版社，2023.

[20] 国家卫生计生委合理用药专家委员会，中国医师协会高血压专业委员会. 高血压合理用药指南(第 2 版)[J]. 中国医学前沿杂志(电子版)，2017，9(7): 28-126.

[21] 刘福成，武杰，陈鲁原，译. 高血压治疗：药物治疗[M]// KAPLAN N M, VICTOR R G. 卡普兰临床高血压. 张维忠，译. 10 版. 北京：人民卫生出版社，2012.

[22] 王昕，李学军. 利尿药[M]// 苏定冯，陈丰原. 心血管药理学. 4 版. 北京：人民卫生出版社，2011.

[23] 缪朝玉，陈修. 肾素血管紧张素 - 醛固酮系统及其抑制剂[M]// 苏定冯，陈丰原. 心血管药理学. 4 版. 北京：人民卫生出版社，2011.

[24] WANG J G, ZHANG M, FENG Y Q, et al. Is the newest angiotensin-receptor blocker azilsartan medoxomil more

efficacious in lowering blood pressure than the older ones? A systematic review and network meta-analysis[J]. Journal of clinical hypertension, 2021, 23(5): 901-914.

[25] 刘霞，苏定冯. β肾上腺素能受体拮抗剂[M]// 苏定冯，陈丰原. 心血管药理学. 4版. 北京：人民卫生出版社，2011.

[26] LEVIN E R, GARDNER D G, SARDNER W K, et al. Natriuretic peptides[J]. The New England journal of medicine, 1998, 339(5): 321-328.

[27] 中国药学会医院药学专业委员会，中华医学会老年医学分会. 沙库巴曲缬沙坦钠共晶物药学特性专家共识[J]. 中国医院药学杂志，2021，41(19)：1931-1934.

[28] BÄRFACKER L, KUHL A, HILLISCH A, et al.Discovery of BAY 94-8862: a nonsteroidal antagonist of the mineralocorticoid receptor for the treatment of cardiorenal diseases[J]. ChemMedChem, 2012, 7(8): 1385-1403.

[29] WILCOX C S. Antihypertensive and renal mechanisms of SGLT2(sodium-glucose linked transporter 2)inhibitors[J]. Hypertension, 2020, 75(4): 894-901.

[30] FOLCO U D, VALLECORSA N, NARDONE M R, et al. Effects of semaglutide on cardiovascular risk factors and eating behaviors in type 2 diabetes[J]. Acta Diabetologica, 2022, 59(10): 1287-1294.

[31] WANG Y, CAI F, LI G, et al. Novel dual glucagon-like peptide-1/glucose-dependent insulinotropic polypeptide receptor agonist attenuates diabetes and myocardial injury through inhibiting hyperglycemia, inflammation and oxidative stress in rodent animals. Bioengineered, 2022, 13: 9184-9196.

[32] KRUMHOLZ H M, DE LEMOS J A, Sattar N, et al. Tirzepatide and blood pressure reduction: stratified analyses of the SURMOUNT-1 randomised controlled trial. Heart. 2024, 110(19): 1165-1171.

[33] NAUCK M A, D'ALESSIO D A. Tirzepatide, a dual GIP/GLP-1 receptor co-agonist for the treatment of type 2 diabetes with unmatched effectiveness regrading glycaemic control and body weight reduction. Cardiovasc Diabetol. 2022, 21(1): 169.

[34] FARZAM K, PATEL P. Tirzepatide. [Updated 2024 Feb 20]. In: StatPearls [Internet]. Treasure Island (FL): StatPearls Publishing; 2025 Jan-. Available from: https://www.ncbi.nlm.nih.

gov/books/NBK585056/.

[35] SUMITHRAN P RUSSELL A W，ZOUNGAS S. Cardiovascular Effects of Tirzepatide. J. Endocrinol，2025，264：e240259.

2.2 抗高血压药的剂型、药代动力学

2.2.1 血管紧张素转换酶抑制药

血管紧张素转换酶抑制药都具有相同的基本结构，卡托普利作为第一个 ACEI，可直接发挥作用，起效作用最快，半衰期最短，一日需多次服药，卡托普利缓释剂型可解决这一问题。卡托普利生物利用度会受食物影响而降低，应在餐前服用。依那普利、雷米普利、福辛普利、培哚普利、贝那普利、咪达普利均需在体内水解为活性代谢产物从而发挥降血压作用，但其半衰期均较长，除培哚普利外均不受食物影响。赖诺普利是唯一不需要肝脏代谢的 ACEI，可直接发挥作用，且半衰期较长。大多数血管紧张素转换酶抑制药主要通过肾脏消除，较少通过肝脏消除，在肾功能严重不全的患者中药物暴露量增加。福辛普利通过肾脏、胆汁双通道进行消除，酒精性或胆汁性肝硬化患者的福辛普利浓度 - 时间曲线下面积（area under the concentration-time curve，AUC）将增加约 1 倍。

2.2.2 血管紧张素受体阻滞药

大部分 ARB 在口服后可以被较好地吸收，生物利用度在 20%～60%。其中厄贝沙坦和阿利沙坦酯的生物利用度较高，分别为 60% 和 55%。奥美沙坦酯、氯沙坦和缬沙坦的生物利用度较低，分别为 20%、33% 和 25%。替米沙坦的生物利用度呈剂量依赖性，随着剂量增加而降低。大部分 ARB 的吸收不受食物影响，但阿利沙坦酯需经胃肠道酶水解为活性代谢产物发挥作用，其 AUC 会受食物影响降低 35.5%，因此建议空腹服用。ARB 在体内的分布容积一般在 10～20L。大部分 ARB 的血浆蛋白结合率较高，一般 >90%。不同 ARB 的代谢方式差别较大。缬沙坦、替米沙坦、坎地沙坦酯、奥美沙坦、阿利沙坦酯及美阿沙坦钾不经过肝代谢，其中奥美沙坦、阿利沙坦酯和美阿沙坦钾需经胃肠道水解活化。氯沙坦及厄贝沙坦需经肝脏代谢，主要通过细胞色素 P450（cytochrome P450，CYP）2C9 代

谢。其中，阿利沙坦酯活化和氯沙坦代谢产生相同的活性代谢产物。ARB 在体内主要通过肝肾双通道排泄，即一部分经胆汁排入粪便，一部分经尿液排出。其中替米沙坦几乎全部经过肝脏清除，只有 1% 以原型从尿液排出。奥美沙坦酯则主要经肾脏排泄，35%～50% 的剂量从尿液排出。ARB 在体内的半衰期普遍较长，可每日一次给药，无缓释剂型。其中，替米沙坦的半衰期最长，达到 24 小时。氯沙坦的半衰期虽然只有 2 小时，但其活性代谢产物 E3174 的半衰期为 10 小时。

2.2.3 钙通道阻滞剂

钙通道阻滞剂（CCB）可分为第一、二、三代。第一代 CCB，如硝苯地平多为短效，半衰期短、作用持续时间短、生物利用度低、药物血浆浓度波动大、清除率高，用药后快速导致血管扩张和交感神经系统激活，易引起反射性心动过速、心悸和头痛。第二代 CCB 通过将第一代 CCB 改进为缓释或控释剂型而使药物释放时间延长，达到减少给药次数及避免血药浓度剧烈波动的效果。第三代 CCB 包括长血浆半衰期的氨氯地平、左旋氨氯地平以及长组织半衰期的乐卡地平和拉西地平。尼莫地平及乐卡地平的生物利用度受食物影响，应于餐前服用。二氢吡啶类和非二氢吡啶类 CCB 经肝脏大量清除，因而在有肝功能受损和肝外分流的情况下血药浓度升高，硝苯地平、氨氯地平、非洛地平、乐卡地平、拉西地平等主要经肝 CYP3A4 代谢为无活性产物，其代谢受 CYP3A4 诱导剂及抑制剂的影响。CCB 大多通过胆汁及尿液双通道清除，肾功能不全患者无须调整剂量。

2.2.4 β 受体拮抗剂

β 受体拮抗剂异质性较强。根据药代动力学特点，β 受体拮抗剂可分为脂溶性、水溶性和水脂双溶性。①脂溶性 β 受体拮抗剂如美托洛尔，从胃肠道快速吸收，大部分经肝脏代谢，生物利用度低，可通过血脑屏障，存在首过效应，个体间血药浓度差异较大，血浆半衰期较短，肝血流减少（老年人、慢性心力衰竭、肝硬化等）时可发生蓄积。②水溶性 β 受体拮抗剂如阿替洛尔及索他洛尔，经胃肠道吸收不完全，多以原型或活性代谢产物从肾脏排出，很少通过血脑屏障。其生物利用度的差异较小，且血浆半衰期较长。水溶性 β 受体拮抗剂不易进入中枢神经系统，因此不易引起中枢神经系统不良反应。水溶性 β 受体拮抗剂在肾功能不全时需减量或延长给药间隔。③水脂双溶性β受体拮抗剂如比索洛尔、阿罗洛尔兼具水溶性和脂溶性β受体拮抗剂的特点。使用治疗剂量时，大多数β受体拮抗剂的半衰期为2～8小时，但药代动力学可在过量时改变。许多β受体拮抗剂通过肝脏代谢。艾司洛尔通过红细胞酯酶代谢。阿替洛尔、比索洛尔、拉贝洛尔和索他洛尔由肾脏清除。

2.2.5 α受体拮抗剂

α受体拮抗剂生物利用度基本不受食物影响，口服吸收较好，主要经肝代谢，特拉唑嗪及多沙唑嗪需经CYP450酶代谢，通过胆汁、尿液双通道清除，其作用不受肝肾功能影响。哌唑嗪主要通过胆汁清除，肝功能不全患者需要调整剂量，肾功能不全患者使用不需要调整剂量。

2.2.6 利尿剂

用于降血压的利尿剂是一类通过增加尿液的排出，降低血液的容量和压力，从而达到降低血压作用的药物。

袢利尿剂包括呋塞米、托拉塞米、布美他尼，剂量与效应呈线性关系，严重肾功能受损患者需要增大剂量。呋塞米的口服剂型生物利用度个体间差异很大（10%～90%），肠道淤血时吸收差。口服布美他尼和托拉塞米生物利用度较高（80%～100%）。袢利尿剂血浆蛋白结合率高，需与蛋白结合到达特定部位发挥作用。呋塞米60%～70%以原型从尿液排出，其余30%～40%经葡萄糖醛酸化后从肾脏排出。托拉塞米和布美他尼均经过肝脏和肾脏排泄。托拉塞米须经CYP2C9等CYP450酶代谢。

噻嗪类利尿剂的口服生物利用度较高，不受肠道影响。噻嗪类利尿剂具有剂量-效应曲线平台期，达到极量后增加剂量不能增强其药效。主要经肾排泄，在肾功能减退患者中，噻嗪类利尿剂作用减弱。

保钾利尿剂包括氨苯蝶啶、阿米洛利等，阿米洛利不经肝代谢，约50%以原型药从尿液中排泄，40%在72小时内随粪便排出，氨苯蝶啶则需经CYP1A2代谢，两种药物均不受食物影响。

醛固酮受体拮抗剂螺内酯起效较慢，需2～3日达到最大作用，其生物利用度受食物影响增加，80%经肝代谢，经胆汁及尿液双通道消除。

血管升压素（vasopressin，V）2受体拮抗剂是一类新型的渗透性利尿剂，包括托伐普坦等，托伐普坦主要通过 CYP3A4 代谢，呈线性药代动力学效应。

（林　阳）

参考文献

[1] DUCHIN K L, MCKINSTRY D N, COHEN A I, et al. Pharmacokinetics of captopril in healthy subjects and in patients with cardiovascular diseases[J]. Clinical pharmacokinetics, 1988, 14(4): 241-259.

[2] ELLISON D H. Clinical Pharmacology in Diuretic Use[J]. Clinical journal of American Society of Nephrology, 2019, 14(8): 1248-1257.

2.3　抗高血压药的药物相互作用

2.3.1　抗高血压药与非抗高血压药的药物相互作用

多病共存的高血压患者不可避免地会涉及多重用药情况，且非常普遍，可能发生不良的药物相互作用（adverse drug interaction, ADI）或药物不良反应（adverse drug reaction, ADR）。

2.3.1.1　药物代谢动力学相互作用

（1）药物代谢环节的相互作用：药物抑制或诱导细胞色素 P450 酶系是导致代谢性药物相互作用的主要原因。临床处方药物中，约 55% 经 CYP3A4 代谢，20% 经 CYP2D6 代谢，15% 经 CYP2C9 和 CYP2C19 代谢。

CYP3A4 酶参与钙通道阻滞剂、抗心律失常药、抗真菌药、抗恶性肿瘤药（依托泊苷、紫杉醇、长春碱、长春新碱）、激素、免疫抑制剂（环孢素、他克莫司）等 38 个类别、150 多种药物的体内代谢。

作为 CYP2D6 代谢底物的抗高血压药主要包括 β 受体拮抗剂美托洛尔、卡维地洛、普萘洛尔、阿普洛尔、乌拉地尔等。其他 CYP2D6 代谢底物包括：抗心律失常药普罗帕酮、美西律、氟卡尼、恩卡尼、司巴丁等，抗精神病药利培酮、奋乃静、氯氮平等，三环类抗抑郁药氯米帕明、氟西汀、氟伏沙明、文拉法辛等。

CYP2C9 和 CYP2C19 的代谢底物相对较少，包括抗高血压药中的氯沙坦，口服降血糖药甲苯磺丁脲和格列苯脲，抗癫痫药苯妥英和卡马西平，抗炎镇痛药双氯芬酸、布洛芬、萘普生、吲哚美辛，以及托拉塞米、华法林、他莫昔芬、阿米替林等。

（2）药物吸收、分布与排泄环节的相互作用：P-糖蛋白（P-glycoprotein，P-gp）是药物从胞内泵出胞外的转运体，减少药物肠道吸收，增加药物胆道、肾脏排泄，并减少药物在脑内、胎盘、睾丸等部位的分布。转运底物与P-gp结合后，抑制P-gp与其他药物的结合。同时，部分药物也是P-gp抑制剂，例如缬沙坦、维拉帕米、地尔硫䓬、卡格列净等。这些药物与其他P-gp转运底物合用时，如调血脂药（阿托伐他汀）、抗肿瘤药（多柔比星）、心血管药物（地高辛）、人类免疫缺陷病毒（human immunodeficiency virus，HIV）蛋白酶抑制剂（那非那韦）、免疫抑制剂（他克莫司）、抗菌药物（红霉素）、抗组胺药（非索非那定），可显著减少合用药物的转运外排，提高其口服生物利用度，并使其排泄消除减少，从而升高血药浓度，导致这些合用药物的效应增强或不良反应增加。而少数药物（如利福平、苯巴比妥、地塞米松及克霉唑）则又是P-gp诱导剂。总之，无论P-gp受到药物的抑制还是诱导，均影响细胞内外的药物转运，进而引起药物疗效不佳或肿瘤化疗的耐药性。

另外，大多数P-gp的转运底物和抑制剂同时也是细胞色素P450 3A4/5的作用底物和抑制剂，两者共同作用影响药物的体内处理，显著减少口服药物的生物利用度。

部分抗高血压药与非抗高血压药（食物）之间的相互作用及不良反应的处理见表2-1。

2.3.1.2 *药物效应动力学相互作用* 抗高血压药在体内作用的靶点为交感神经系统，以及肾素-血管紧张素-醛固酮系统（renin angiotensin aldosterone system，RAAS）中能够与药物直接发生作用并产生药效学变化的大分子物质，包括药物受体、酶类或参与信号传递、细胞周期调控的蛋白质类，这些蛋白质亦可受到用于治疗其他并存疾病合用药物的影响，表现出药物效应或毒性反应的改变。临床上为了提高疗效、降低毒副作用而经常有目的地采用药物联合治疗方式，如氢氯噻嗪和氯沙坦合用，可增加降血压疗效，减少低钾血症的发生。

此外，由于药物在作用过程中的多个步骤都可能存在药物间相互作用，如大多数药物可经不同的代谢酶转化，由多个不同的蛋白转运，并和一个或多个药物靶点作用，因此药物间相互作用对药效学或药动学的影响也可能存在多靶点或多环节效应。

表 2-1 部分抗高血压药与非抗高血压药（食物）之间的相互作用及不良反应的处理

药物名称	联合药物/食物	临床后果	临床建议
二氢吡啶类CCB	伊曲康唑	低血压	避免合用
	卡马西平、苯妥英、苯巴比妥、利福平	降血压疗效降低	避免合用
	葡萄柚汁（与硝苯地平/非洛地平联合）	低血压	避免合用
	红霉素（与非洛地平联合）	低血压	避免合用
	奎尼丁（与硝苯地平联合）	低血压	密切监测血压，如有必要可减少硝苯地平的剂量
	辛伐他汀（与氨氯地平联合）	增加肌病、横纹肌溶解综合征风险	谨慎合用
维拉帕米/地尔硫䓬	辛伐他汀	增加肌病、横纹肌溶解综合征风险	谨慎合用
ACEI	ARB、ARNI	血管神经性水肿	避免合用
ACEI/ARB/ARNI	阿利吉仑	低血压、高血钾和肾功能损伤	避免合用
	保钾利尿剂、盐皮质激素受体拮抗剂	高钾血症、肌酐升高	监测血清钾
	非甾体抗炎药	降血压疗效降低、肾功能损伤	监测肾功能
ARNI	他汀类药物	增加肌病、横纹肌溶解综合征风险	谨慎合用
	西地那非或其他PDE5i	低血压	谨慎合用
	OATP1B1、OATP1B3、OAT3抑制剂或MRP2抑制剂	低血压	谨慎合用

续表

药物名称	联合药物 / 食物	临床后果	临床建议
β 受体拮抗剂	维拉帕米	心动过缓和低血压	避免合用
	普罗帕酮（与脂溶性β受体拮抗剂联合）	显著增加美托洛尔不良反应	避免合用
	奎尼丁（与脂溶性β受体拮抗剂联合）	低血压、心动过缓、房室传导阻滞	谨慎合用
	氟西汀、帕罗西汀（与脂溶性β受体拮抗剂联合）	房室传导阻滞	谨慎合用，减少用量
单硝酸异山梨酯	西地那非或其他 PDE5i	低血压	避免合用
	奎尼丁	低血压	谨慎合用

注：PDE5i，phosphodie-sterase type 5 inhibitor，5 型磷酸二酯酶抑制剂；OATP，organic anion-transporting polypeptide，有机阴离子转运多肽；OAT3，organic anion transporter 3，有机阴离子转运蛋白 -3；MRP2，multidrug resistance protein 2，多药耐药蛋白 2。

（喜　杨）

2.3.2 抗高血压药与抗病毒药的药物相互作用

在流行性感冒（简称流感）流行期间，高血压患者可能需要服用抗病毒药，因此建议高血压患者在口服抗病毒药期间对口服的抗高血压药进行必要的调整。表 2-2 列举了常用抗高血压药与抗病毒药的相互作用。

表 2-2 常用抗高血压药与抗病毒药的相互作用

常用抗高血压药	抗病毒药对抗高血压药浓度的影响
美托洛尔 / 卡维地洛	无影响
拉贝洛尔 / 尼群洛尔	奈玛特韦片 / 利托那韦片组合包装 可能降低浓度，可能减弱降血压作用
赖诺普利 / 依那普利 / 卡托普利	无影响
坎地沙坦 / 替米沙坦 / 奥美沙坦	无影响

续表

常用抗高血压药	抗病毒药对抗高血压药浓度的影响
厄贝沙坦	奈玛特韦片 / 利托那韦片组合包装 可能降低浓度，可能减弱降血压作用
沙库巴曲缬沙坦 / 氯沙坦 / 缬沙坦	奈玛特韦片 / 利托那韦片组合包装 可能升高浓度，可能增加降血压作用
螺内酯	无影响
依普利酮	奈玛特韦片 / 利托那韦片组合包装 升高浓度，增加低钾血症风险（禁用）
地尔硫䓬 / 维拉帕米	奈玛特韦片 / 利托那韦片组合包装 升高浓度，增加低血压、水肿、心动过缓和眩晕风险
特拉唑嗪	奈玛特韦片 / 利托那韦片组合包装 升高浓度，增加低血压风险
氨氯地平 / 非洛地平 / 硝苯地平	奈玛特韦片 / 利托那韦片组合包装 升高浓度，增加低血压、水肿和颜面潮红风险，需减量；可能增加阿兹夫定浓度，可能增加转氨酶水平
氢氯噻嗪	无影响

（张　毅）

参考文献

[1] JI L N, HU D Y, PAN C Y, et al. Primacy of the 3B approach to control risk factors for cardiovascular disease in type 2 diabetes patients[J]. The American journal of meddicine, 2013, 126(10): 925.e11-e22.

[2] NOBILI A, PASINA L, TETTAMANTI M, et al. Potentially severe drug interactions in elderly outpatients: results of an observational study of an administrative prescription database[J]. Journal of clinical pharmacy and therapeutics, 2009, 34(4): 377-386.

[3] 母义明. 2 型糖尿病治疗中的药物相互作用[J]. 药品评价，2015，12(17): 8-14.

[4] 章国良. 抗高血压药与其他药物的相互作用[J]. 中国执业药师，2008，5(7)：7-9.

[5] STRANDELL J，WAHLIN S. Pharmacodynamic and pharmacokinetic drug interactions reported to VigiBase，the WHO global individual case safety report database[J]. European journal of clinical pharmacology，2011，67(6)：633-641.

[6] WIGGINS B S，SASEEN J J，PAGE R L，et al. Recommendations for Management of Clinically Significant Drug-Drug Interactions With Statins and Select Agents Used in Patients With Cardiovascular Disease：A Scientific Statement From the American Heart Association[J]. Circulation，2016，134(21)：e468-e495.

[7] 国家重点研发项目(2018YFC2002400)课题组，中国老年医学学会医养结合促进委员会. 高龄老年共病患者多重用药安全性管理专家共识[J]. 中华保健医学杂志，2021，23(5)：548-554.

[8] 中国老年保健医学研究会老年内分泌与代谢病分会，中国毒理学会临床毒理专业委员会. 老年人多重用药安全管理专家共识[J]. 中国糖尿病杂志，2018，26(9)：705-717.

[9] 王增武. 老年心血管病多学科诊疗共识[J]. 中国合理用药探索，2022，19(11)：1-32.

[10] 张宏，张亚同，王钰，等. 9种慢性病的临床指南中的潜在药物相互作用研究[J]. 中国药房，2019，30(3)：289-293.

[11] FUHRMANN S，KOPPEN A，SEELING A，et al. Analysis of secondary care data to evaluate the clinical relevance of the drug-drug interaction between amlodipine and simvastatin [J]. Zeitschrift fur evidenz，fortbildung und qualitaet im gesundheitswesen，2019，146：21-27.

[12] SULTANA J，SPINA E，TRIFIRÒ G. Antidepressant use in the elderly：the role of pharmacodynamics and pharmacokinetics in drug safety[J]. Expert opinion on drug metabolism and toxicology，2015，11(6)：883-892.

2.4 抗高血压药的时间治疗学

抗高血压药的时间治疗学是按照时间生物学的原理，根据患者病理生理学特征及治疗方法本身时间节律的特点，制订最佳用药时间的治疗方案，以达到降血压和预防心血管并发症最佳效果的目的。抗高血压药适宜每日一次还是分次（如早晚各一次或至少一种抗高血压药在夜间）服用？如果选择每日一次，应该清晨还是夜间或者其他时间服用？这些问题是近年来临床高血压治疗学讨论的热点问题，起因是早年的 MAPEC、Hygia 等研究支持晚上加服一种抗高血压药有利于心血管事件发生率的下降，而 TIME 研究否定了上述结论。由此引发了关于高血压药物治疗中“时间治疗学”问题的探讨。争议的焦点是不同用药时间在血压控制效果（包括夜间和清晨血压）和降低心血管事件风险上是否存在差异。

值得注意的是，支持“至少将一种抗高血压药在夜间使用降血压效果更好”这种观点的 Hygia 等研究和认为“或早或晚用药无明显区别”的 TIME 研究在试验方法、血压评估方式、使用抗高血压药的种类等方面均有明显不同，TIME 研究缺乏动态血压对纳入受试者血压形态的评估，可能对夜间高血压或清晨高血压患者的适宜用药时间的判断带来影响。

在确定抗高血压药的“最佳”使用时间时除了应评估患者的血压形态或血压表型之外，还应注意以下几个方面：

首先，研究表明不同药物在控制昼夜血压方面有所不同。有研究显示，经 48 小时动态血压监测评估不同种类抗高血压药及联合治疗方案在清晨或夜间使用对白昼和夜间的降血压作用可能存在差异，例如长效二氢吡啶类 CCB 对白昼和夜间的降血压作用受给药时间的影响较小；RASI（ACEI 和 ARB）夜间用药对控制夜间血压具有优势；而 β 受体拮抗剂和利尿剂夜间给药对降低白昼血压的作用依然大于夜间血压；ARB 与长效二氢吡啶类 CCB 或噻嗪类利尿剂（即 A+C 或 A+D）联合治疗方案对夜间血压的控制效果在夜间用药时更明显。

其次，研究表明不同用药方式对不同类型（合并症）患者的降血压效果存在差异。采用 48 小时动态血压评估方法，在合并慢性肾脏病（chronic kidney disease，CKD）患者中比较不同用药方式的研究中发现，相比于全部抗高血压药在清晨一次服用，将至少一种药物在夜间服用者在白昼血压和夜间血压控制及夜间血压下降幅度和降低觉醒前血压峰值等方面更具优势。采用相同血压评估方式和给药方案比较真性难治性高血压者不同用药方式的研究显示，至少一种抗高血压药夜间服用者无论 48 小时平均血压、清晨血压和夜间血压均比清晨一次用药者控制更佳，非勺型血压者占比明显降低。值得注意的是，上述人群也是夜间血压负荷较重的特定高血压患者。上述研究发现可能需要更多可重复试验予以证实，但其结果对制定高血压治疗的精准化和个体化策略仍有借鉴意义。

此外，一项系统评价高血压治疗中固定复方与自由联合潜在优缺点的荟萃分析显示，固定复方制剂每日清晨一次用药的优势在于依从性良好，但在维持24小时持续降血压的有效性方面存在局限，降血压效果在最后数小时有所减弱；将全天抗高血压药根据患者血压形态分别于白昼和夜间给药的自由联合方式在获得24小时持续血压控制上更有优势。

研究高血压的"时间治疗学"，不仅仅是研究给药时间的问题，还需要对高血压疾病的病理生理学机制、血压相关性靶器官的结构功能状况、个体血压的临床表型以及抗高血压药作用特点等影响降血压效果的多个环节进行综合评估。实际上，无论选择每日清晨使用一次抗高血压药还是分时多次服用，首要的是能够控制全天血压至目标水平。通过诊室血压或诊室外血压测量方法评估治疗后血压状况，至少应能反映患者清晨（服药前）和傍晚血压水平，或者白昼、夜间和全天的平均血压水平。在每日一次晨起规律服药的情况下，如果清晨服药前和夜间血压均控制良好，且全天血压无明显波动，则每日清晨一次服药是一种理想且符合血压生理特征和个体作息规律的给药方式。

目前，国内外高血压指南推荐优先使用每日一次的长效抗高血压药治疗。不间断服用控释剂型或长半衰期药物，使其血药浓度达到稳态后，降血压作用即不再受给药时间的影响。在此情况下，选择用药最佳时间的决定因素应是患者个体的血压形态或勺型状态。在临床实践中，当每日清晨一次服药后夜间血压或清晨血压仍未获满意控制，或者以夜间血压增高为主的"反勺型"血压者，尝试在不增加不良反应（例如夜间直立性低血压、跌倒风险）的前提下增加夜间服药，可观察到对控制夜间血压和清晨血压更有利；两种以上药物联合治疗时，为获得更持久的降血压效果可以尝试夜间服用至少一种药物以实现24小时血压达标，尤其是合并CKD、糖尿病、难治性高血压等夜间血压负荷较重的患者。决定"最佳用药时间"治疗策略的前提是要对患者的血压形态进行充分评估，根据动态血压监测或家庭自测血压等诊室外血压测量方式获得的白昼 / 夜间 / 清晨血压数据进行个体化分析，而不应依据偶测诊室血压或非连续的有限血压数据决定用药时间。

（张新军）

参考文献

[1] HERMIDA R C，AYALA D E，MOJÓN A，et al. Influence of circadian time of hypertension treatment on cardiovascular risk：results of the MAPEC study[J]. Chronobiology international，2010，27（8）：1629-1651.

[2] HERMIDA R C，CRESPO J J，DOMÍNGUEZ-SARDIÑA M，et al. Bedtime hypertension treatment improves cardiovascular risk reduction：the Hygia Chronotherapy Trial[J]. European heart journal，2020，41（48）：4565-4576.

[3] KHONG T K，LIN G S. What does the TIME study tell us about morning and evening dosing of antihypertensive medication?[J]. Drug and therapeutics bulletin，2023，61（4）：52-54.

[4] HERMIDA R C，AYALA D E，SMOLENSKY M H，et al. Chronotherapy with conventional blood pressure medications improves management of hypertension and reduces cardiovascular and stroke risks[J]. Hypertension research，2016，39（5）：277-292.

[5] CRESPO J J，PIÑEIRO L，OTERO A，et al. Administration-time-dependent effects of hypertension treatment on ambulatory blood pressure in patients with chronic kidney disease[J]. Chronobiology international，2013，30（1-2）：159-175.

[6] HERMIDA R C，AYALA D E，MOJÓN A，et al. Effects of time of antihypertensive treatment on ambulatory blood pressure and clinical characteristics of subjects with resistant hypertension[J]. American journal of hypertension，2010，23（4）：432-439.

[7] TOCCI G，VOLPE M. Modern clinical management of arterial hypertension：fixed or free combination therapies?[J]. High blood pressure and cardiovascular prevention，2011，18 Suppl 1：3-11.

2.5 抗高血压药的临床试验设计

基于抗高血压药治疗理念、血压监测手段的日益更新，以及对新型抗高血压药的研究的快速发展，抗高血压药临床试验仅靠有效性评价指标突显出不足。探讨抗高血压药的有效性及降血压达标率与临床终点有效地结合，更明确、全面地了解抗高血压药的效应，是抗高血压药研究领域需要特别关注的问题。

技术规范：2000 年人用药品技术要求国际协调理事会（The International Council for Harmonisation of Technical Requirements for Pharmaceuticals for Human Use，ICH）E12 指导原则、2009 年欧洲药品评价局（European Medicines Evaluation Agency，EMEA）第三版《抗高血压药临床研究指导原则》（以下简称 EMEA 指导原则），以及我国 2007 年发布的《抗高血压药物临床试验技术指导原则（第二稿）》（以下简称我国指导原则）对抗高血压药临床试验中的设计、实施、有效性评价等方面进行了论述，具有极大的指导价值。

临床试验设计原则：抗高血压药与一般临床试验设计基本相同，需考虑如下因素：立题依据、研究目的、研究方案、受试对象的选择、对照组的选择、样本量的确定、有效性及安全性指标、统计分析方法、结果的评价等。对高血压新药的研究还必须满足长效、平稳降血压和保护靶器官等作用。对于单片复方高血压药物研究，通常采用析因设计，对于单药治疗效果不满意的受试者，通常依据不同类型复方制剂的平行对照设计。

有效性评价原则：随着高血压治疗理念发生变化，人们认识到高血压药物治疗不仅仅是降血压效果的获得方式，而且是包括危险因素控制、靶器官保护、降低死亡率和心血管并发症发生率等在内的综合干预，这些都构成了高血压药物评价新的体系。EMEA 指导原则要求新的抗高血压药具有好的降血压效果，同时应具有一定的靶器官保护作用，并且在上市前必须有一定的资料证明对于临床终点没有不利影响。

降血压效应评价：①收缩压和舒张压的选择。既往我国指导原则中把舒张压作为主要效应指标，EMEA 和 ICH 指导原则中既强调舒张压作为主要效应指标又同时指出降低收缩压的重要性，明确提出在评价舒张压的同时，要评价药物对收缩压的作用。②降血压疗效的判断。我国指导原则把降血压有效率作为主要指标之一，对显效、有效、无效作了明确的定义；而ICH和EMEA指导原则均把与基础血压相比，血压的降低幅度作为主要指标。EMEA指导原则虽然也以降血压有效率作为主要指标，其标准与我国指导原则相同：有效包括血压降至正常或收缩压降低大于20mmHg、舒张压降低大于10mmHg，但是除了统计学以外还应该结合临床评价下结论。③动态血压监测（ambulatory blood pressure monitoring，ABPM）的地位。必须在一定病例数中开展ABPM的研究，重点关注在较长的给药间隔内，给药间隔末期对血压控制良好，而在峰值时没有对血压产生过度的降低；谷/峰比值应在50%以上。这些指标可以体现药物平稳降血压效应。④对照的要求。在短期试验设计中，采用安慰剂对照、阳性对照药和试验药研究；与现有的阳性药物比较，EMEA指导原则要求至少有一种阳性药物平行对照证实新药与公认的标准阳性药物在疗效上相似。⑤高血压靶器官保护评估。此类试验通常用于Ⅳ期临床研究，试验时间常规>24周，通常选用微量白蛋白尿、左心室肥大（left ventricular hypertrophy，LVH）、血管内膜中层厚度（intima-media thickness，IMT）等指标。⑥循证医学为终点的研究。此类试验通常用于上市后的临床试验，不作为新药上市的标准。

安全性评价：在试验过程中，对所有的事件或不良反应、失访和在治疗过程中的死亡患者都应加以验证和分析，并仔细探求不良事件与药物之间的关系。高血压药物临床试验的长期安全性评价是必要的；要尽量不纳入高龄老人、儿童、孕妇作为受试者；对待入组药物临床试验的高血压高危人群（如老年患者、肝肾功能不全患者、心力衰竭患者和冠心病患者等），应特别关注安全性的问题。

ICH及我国指导原则建议至少需要500～1 500名受试者的安全性数据，同时也指出该数据量仍可能偏小。EMEA指导原则没有明确对数量进行规定，但必须包含持续服药至少1年的临床试验，以评价对心血管并发症发病率和死亡率的影响。

（袁　洪）

参考文献

[1] 口服抗高血压药物临床试验的有效性评价中国专家共识编写

组．口服抗高血压药物临床试验的有效性评价中国专家共识［J］．中国高血压杂志，2015，23（4）：316-325.

[2] 孙宁玲，袁洪．心血管疾病药物临床试验设计与实施［M］．北京．人民卫生出版社，2019.

[3] ICH.Principles for clinical evaluation of new antihypertensive drugs［EB/OL］．（2020-03-02）［2025-02-11］．https://www.fda.gov/media/71363/download.

3 常用抗高血压药单药治疗

抗高血压药包括以下六类：钙通道阻滞剂（CCB）、血管紧张素转换酶抑制药（ACEI）、血管紧张素受体阻滞药（ARB）、噻嗪类利尿剂、β受体拮抗剂以及血管紧张素受体-脑啡肽酶抑制剂（ARNI），这六类药物均可以作为高血压治疗的基础药物，只是不同人群和不同疾病的高血压患者优先选择的一线抗高血压药是不同的。除此以外，α受体拮抗剂和盐皮质激素受体拮抗剂（MRA）多用于难治性高血压。而中枢性抗高血压药在适合应用的患者中使用也是合理的。本部分对各类抗高血压药的特性（包括药代动力学、药效学、临床作用特点、安全性及循证医学推荐等诸多方面）进行了全面的阐述，有针对性地介绍了抗高血压药的合理性应用，医生可根据患者存在的危险因素、靶器官损害以及合并临床疾病的情况，优先选择某类抗高血压药，这是高血压分级和分期精准化血压管理的需求。

3.1 利　尿　剂

3.1.1 概述

利尿剂用于降血压治疗已逾半个世纪。多项临床研究证实，此类药物降血压效果好，价格低廉，且可显著降低心血管事件的发生率和总死亡率。因此，国内外相关指南均充分肯定了利尿剂在降血压治疗中的地位，并将其作为治疗高血压的一线药物之一以及治疗难治性高血压的基础用药。临床应用最多的是噻嗪类利尿剂，以此为基础组成的固定复方制剂有助于提高降血压疗效，减少不良反应，改善患者依从性，因而受到越来越多的关注。

3.1.2 分类

鉴于碳酸酐酶抑制剂的临床应用非常少见，本指南未涉及。本指南仅对噻嗪类利尿剂、袢利尿剂及保钾利尿剂进行阐述。

3.1.2.1 噻嗪类利尿剂　该类药物作用于远曲小管始端，减少 NaCl 和水的重吸收，属于中效利尿剂。根据化学结构不同又分为噻嗪型利尿剂和噻嗪样利尿剂，后者持续作用时间更长。噻嗪型利尿剂的基本化学结构由苯并噻二嗪环和磺酰胺基组成，噻嗪样利尿剂也含有磺酰胺基，包括氯噻酮、吲达帕胺及美托拉宗。除利尿作用外，还具有扩张血管作用，这是其降低血压的主要机制之一。

3.1.2.2 袢利尿剂　主要作用于髓袢升支粗段髓质部，抑制 NaCl 的主动重吸收，导致外髓部渗透梯度难以形成，影响尿液浓缩过程。其利尿作用强大，属于强效利尿剂。临床常用药物包括呋塞米、布美他尼、托拉塞米。

3.1.2.3 保钾利尿剂　分为两类，一类抑制远曲小管和集合管的 Na^+-H^+ 共同转运体，抑制 Na^+ 重吸收并减少 K^+ 分泌，其作用不依赖醛固酮，代表药物包括氨苯蝶啶和阿米洛利。另一类为醛固酮受体拮抗剂，可与醛固酮受体结合，竞争性拮抗醛固酮的排钾保钠作用，代表药物包括螺内酯和依普利酮。上述两类药物利尿作用较弱，属于弱效利尿剂。

3.1.3 用药原则

3.1.3.1 主要适用人群　利尿剂适用于大多数无禁忌证的高血压患者的初始和维持治疗，尤其适合老年高血压、难治性高血压、心力衰竭合并高血压、盐敏感性高血压等患者。

（1）老年高血压患者：老年收缩期高血压项目（Systolic Hypertension in the Elderly Program，SHEP）采取的是一项大规模、多中心、随机双盲的安慰剂对照试验。该研究旨在评价氯噻酮对老年高血压患者卒中及其他重要临床事件的预防作用。结果显示，氯噻酮可显著降低卒中、非致死性心力衰竭及心肌梗死的发生率。高龄老年高血压研究（the Hypertension in the Very Elderly Trial，HYVET）也发现，80 岁以上的高血压患者接受以吲达帕胺缓释片为基础、必要时加用培哚普利的降血压方案显著降低了全因死亡率和致死性卒中的发生率，并显著抑制了致死性和非致死性心力衰竭的发生。由于老年高血压患者对盐更敏感，且常表现为低肾素活性，因此利尿剂更适合老年高血压患者。

（2）难治性高血压患者：未应用利尿剂或利尿剂剂量不足是导致难治性高血压的原因之一，增加利尿剂的剂量是控制难治性高血压的主要手段。难治性高血压患者液体容量负荷重，利尿剂尤其是长效利尿剂的合理应用对血压控制至关重要。盎格鲁 - 斯堪的纳维亚心脏终点试验 - 降血压分支研究（Anglo-Scandinavian cardiac outcomes trial-blood pressure lowering arm，ASCOT-BPLA）是一项迄今为止规模最大、在患高血压且至少合并其他 3 项危险因素人群中评价不同降血压治疗方案长期有效性的临床研究，其难治性高血压亚组分析包括 1 411 例患者，在已使用 3 种抗高血压药的基础上加用螺内酯（平均剂量为 25mg），中位治疗时间为 1.3 年，结果显示：治疗后患者血压降低 21.9/9.5mmHg，并显著提高血压达标率。

（3）心力衰竭合并高血压患者：心力衰竭是高血压的常见并发症，不论是急性心力衰竭还是慢性心力衰竭失代偿期均伴有水钠潴留，袢利尿剂和噻嗪类利尿剂具有利尿排钠作用，有效缓解症状，因而心力衰竭是利尿剂的强适应证。对于高血压合并心力衰竭患者，特别是轻微液体潴留患者，各国指南均推荐噻嗪类利尿剂作为治疗首选。如单独使用噻嗪类利尿剂不能控制液体潴留，则改用或加用袢利尿剂。噻嗪类利尿剂和袢利尿剂作用部位不同，联用可以增加利尿效果。

（4）高盐摄入与盐敏感性高血压患者：我国居民平均食盐摄入量显著高于 WHO 建议的标准，并且我国人群中盐敏感者更多，占 15%～42%。高血压患者中 50%～60% 为盐敏感者，有高血压家族史的成年人中盐敏感者占 65%，青少年中盐敏感者占 45%。黑色人种、老年人、停经女性，以及糖尿病、肥胖及代谢综合征患者中盐敏感者比例较高。盐敏感性高血压患者的血压水平与食盐摄入量的关系更为密切，因而更应严格控制食盐的摄入量。对于此类患者，利尿剂、CCB 可作为首选治疗药物，盐摄入>12g/d 的高血压患者可以考虑优先使用低至中剂量的噻嗪类利尿剂，同时由于高盐饮食可激活局部组织 RAAS，因此也可联合应用 ACEI 或 ARB。

（5）其他适用人群：低肾素型高血压、黑色人种高血压、肥胖人群高血压应用利尿剂也具有良好的降血压效果。

3.1.3.2　临床用药注意事项　痛风患者禁用噻嗪类利尿

剂，高血钾与肾衰竭患者禁用保钾利尿剂。此外，长期大剂量应用利尿剂单药治疗时还需注意其导致电解质紊乱、糖代谢异常、高尿酸血症、直立性低血压等不良反应的可能性。对于无痛风病史的单纯性高尿酸血症患者，虽然不是利尿剂治疗的绝对禁忌证，但不建议将利尿剂作为首选治疗药物，可作为经其他种类药物治疗后血压不能达标时的二线或三线治疗药物。由于少数患者接受噻嗪类利尿剂治疗时可能发生低血钾，故需注意监测血钾水平的变化，可在开始用药2～4周后检测血液电解质。若患者无低血钾表现，此后每年复查1～2次即可。联合应用利尿剂与ACEI、ARB治疗可降低低血钾发生率。

严重肾功能不全[eGFR<30ml/(min•1.73m^2)]，特别是终末期肾病患者，应用噻嗪类利尿剂治疗时降血压效果差，此时可选用呋塞米等袢利尿剂。利尿剂单药大剂量长期应用时不良反应（特别是电解质紊乱与血糖、血脂、嘌呤代谢紊乱）的发生率较高，故一般不建议采取此种用药方式。单药治疗推荐使用中小剂量。小剂量利尿剂与ACEI、ARB或CCB联用可改善降血压效果并降低不良反应发生风险。

3.1.4 单药应用与联合治疗方案推荐

对于适于利尿剂治疗的高血压患者，一般以中小剂量（如氢氯噻嗪12.5～25mg或吲达帕胺1.25mg或1.5mg）作为初始治疗。若中小剂量噻嗪类利尿剂治疗未能使血压达标，不建议继续增加剂量，应在此基础上加用ACEI、ARB或CCB。

事实上，由于单药治疗往往仅能使一小部分高血压患者血压达标，多数患者需要联合用药。研究表明，联合应用小剂量利尿剂与其他抗高血压药（如ACEI、ARB或CCB）较足量单药治疗降血压效果更明显，且不良反应小，临床获益多。利尿剂能够加强其他抗高血压药的降血压疗效，优势互补。这种强化作用依赖于利尿剂减少体液容量以及预防其他抗高血压药应用后液体潴留作用。其中，利尿剂与CCB联用方案更适合低肾素型高血压患者（如多数老年高血压患者）。

利尿剂与β受体拮抗剂联合应用可能增加糖尿病易感人群的新发糖尿病风险，因此，应尽量避免这两种药物联合使用。

如两种药物联用时血压仍未达标，则需换用另外两种药物或联用三种药物，此时推荐使用有效剂量的ACEI或ARB、CCB及利尿剂联用。

常用利尿剂的单药应用见表 3-1，利尿剂临床应用推荐见表 3-2。

表 3-1　常用利尿剂的单药应用

中文药名	英文药名	达峰时间 /h	半衰期 /h	常用剂量
氢氯噻嗪	hydrochloro-tiazide	4	9～10	12.5～25mg，q.d.
氯噻酮	chlorthalidone	2	35～50	25～100mg，q.d.
吲达帕胺	indapamide	1～2	14～18	1.25～2.5mg，q.d.
阿米洛利	amiloride	6～10	6～9	5～10mg，q.d.
螺内酯	spironolactone	48～72	13～24	10～40mg，q.d.～b.i.d.

表 3-2　利尿剂临床应用推荐

推荐建议	推荐等级	证据质量
所有高血压患者的初始及维持治疗	I	A
老年高血压患者	I	A
难治性高血压患者	I	A
心力衰竭合并高血压患者	I	C
高盐摄入与盐敏感性高血压患者	I	C

（郭艺芳）

参考文献

[1] THOMOPOULOS C，PARATI G，ZANCHETTI A. Effects of blood pressure-lowering on outcome incidence in hypertension：5. Head-to-head comparisons of various classes of antihypertensive drugs-overview and meta-analyses[J]. Journal of hypertension，2015，33(7)：1321-1341.

[2] PSATY B M，LUMLEY T，FURBERG C D，et al. Health outcomes associated with various antihypertensive therapies used as first-line agents：a network meta-analysis[J]. JAMA，2003，289(19)：2534-2544.

[3] WEI J, GALAVIZ K I, KOWALSKI A J, et al. Comparison of Cardiovascular Events Among Users of Different Classes of Antihypertension Medications: A Systematic Review and Network Meta-analysis[J]. JAMA network open, 2020, 3(2): e1921618.

[4] CHALMERS J, MOURAD J J, BRZOZOWSKA-VILLATTE R, et al. Benefit of treatment based on indapamide mostly combined with perindopril on mortality and cardiovascular outcomes: a pooled analysis of four trials[J]. Journal of hypertension, 2023, 41(3): 508-515.

[5] WILLIAMS B, MACDONALD T M, MORANT S V, et al.Endocrine and haemodynamic changes in resistant hypertension, and blood pressure responses to spironolactone or amiloride: the PATHWAY-2 mechanisms substudies[J]. The lancet.Diabetes and endocrinology, 2018, 6(6): 464-475.

[6] BROWN M J, WILLIAMS B, MORANT S V, et al. Effect of amiloride, or amiloride plus hydrochlorothiazide, versus hydrochlorothiazide on glucose tolerance and blood pressure (PATHWAY-3): a parallel-group, double-blind randomised phase 4 trial[J]. The lancet.Diabetes and endocrinology, 2016, 4(2): 136-147.

[7] BECKETT N S, PETERS R, FLETCHER A E, et al. Treatment of hypertension in patients 80 years of age or older[J]. The New England journal of medicine, 2008, 358(18): 1887-1898.

[8] OKIN P M, OIKARINEN L, VIITASALO M, et al. Prognostic value of changes in the electrocardiographic strain pattern during antihypertensive treatment: the Losartan Intervention for End-Point Reduction in Hypertension Study(LIFE)[J]. Circulation, 2009, 119(14): 1883-1891.

[9] PARVING H H, LEHNERT H, BRÖCHNER-MORTENSEN J, et al. The effect of irbesartan on the development of diabetic nephropathy in patients with type 2 diabetes[J]. The New England journal of medicine, 2001, 345(12): 870-878.

[10] LEWIS E J, HUNSICKER L G, CLARKE W R, et al. Renoprotective effect of the angiotensin-receptor antagonist irbesartan in patients with nephropathy due to type 2 diabetes[J].

The New England journal of medicine, 2001, 345(12): 851-860.

[11] 宗文漪，杨文英，向红丁，等. 厄贝沙坦治疗2型糖尿病伴白蛋白尿患者有效性和安全性多中心随机双盲对照研究[J]. 中华内分泌代谢杂志，2008，24(1): 55-58.

[12] WEBER M A, JULIUS S, KJELDSEN S E, et al. Blood pressure dependent and independent effects of antihypertensive treatment on clinical events in the VALUE Trial[J]. Lancet, 2004, 363(9426): 2049-2051.

[13] BROWN M J, PALMER C R, CASTAIGNE A, et al. Morbidity and mortality in patients randomised to double-blind treatment with a long-acting calcium-channel blocker or diuretic in the International Nifedipine GITS study: Intervention as a Goal in Hypertension Treatment (INSIGHT)[J]. Lancet, 2000, 356(9227): 366-372.

[14] LIU L S, ZHANG Y Q, LIU G Z, et al. The Felodipine Event Reduction (FEVER) Study: arandomized long-term placebo-controlled trial in Chinese hypertensive patients[J]. Journal of hypertension, 2005, 23(12): 2157-2172.

[15] KARIO K, SAITO I, KUSHIRO T, et al. Home blood pressure and cardiovascular outcomes in patients during antihypertensive therapy: primary results of HONEST, a large-scale prospective, real-world observational study[J]. Hypertension, 2014, 64(5): 989-996.

[16] 中华医学会心血管病学分会高血压血组. 清晨血压临床管理的中国专家指导建议[J]. 中华心血管病杂志，2014，42(9): 721-725.

[17] FELDMAN R D, ZOU G Y, VANDERVOORT M K, et al. A simplified approach to the treatment of uncomplicated hypertension. A cluster randomized, controlled trial[J]. Hypertension, 2009, 53(4): 646-653.

[18] GUPTA A K, ARSHAD S, POULTER N R. Compliance, safety, and effectiveness of fixed-dose combinations of antihypertensive agents: a meta-analysis[J]. Hypertension, 2010, 55(2): 399-407.

3.2 β受体拮抗剂

3.2.1 概述

β受体拮抗剂自20世纪60年代被用于降血压治疗，1984年首次被JNC 3推荐为起始抗高血压药，之后被众多国家高血压指南推荐为首选抗高血压药，广泛用于治疗高血压。然而，2006年以来，随着临床研究的不断深入，β受体拮抗剂的降血压地位受到挑战，JNC 8、2014年日本高血压学会（Japanese Society of Hypertension，JSH）(《日本高血压学会高血压管理指南》）和2017年美国心脏病学会（American College of Cardiology，ACC）/美国心脏协会（American Heart Association，AHA）(《美国成年人高血压防治指南》）不再推荐其为首选的抗高血压药，而《2016年加拿大高血压教育计划指南：高血压的测量、诊断、风险评估、预防和治疗》不建议老年高血压患者首选β受体拮抗剂。2016年欧洲高血压学会（European Society of Hypertension，ESH）发布的《ESH心率加快高血压患者管理共识声明》指出，对于伴心率加快且有相关症状的高血压患者，没有证据表明应用减慢心率的药物治疗是不安全的，因此仍可考虑应用β受体拮抗剂。《中国高血压防治指南（2024年修订版)》、《2023年欧洲高血压管理指南》及《2024年欧洲高血压管理指南》均推荐β受体拮抗剂为高血压患者的六大类抗高血压药中的其中一种。不同的高血压指南对β受体拮抗剂的推荐虽不一致，但真实地反映了β受体拮抗剂的现状对指导临床治疗的必要性。

3.2.2 分类

3.2.2.1 根据受体选择性不同分类

（1）非选择性β受体拮抗剂：竞争性阻断$β_1$和$β_2$肾上腺素受体，同时可导致对糖脂代谢和肺功能的不良影响；阻断血管上的$β_2$肾上腺素受体，相对兴奋α肾上腺素受体，增加周围动脉的血管阻力。代表药物为普萘洛尔。该类药物在临床已较少应用于降血压治疗。

（2）选择性$β_1$受体拮抗剂：特异性阻断$β_1$肾上腺素受体，对$β_2$肾上腺素受体的影响相对较小。代表药物为比索洛尔、美托洛尔和阿替洛尔，是临床常用的β受体拮抗剂。

（3）有周围血管舒张功能的β受体拮抗剂：此类药物包括①具有β和α肾上腺素受体双重拮抗作用的药物，通过拮抗α_1肾上腺素受体，产生周围血管舒张作用，减弱或消除由拮抗β肾上腺素受体导致的外周血管收缩和糖脂代谢作用；②奈必洛尔。通过激动β_3肾上腺素受体而增强一氧化氮的释放，产生周围血管舒张作用。

常用的具有α受体拮抗作用的β受体拮抗剂包括：阿罗洛尔、卡维地洛（这两种药物α和β受体拮抗作用之比分别为1∶8和1∶10），拉贝洛尔［α和β受体拮抗作用之比分别为1∶3（口服给药）、1∶6.9（静脉给药）］。其中阿罗洛尔的作用较强，对高血压患者体内α和β肾上腺素受体有均衡的阻断作用，可抑制血管收缩紧张度上升所致的末梢血管收缩，表现出良好的降血压效果，故其口服降血压疗效优于其他两药。卡维地洛有更多的心力衰竭治疗证据。拉贝洛尔有口服制剂和静脉制剂，可用于妊娠相关高血压患者和高血压急症、围手术期禁食期间高血压的降血压治疗。

3.2.2.2 根据药代动力学特征分类

（1）脂溶性β受体拮抗剂：如美托洛尔，组织穿透力强，半衰期短。其可进入中枢神经系统，可能是该药导致中枢不良反应的原因之一。

（2）水溶性β受体拮抗剂：如阿替洛尔，组织穿透力较弱，很少通过血-脑脊液屏障。

（3）水脂双溶性β受体拮抗剂：如比索洛尔、阿罗洛尔，既有水溶性β受体拮抗剂首过效应低的特点，又有脂溶性β受体拮抗剂口服吸收率高的优势，中度透过血-脑脊液屏障。

常用β受体拮抗剂的单药应用见表3-3，β受体拮抗剂临床应用推荐见表3-4。

表3-3 常用β受体拮抗剂的单药应用

中文药名	英文药名	达峰时间/h	半衰期/h	常用剂量
普萘洛尔	propranolol	1～1.5	2～3	20～90mg，b.i.d～t.i.d.
阿替洛尔	atenolol	2～4	6～10	12.5～50mg，q.d.～b.i.d.

续表

中文药名	英文药名	达峰时间 /h	半衰期 /h	常用剂量
比索洛尔	bisoprolol	3～4	10～12	2.5～10mg，q.d.
酒石酸美托洛尔	metoprolol tartaric	1～2	3～4	50～100mg，b.i.d.
琥珀酸美托洛尔（缓释制剂）	metoprolol succinate（sustained release）	3～7	12～24	47.5～190mg，q.d.
卡维地洛	carvedilol	1	6～7	12.5～50mg，b.i.d.
阿罗洛尔	arotinolol	2	10～12	10～20mg，b.i.d.
拉贝洛尔	labetalol	1～2	5.5	50～100mg，q.12h.，最大剂量 600mg/d
奈必洛尔	nebivolol	0.5～2	12～19	5mg，q.d.
贝凡洛尔	bvantolol	0.75±0.27	10	50～100mg，b.i.d.

表 3-4　β 受体拮抗剂临床应用推荐

推荐建议	推荐等级	证据质量
推荐用于高血压患者诊室静息心率>80 次 /min 或 24 小时动态心电图平均心率>75 次 /min	Ⅱa	B
推荐用于高血压合并慢性冠脉综合征的缺血治疗患者	Ⅰ	A
推荐用于高血压合并心力衰竭患者	Ⅰ	A
推荐用于高血压合并心肌梗死患者	Ⅰ	A
推荐用于高血压合并心率快的心房颤动患者	Ⅰ	A
有生育能力 / 计划妊娠的女性	Ⅰ	A
妊娠高血压	Ⅰ	A

3.2.3　用药原则

β 受体拮抗剂通过拮抗交感神经系统的过度激活、减慢心率、抑制神经激素分泌过多和 RAAS 过度激活而发挥降血压作用，同时还通过降低交感神经张力、预防儿茶酚胺的心脏毒性作用，保护心血管系统。

3.2.3.1 适应证 尤其适用于合并快速型心律失常、冠心病、慢性心力衰竭、主动脉夹层、交感神经活性增高及高动力状态的高血压患者。

（1）高血压合并快速型心律失常：β受体拮抗剂适用于大多数心房颤动伴心室率增快、窦性心动过速、心动过速综合征患者。β受体拮抗剂甚至可预防心力衰竭患者发生心房颤动。

（2）高血压合并交感神经活性增高：β受体拮抗剂尤其适合有心率加快等交感活性增高表现的高血压患者。年轻高血压患者，尤其合并静息心率升高 >80 次 /min、甲状腺毒症、甲状腺功能亢进、尿毒症并发甲状旁腺功能亢进症，可单用或与其他抗高血压药联用以控制血压。优化的联合方案为β受体拮抗剂 + 长效二氢吡啶类 CCB。CCB 具有的扩张血管和轻度增加心率作用，可抵消β受体拮抗剂收缩血管和减慢心率作用，二者联合是《中国高血压防治指南（2024 年修订版）》推荐的优化联合方案。

（3）高血压合并冠心病：β受体拮抗剂可减少心肌氧耗量、改善心肌缺血和心绞痛症状、减轻室壁张力而减少心肌重构、延长舒张期而改善心肌灌注、减少心血管事件。因此，国内外冠心病指南均指出β受体拮抗剂是治疗冠心病的推荐药物，尤其是合并心绞痛、心肌梗死及心力衰竭患者。《非 ST 段抬高型急性冠脉综合征诊断和治疗指南（2024）》建议，若无禁忌证均应使用β受体拮抗剂（Ⅰ，A）。

《急性 ST 段抬高型心肌梗死诊断和治疗指南（2019）》指出，若无禁忌证，24 小时内常规应用β受体拮抗剂并长期使用（Ⅰ，B）。《2012 年 ACCF/AHA/ACP/AATS/PCNA/SCAI/STS 稳定型缺血性心脏病患者诊断和管理指南》建议β受体拮抗剂应用于合并心力衰竭（Ⅰ，A）、心肌梗死后及心绞痛患者（Ⅰ，B），对于高血压合并冠心病患者降血压治疗可优选 ACEI 或β受体拮抗剂。对于高血压合并冠心病患者，在控制血压的同时应减慢静息心率至 50～60 次 /min；治疗后进行中等量活动时，心率应较静息增加少于 20 次 /min。严重心绞痛患者如无心动过缓症状及房室传导阻滞，心率可降至 50 次 /min。

（4）高血压合并心力衰竭：收缩性心力衰竭是高血压患者血压控制欠佳的严重并发症。3 项慢性收缩性心力衰竭的大型临床试验（MERIT-HF、CIBISⅡ、COPERNICUS）显示：β受体拮抗剂使死亡率降低 34%～35%，心源性猝死发生率下降 41%～44%，提示 β 受体拮抗剂长期治疗能改善心力衰竭患者的临床状况，降低住院率和死亡率。

建议所有高血压合并慢性收缩性心力衰竭患者均应使用 β 受体拮抗剂，且需终身使用，除非有禁忌证或不能耐受。纽约心脏病协会（New York Heart Association，NYHA）心功能分级为Ⅱ级和Ⅲ级病情稳定患者、NYHA 心功能Ⅰ级 B 阶段患者［左室射血分数（left ventricular ejection fraction，LVEF）<40%］，可以立即使用，心功能Ⅳ级患者病情稳定后可使用。目标心率为 55～60 次 /min。

（5）高血压合并主动脉夹层：建议首选 β 受体拮抗剂，达到减慢心率和降血压的目的，以减少主动脉病变处的层流剪切力损伤。急性期建议静脉使用 β 受体拮抗剂，目标心率<60 次 /min。

（6）有以下合并症者，β 受体拮抗剂被推荐使用：

1）抢救、急诊或胃肠外给药。

2）围手术期高血压。

3）非心脏大手术。

4）对运动和压力的过度升压反应。

5）体位性心动过速综合征。

6）直立性高血压。

7）阻塞性睡眠呼吸暂停（obstructive sleep apnea，OSA）。

8）外周动脉疾病伴跛行。

9）慢性阻塞性肺疾病（chronic obstructive pulmonary disease，COPD）。

10）门静脉高压、肝硬化相关食管静脉曲张和复发性静脉曲张出血。

11）青光眼。

12）偏头痛。

13）特发性震颤。

14）表现性焦虑和焦虑症。

15）精神障碍（创伤后应激）。

3.2.3.2　慎用与禁忌证　不适宜首选 β 受体拮抗剂的人群包括：有卒中倾向及心率<80 次 /min 的老年人、肥胖者、糖代谢异常者、卒中患者、间歇性跛行者、严重慢性阻塞性肺疾病患者。禁用于合并支气管哮喘、二度及以上房室传导阻滞及严重心动过缓的高血压患者。

3.2.3.3 临床用药注意事项

（1）β 受体拮抗剂对高血压患者卒中事件的影响存在争议。在与其他抗高血压药的比较研究中并未显示出 β 受体拮抗剂卒中事件减少，这主要归因于 β 受体拮抗剂降低中心动脉收缩压和脉压的能力较弱。然而既往研究主要针对阿替洛尔，在高龄老年高血压治疗中，此药在降低心率的同时还可增加中心动脉压和主动脉压力增强指数等。不同的 β 受体拮抗剂对中心动脉压的影响不同，$β_1$ 受体高选择性的 β 受体拮抗剂以及有血管舒张功能的 β 受体拮抗剂甚至降低中心动脉压。$β_1$ 受体高选择性的 β 受体拮抗剂（如比索洛尔和美托洛尔）或兼有血管舒张作用的 β 受体拮抗剂（如阿罗洛尔、卡维地洛或奈必洛尔）可作为优先推荐。除非有 β 受体拮抗剂使用强适应证，否则不建议老年高血压和卒中患者首选 β 受体拮抗剂。

（2）对于合并心力衰竭的高血压患者，β 受体拮抗剂均应从极小剂量起始，如比索洛尔 1.25mg，每日 1 次；美托洛尔缓释片 12.5mg，每日 1 次；美托洛尔平片 6.25mg，每日 2～3 次；卡维地洛 3.125mg，每日 2 次。如患者能耐受，每隔 2～4 周将剂量加倍，直至达到心力衰竭治疗所需要的目标剂量或最大耐受剂量。临床试验的最大日剂量：比索洛尔 10mg，美托洛尔缓释片 200mg，美托洛尔平片 150mg，卡维地洛 50mg，但需依据患者的耐受情况决定。目标剂量的确定一般以心率为准。

（3）使用常规剂量 β 受体拮抗剂血压未达标，而心率仍≥80 次 /min 的单纯高血压患者可增加 β 受体拮抗剂用量。

（4）对不适宜的人群，但临床存在交感激活以及心率加快（合并严重肥胖的代谢综合征或糖尿病）的高血压患者，需评估后使用 β 受体拮抗剂，并监测血糖、血脂的变化。建议使用比索洛尔、琥珀酸美托洛尔、阿罗洛尔、卡维地洛或奈必洛尔。定期进行血压和心率的评估，有效进行血压和心率的管理，以最大限度地保证患者使用的依从性和安全性。

（冯颖青）

参考文献

[1] 中国高血压防治指南修订委员会，高血压联盟（中国），中国医疗保健国际交流促进会高血压病学分会，等. 中国高血压防治指南（2024 年修订版）[J]. 中华高血压杂志（中英文），2024，32（7）：603-700.

[2] JAMES P A, OPARIL S, CARTER B L, et al. 2014 evidence-based guideline for the management of high blood pressure in adults: report from the panel members appointed to the Eighth Joint National Committee (JNC 8)[J]. JAMA, 2014, 311(5): 507-520.

[3] UMEMURA S, ARIMA H, ARIMA S, et al. The Japanese Society of Hypertension guidelines for the management of hypertension (JSH 2019)[J]. Hypertension Research, 2019, 42(9): 1235-1481.

[4] WHELTON P K, CAREY R M, ARONOW W S, et al. 2017 ACC/AHA/AAPA/ABC/ACPM/AGS/APhA/ASH/ASPC/NMA/PCNA guideline for the Prevention, detection, evaluation, and management of high blood pressure in adults[J]. Hypertension, 2018, 71(6): 1269-1324.

[5] LEUNG A A, DASKALOPOULOU S S, DASGUPTA K, et al. Hypertension Canada's 2017 Guidelines for Diagnosis, Risk Assessment, Prevention, and Treatment of Hypertension in Adults[J]. Can J Cardiol, 2017, 33(5): 557-576.

[6] PALATINI P, ROSEI E A, CASIGLIA E, et al. Management of the hypertensive patient with elevated heart rate: Statement of the Second Consensus Conference endorsed by the European Society of Hypertension[J]. Journal of hypertension, 2016, 34(5): 813-821.

[7] 中华医学会心血管病学分会，中华心血管病杂志编辑委员会. 非 ST 段抬高型急性冠脉综合征诊断和治疗指南(2024)[J]. 中华心血管病杂志，2024，52(6)：615-646.

[8] WILLIAMS B, MANCIA G, SPIERING W, et al. 2018 ESC/ESH Guidelines for the management of arterial hypertension[J]. European heart journal, 2018, 39(33): 3021-3104.

[9] GIUSEPPE M, REINHOLD K, MATTIA B, et al. 2023 ESH Guidelines for themanagement of arterial hypertension.Journal of Hypertension, 2023, 41(12): 1874-2071.

[10] 中华医学会心血管病学分会，中华心血管病杂志编辑委员会. 急性 ST 段抬高型心肌梗死诊断和治疗指南(2019)[J]. 中华心血管病杂志，2019，47(10)：766-783.

[11] Effect of metoprolol CR/XL in chronic heart failure: metoprolol

CR/XL randomised intervention trial in congestive heart failure (MERIT-HF)[J]. Lancet, 1999, 353(9169): 2001-2007.

[12] The Cardiac Insufficiency Bisoprolol Study Ⅱ(CIBIS-Ⅱ): a randomised trial[J]. Lancet, 1999, 353(9146): 9-13.

[13] PACKER M, COATS A J, FOWLER M B, et al. Effect of carvedilol on survival in severe chronic heart failure[J]. The New England journal of medicine, 2001, 344(22): 1651-1658.

[14] FIHN S D, GARDIN J M, ABRAMS J, et al. 2012 ACCF/AHA/ACP/AATS/PCNA/SCAI/STS guideline for the diagnosis and management of patients with stable ischemic heart disease: a report of the American College of Cardiology Foundation/American Heart Association Task Force on Practice Guidelines, and the American College of Physicians, American Association for Thoracic Surgery, Preventive Cardiovascular Nurses Association, Society for Cardiovascular Angiography and Interventions, and Society of Thoracic Surgeons[J]. Circulation, 2012, 126(25): e354-e471.

3.3 钙通道阻滞剂

3.3.1 概述

钙通道是细胞膜上对钙离子具有高度选择性通透能力的亲水性孔道。钙离子通过钙通道进入细胞内，参与细胞跨膜信号转导过程，介导兴奋 - 收缩耦联和兴奋 - 分泌耦联、维持细胞正常形态和功能完整性、调节血管平滑肌的舒缩活动等。一旦细胞内钙超载，将导致一系列病理生理过程，如高血压等。在治疗高血压的药物中，CCB 已经应用于临床多年，其卓著的降血压疗效、广泛的联合降血压潜能、优越的心脑血管保护作用使其在当今的抗高血压治疗、降低心脑血管发病率及死亡率方面占据了重要地位。

3.3.2 分类

根据与钙通道亚型的亲和力及与血管和心脏的亲和力不同，对钙通道阻滞剂进行分类，见表 3-5。

表 3-5 钙通道阻滞剂分类

通道类型	组织分布	药理作用	药物结构	亲和力	药物
T 型钙通道	心脏起搏细胞或丘脑神经元、肾小球出/入球小动脉上均有分布	控制自主活性细胞的激活、激素分泌的调节及组织生长和发育，同时扩张出/入球小动脉，降低肾小球内压力，作用类似于RASI	二氢吡啶	—	马尼地平[a] 贝尼地平[a]
L 型钙通道	心肌细胞、窦房结、房室结、骨骼肌、血管平滑肌细胞及神经元等组织中有分布	介导长时间的钙离子内流并且失活缓慢，影响血管平滑肌的紧张度而达到外周动脉扩张作用。介导心脏兴奋-收缩耦联及冲动传导等作用，对心脏具有负性变时、负性传导及负性变力作用	二氢吡啶	主要作用于动脉血管	硝苯地平 氨氯地平 左氨氯地平 非洛地平 尼群地平 尼卡地平 尼莫地平 拉西地平 乐卡地平 马尼地平[a] 西尼地平[b] 贝尼地平[a]
			非二氢吡啶(苯烷胺和苯噻嗪)	血管选择性差，心脏亲和力高	维拉帕米 地尔硫䓬
N 型钙通道	分布于交感神经系统，同时分布于出/入球小动脉	阻断去甲肾上腺素的释放，在控制血压的同时不引起交感神经兴奋，且不增加心率，	二氢吡啶	—	西尼地平[b] 马尼地平[a] 贝尼地平[a]

续表

通道类型	组织分布	药理作用	药物结构	亲和力	药物
		对伴有左心室肥大的高血压患者在治疗后对左心室舒张功能亦有明显的改善作用。同时扩张出/入球小动脉，降低肾小球内压力			

注：a. 马尼地平和贝尼地平同时阻滞 T、L、N 型钙通道；b. 西尼地平同时阻滞 L、N 型钙通道。

3.3.3 用药原则

3.3.3.1 *主要适用人群* CCB 降血压疗效强，药效呈剂量依赖性，适用于 1、2、3 级高血压，其中二氢吡啶类 CCB 优先选用的人群包括：

（1）容量性高血压（如老年高血压、单纯收缩期高血压及低肾素活性或低交感活性的高血压）患者，而这些药理学特点更符合我国老年高血压患者的病理生理特点。大量的临床循证研究和临床实践证实，CCB 降血压作用不受高盐饮食影响，尤其适用于生活中习惯高盐摄入和盐敏感性高血压患者。

（2）合并动脉粥样硬化的高血压（如高血压合并慢性冠脉综合征、颈动脉粥样硬化、冠状动脉粥样硬化及高血压合并周围血管病）患者。CCB 通过影响钙离子生理活动和亲脂性高的特性而影响动脉粥样硬化进展的多个环节，多项大型临床研究均证实 CCB 在临床抗高血压的同时能够延缓动脉血管壁上的动脉粥样硬化病变进展，国内外多部高血压指南均确定 CCB 在抗高血压的同时具有抗动脉粥样硬化作用。

我国二氢吡啶类 CCB 种类较多，有长血浆半衰期的苯磺酸氨氯地平、马来酸氨氯地平，以及左氨氯地平和以氨基酸为酸根的门冬氨酸氨氯地平，硝苯地平（常释片、缓释片和控释片）和非洛地平，还有长组织半衰期的拉西地平和具有 N 型钙离子通道拮抗作用的西尼地平，这些常用的钙通道阻滞剂，由于它们的化学性质、分子结构、对钙通道的阻滞作用和剂型的不同，以及临床研究和证据的不同，在临床推荐中也有所不同，但在高血压治疗方面均疗效可靠，安全性好，在各级医疗机构已得到广泛的应用。

门冬氨酸氨氯地平是我国自主研发的以氨基酸为酸根的CCB类抗高血压药，治疗原发性高血压的疗效可靠，安全性高，性价比合理，且有改善非酒精性脂肪性肝病的作用，在各级医疗机构中广泛应用。

非二氢吡啶类CCB的药理特点包括松弛血管平滑肌、扩张血管及负性肌力、负性变时作用，故此类药物更适用于高血压合并心绞痛、高血压合并室上性心动过速及高血压合并颈动脉粥样硬化患者，在进行原发性醛固酮增多症的鉴别诊断时作为可以使用的降血压洗脱药物。

西尼地平为长效平稳的抗高血压药，区别于其他钙通道阻滞剂的是，西尼地平对于N型钙通道的阻滞作用使其在降血压的同时不增加交感神经活性，对心率无明显影响；对肾小球入球和出球小动脉平衡扩张，有效保护肾脏；研究发现，西尼地平在降血压的同时兼有降尿酸作用，并可降低痛风发作风险。

3.3.3.2 临床用药注意事项 二氢吡啶类CCB可作为一线抗高血压药用于各年龄段、各种类型的高血压患者，疗效的个体差异较小，只有相对禁忌证，无绝对禁忌证。

（1）二氢吡啶类CCB具有明确的血管扩张作用，短、中效CCB由于血压下降速度快，会出现反射性交感激活、心率加快及心肌收缩力增强，使血流动力学波动并抵抗其降血压作用，故应尽量使用长效制剂，以达到降血压平稳、持久有效，同时不良反应小，患者耐受性好，依从性高。相对禁用于高血压合并快速型心律失常患者。

（2）由于非二氢吡啶类CCB的心脏亲和性及其对心肌、窦房结功能、房室传导的负性肌力和负性传递作用，维拉帕米与地尔硫䓬应禁用于二至三度房室传导阻滞患者，并相对禁用于左心室收缩功能不全的高血压患者。同时，非二氢吡啶类CCB+β受体拮抗剂可诱发或加重缓慢型心律失常和心功能不全。

3.3.4 单药应用与联合治疗方案推荐

（1）CCB 通过松弛血管平滑肌、扩张血管而降低血压，此类药物几乎适用于所有类型的高血压患者，降血压效果明确，控制血压达标率较高。

（2）CCB 对代谢无不良影响，更适用于糖尿病与代谢综合征患者的降血压治疗。

（3）临床主要推荐应用的以 CCB 为基础的优化联合治疗方案包括：①二氢吡啶类 CCB+ARB（ACOMPLISH 研究）；②二氢吡啶类 CCB+ACEI（ASCOT 研究）；③二氢吡啶类 CCB+ 噻嗪类利尿剂（FEVER 研究）；④二氢吡啶类 CCB+β 受体拮抗剂（HOT 研究）。

（4）以长效二氢吡啶类 CCB 为基础的联合降血压治疗不良反应小、疗效好。比如 CCB+RASI，前者直接扩张动脉，后者通过阻断 RAAS，既扩张动脉又扩张静脉，同时 CCB 产生的踝部水肿可被 ACEI 或 ARB 消除。

钙通道阻滞剂的分类见表 3-5，常用钙通道阻滞剂的单药应用见表 3-6，钙通道阻滞剂临床应用推荐见表 3-7。

表 3-6　常用钙通道阻滞剂的单药应用

中文药名	英文药名	达峰时间 /h	消除半衰期 /h	常用剂量
硝苯地平	nifedipine	0.5～1	1.7～3.4	10～30mg，t.i.d.
硝苯地平（缓释制剂）	nifedipine（sustained release）	1.6～4	1.7～3.4	10～20mg，b.i.d.
硝苯地平（控释制剂）	nifedipine（controlled release）	首剂达峰 6～12 小时，连续服药血浆药物浓度波动小	1.7～3.4	30～60mg，q.d.
尼群地平	nitrendipine	1～2	10～22	10～20mg，t.i.d.

续表

中文药名	英文药名	达峰时间/h	消除半衰期/h	常用剂量
尼莫地平	nimodipine	1～1.5	1.1～1.7	30～60mg，q.i.d.
尼卡地平	nicardipine	14.2～16.9	7.6～8.6	40mg，b.i.d.
氨氯地平	amlodipine	6～12	35～50	2.5～10mg，q.d.
左氨氯地平	levamlodipine	6～12	35～50	2.5～5mg，q.d.
门冬氨酸氨氯地平	aspartic acid amlodipine	6～12	35～50	5～10mg，q.d.
拉西地平	lacidipine	0.5～1.5	12～15	4～8mg，q.d.
乐卡地平	lercanidipine	1.5～3	8～10	10～20mg，q.d.
非洛地平（缓释制剂）	felodipine（sustained release）	2.5～5	11～16	5～10mg，q.d.
西尼地平	cilnidipine	2.8～3.7	5.2～8.1	5～10mg，q.d.
贝尼地平	benidipine	0.8～1.1	0.9～1.7	2～12mg，q.d.
马尼地平	manidipine	1～4	3.9～7.9	10～20mg，q.d.
地尔硫䓬	diltiazem	1～2	3.5	30～90mg，b.i.d.～t.i.d.
地尔硫䓬（缓释制剂）	diltiazem（sustained release）	6～11	3.5	90mg，q.d.～b.i.d.
维拉帕米（缓释制剂）	verapamil（sustained release）	5～7	12	120～240mg，q.d.～b.i.d.

表 3-7　钙通道阻滞剂临床应用推荐

推荐建议	推荐等级	证据质量
推荐用于所有高血压患者作为初始治疗及维持治疗	I	A
推荐用于老年单纯收缩期高血压患者以预防心血管事件	I	A

续表

推荐建议	推荐等级	证据质量
推荐用于合并动脉粥样硬化的高血压患者以预防卒中	I	A
推荐用于合并左心室肥大的高血压患者以预防心血管事件	IIa	B
推荐用于合并慢性冠脉综合征的高血压患者	I	A

（陈源源）

参考文献

[1] LIU L，ZHANG Y，LIU G，et al. The Felodipine Event Reduction（FEVER）Study：arandomized long-term placebo-controlled trial in Chinese hypertensive patients[J]. Journal of hypertension，2005，23（12）：2157-2172.

[2] 中华医学会心血管病学分会高血压血组. 清晨血压临床管理的中国专家指导建议[J]中华心血管病杂志，2014，42（9）：721-725.

[3] FELDMAN R D，ZOU G Y，VANDERVOORT M K，et al. A simplified approach to the treatment of uncomplicated hypertension.A cluster randomized，controlled trial [J]. Hypertension，2009，53（4）：646-653.

[4] GUPTA A K，ARSHAD S，POULTER N R. Compliance，safety，and effectiveness of fixed-dose combinations of antihypertensive agents：a meta-analysis[J]. Hypertension，2010，55（2）：399-407.

[5] BROWN M J，WILLIAMS B，MORANT S V，et al. Effect of amiloride，or amiloride plus hydrochlorothiazide，versus hydrochlorothiazide on glucose tolerance and blood pressure（PATHWAY-3）：a parallel-group，double-blind randomised phase 4 trial[J]. The lancet. Diabetes and endocrinology，2016，4（2）：136-147.

[6] DAHLÖF B，SEVER P S，POULTER N R，et al. Prevention of cardiovascular events with an antihypertensive regimen of amlodipine adding perindopril as required versus atenolol adding

bendroflumethiazide as required, in the Anglo-Scandinavian Cardiac Outcomes Trial-Blood Pressure Lowering Arm (ASCOT-BPLA): a multicentre randomised controlled trial[J]. Lancet, 2005, 366(9489): 895-906.

[7] Prevention of stroke by antihypertensive drug treatment in older persons with isolated systolic hypertension. Final results of the Systolic Hypertension in the Elderly Program (SHEP). SHEP Cooperative Research Group[J]. JAMA, 1991, 265(24): 3255-3264.

[8] ALLHAT Officers and Coordinators for the ALLHAT Collaborative Research Group. The Antihypertensive and Lipid-Lowering Treatment to Prevent Heart Attack Trial. Major outcomes in high-risk hypertensive patients randomized to angiotensin-converting enzyme inhibitor or calcium channel blocker vs diuretic: The Antihypertensive and Lipid-Lowering Treatment to Prevent Heart Attack Trial (ALLHAT)[J]. JAMA, 2002, 288(23): 2981-2197.

[9] PATS Collaborating Group. Post-stroke antihypertensive treatment study. A preliminary result[J]. Chinese medical journal, 1995, 108(9): 710-717.

[10] WILLIAMS B, MACDONALD T M, MORANT S, et al. Spironolactone versus placebo, bisoprolol, and doxazosin to determine the optimal treatment for drug-resistant hypertension (PATHWAY-2): a randomised, double-blind, crossover trial[J]. Lancet, 2015, 386(10008): 2059-2068.

[11] PSATY B M, LUMLEY T, FURBERG C D, et al. Health outcomes associated with various antihypertensive therapies used as first-line agents: a network meta-analysis[J]. JAMA, 2003, 289(19): 2534-2544.

[12] WRIGHT J M, MUSINI V M, GILL P. First-line drugs for hypertension[J]. The Cochrane database of systematic reviews, 2018, 4(4): CD001841.

[13] WING L M, REID C M, RYAN P, et al. A comparison of outcomes with angiotensin-converting-enzyme inhibitors and diuretics for hypertension in the elderly[J]. The New England journal of medicine, 2003, 348(7): 583-592.

[14] Medical Research Council trial of treatment of hypertension in older adults: principal results. MRC Working Party[J]. British medical journal, 1992, 304(6824): 405-412.

[15] PROGRESS Collaborative Group. Randomised trial of a perindopril-based blood-pressure-lowering regimen among 6, 105 individuals with previous stroke or transient ischaemic attack [J]. Lancet, 2001, 358(9287): 1033-1041.

[16] PATEL A, ADVANCE Collaborative Group, MACMAHON S, et al. Effects of a fixed combination of perindopril and indapamide on macrovascular and microvascular outcomes in patients with type 2 diabetes mellitus(the ADVANCE trial): a randomised controlled trial[J]. Lancet, 2007, 370(9590): 829-840.

[17] JAMERSON K A. The first hypertension trial comparing the effects of two fixed-dose combination therapy regimens on cardiovascular events: Avoiding Cardiovascular events through Combination therapy in Patients Living with Systolic Hypertension(ACCOMPLISH)[J]. Journal of clinical hypertension, 2003, 5(4 Suppl 3): 29-35.

[18] HANSSON L, ZANCHETTI A, CARRUTHERS S G, et al. Effects of intensive blood-pressure lowering and low-dose aspirin in patients with hypertension: principal results of the Hypertension Optimal Treatment(HOT) randomised trial. HOT Study Group[J]. Lancet, 1998, 351(9118): 1755-1762.

[19] MANCIA G, FAGARD R, NARKIEWICZ K, et al. 2013 ESH/ESC Guidelines for the management of arterial hypertension: the Task Force for the management of arterial hypertension of the European Society of Hypertension(ESH) and of the European Society of Cardiology(ESC)[J]. Journal of hypertension, 2013, 31(7): 1281-1357.

[20] 中国高血压防治指南修订委员会，高血压联盟（中国），中国医疗保健国际交流促进会高血压病学分会，等. 中国高血压防治指南（2024 年修订版）[J]. 中华高血压杂志（中英文），2024，32（7）：603-700.

[21] LIU L, WANG J G, GONG L, et al. Comparison of active treatment and placebo in older Chinese patients with isolated systolic hypertension. Systolic Hypertension in China(Syst-

China) Collaborative Group[J]. Journal of hypertension, 1998, 16(12 Pt 1): 1823-1829.

[22] STAESSEN J A, FAGARD R, THIJS L, et al. Randomised double-blind comparison of placebo and active treatment for older patients with isolated systolic hypertension. The Systolic Hypertension in Europe (Syst-Eur) Trial Investigators[J]. Lancet, 1997, 350(9080): 757-764.

[23] ZANCHETTI A, BOND M G, HENNIG M, et al. Calcium antagonist lacidipine slows down progression of asymptomatic carotid atherosclerosis: principal results of the European Lacidipine Study on Atherosclerosis (ELSA), a randomized, double-blind, long-term trial[J]. Circulation, 2002, 106(19): 2422-2427.

[24] POOLE-WILSON P A, LUBSEN J, KIRWAN B A, el at. Effect of long-acting nifedipine on mortality and cardiovascular morbidity in patients with stable angina requiring treatment (ACTION trial): randomised controlled trial[J]. Lancet, 2004, 364(9437): 849-857.

[25] PEPINE C J, HANDBERG E M, COOPER-DEHOFF R M, et al. A calcium antagonist vs a non-calcium antagonist hypertension treatment strategy for patients with coronary artery disease. The International Verapamil-Trandolapril Study (INVEST): a randomized controlled trial[J]. JAMA, 2003, 290(21): 2805-2816.

[26] NISSEN S E, TUZCU E M, LIBBY P, et al. Effect of antihypertensive agents on cardiovascular events in patients with coronary disease and normal blood pressure: the CAMELOT study: a randomized controlled trial[J]. JAMA, 2004, 292(18): 2217-2225.

[27] MANCIA G, PARATI G, BILO G, et al. Blood pressure control by the nifedipine GITS-telmisartan combination in patients at high cardiovascular risk: the TALENT study[J]. Journal of hypertension, 2011, 29(3): 600-609.

[28] FAGARD R H, CELIS H, THIJS L, et al. Regression of left ventricular mass by antihypertensive treatment: a meta-analysis of randomized comparative studies[J]. Hypertension, 2009, 54

(5): 1084-1091.

[29] BYINGTON R P, MILLER M E, HERRINGTON D, et al. Rationale, design, and baseline characteristics of the Prospective Randomized Evaluation of the Vascular Effects of Norvasc Trial (PREVENT)[J]. The American journal of cardiology, 1997, 80 (8): 1087-1090.

[30] LAW M R, MORRIS J K, WALD N J. Use of blood pressure lowering drugs in the prevention of cardiovascular disease: meta-analysis of 147 randomised trials in the context of expectations from prospective epidemiological studies[J]. British medical journal, 2009, 338: b1665.

[31] 中国医疗保健国际交流促进会高血压分会，中国医师协会全科医师分会，中国药理学会临床药理学专业委员会. 硝苯地平不同制剂临床应用的中国专家共识[J]，中华老年心脑血管病杂志，2022，24(1): 1143-1148.

3.4 血管紧张素受体阻滞药

3.4.1 概述

ARB 是继 ACEI 后对高血压及心血管病等具有良好疗效作用的一类拮抗 AngⅡ受体抗高血压药。虽然 ARB 与 ACEI 在降血压和心血管保护作用方面有许多相似之处，但 ARB 作用于 AngⅡ受体水平，更充分、更直接地阻断 RAAS，避免了“AngⅡ逃逸现象”，具有较好的降血压效果和器官保护作用；无 ACEI 的干咳、血管神经性水肿等不良反应，患者治疗依从性更高，ARB 已成为一线抗高血压药，在临床广泛应用。

3.4.2 分类

(1) 二苯四咪唑类：如氯沙坦、厄贝沙坦、替米沙坦、坎地沙坦、阿利沙坦等。

(2) 非二苯四咪唑类：如伊贝沙坦等。

(3) 非杂环类：如缬沙坦等。

(4) 噁二唑环类：如美阿沙坦钾、阿齐沙坦等。

ARB 类均有苯丙咪唑环，但每种药物因对咪唑环的修饰各不相同，导致理化特性不同，如脂溶性、组织穿透性、对 AngⅡ

1 型（AT_1）受体 /AngⅡ 2 型（AT_2）受体亲和力等存在差异，因此，不同 ARB 的半衰期和降血压效果也有所不同。由于特异的异芳香基团修饰，替米沙坦具有较强的脂溶性和组织穿透性，与 AT_1 受体亲和力更高，对 AngⅡ拮抗性更强。美阿沙坦钾以噁二唑环替代了四唑环，美阿沙坦钾的活性代谢物与 AT_1 受体有 4 个结合位点，与 AT_1 受体结合紧密，解离缓慢；通过酯化作用改善了通透性，促进药物吸收；具有 AT_1 受体反向激动作用，带来潜在心脏保护作用；独特的 pH 控制剂技术提高药物稳定性和溶出性等。具有强效、平稳降血压、安全等特点。

3.4.3 用药原则

3.4.3.1 适应证 ARB 抗高血压药效呈剂量依赖性，但不良反应并不随剂量增加而增加，适用于 1、2、3 级高血压患者。

ARB 通过有效拮抗 Ang Ⅱ与 AT_1 受体结合引起的各种有害作用，增加了 Ang Ⅱ和 AT_2 受体结合所产生的有益效应，同时也使 Ang Ⅱ转化为 Ang 1-7，发挥心血管保护作用。因此，ARB 除了降血压作用外，还具有保护心血管和肾脏及改善糖代谢的作用，优先选用的人群包括高血压合并左心室肥大、高血压合并心功能不全、高血压合并心房颤动、高血压合并冠心病、高血压合并糖尿病肾病、高血压合并微量白蛋白尿或蛋白尿、高血压合并代谢综合征及不能耐受 ACEI 的患者。

3.4.3.2 禁忌证

（1）ARB 可致畸，禁用于妊娠高血压患者。

（2）ARB 扩张肾小球出球小动脉，导致肾小球滤过率（GFR）下降，肌酐和血钾水平升高，高血钾（>6.0mmol/L）或双侧肾动脉狭窄患者禁用。

（3）高钾血症：较常见于慢性心力衰竭、肾功能不全以及补充钾盐或联用保钾利尿剂患者。

3.4.3.3 临床用药注意事项

（1）ARB 扩张肾小球出球小动脉作用强于扩张肾小球入球小动脉，使肾小球滤过压下降，对于肾功能已有较为显著降低的患者，有可能加速肾功能减退，令 GFR 进一步降低，血肌酐和血钾水平升高。因此，对慢性肾脏病（CKD）4 期或 5 期患者，ARB 初始剂量减半并严密监测血钾、血肌酐水平及 GFR 的变化。血肌酐水平≥265μmol/L（3mg/dl）者或高钾血症（>5.5mmol/L）慎用 ARB。

（2）单侧肾动脉狭窄患者使用 ARB 应注意患侧及健侧肾功能变化。

（3）急性冠脉综合征（acute coronary syndrome，ACS）或心力衰竭患者先从小剂量 ARB 起始（约常规剂量的 1/2），避免首过低血压反应，逐渐增加至患者能够耐受的靶剂量。

（4）避免使用 ARB+ACEI，尤其是 ARB+ACEI+ 醛固酮受体拮抗剂（螺内酯），易引起肾脏损害和高钾血症。

（5）ARB 致咳嗽的发生率远低于 ACEI，但仍有极少数患者出现咳嗽。

3.4.4 单药应用与联合治疗方案推荐

（1）常规剂量 ARB 可使 1～2 级高血压患者的血压平均下降 10/5mmHg，降血压效果与 ACEI、CCB、β 受体拮抗剂及利尿剂相当；剂量翻倍，血压进一步下降 30% 左右。基础血压越高，ARB 降血压幅度越大。因此，对于 1 级中青年高血压，尤其是 ARB 强适应证人群，可优先选用单剂量 ARB；4 周后血压不达标者，可增加至足剂量或联合利尿剂或 CCB 或 β 受体拮抗剂。

（2）对于 2 级以上高血压患者，初始联合治疗（ARB+ 利尿剂或 ARB+CCB）4 周后血压仍不达标者，可增加 ARB、CCB 或利尿剂的用量，或三药联合如 ARB+CCB+ 利尿剂，4 周后血压仍未达标，应通过 24 小时血压监测或家庭自测血压，排除白大衣效应，确认血压未达标者，可加用 β 受体拮抗剂或 α 受体拮抗剂或醛固酮受体拮抗剂（螺内酯）。

（3）ARB+ 利尿剂或 ARB+CCB 均是各国高血压指南推荐的优化联合方案，因为双药降血压机制不同，互补性强，ARB 可减少噻嗪类利尿剂所致的 RAAS 激活和低血钾等不良反应，利尿剂减少 ARB 扩血管时由于肾脏压力利钠机制减弱而引起的水钠潴留，增强 ARB 疗效。同样，ARB 也可抑制二氢吡啶类 CCB 引起的 RAAS 激活和下肢水肿等不良反应。二者联合降血压效果增强，不良反应减少。

（4）降血压治疗的核心方式是 24 小时降血压达标并长期达标。个体化选择降血压方案是降血压治疗的基本原则，不同降血压方案均有其适合的高血压患者。ARB+ 利尿剂适用于高盐负荷及盐敏感性高血压、老年和高龄老年高血压、高血压合并糖尿病、高血压合并心功能不全、高血压合并肥胖等患者，而 ARB+CCB 优先适用于老年高血压、高血压合并糖尿病、高血压合并冠心病、高血压合并CKD或外周血管病患者。ARB+利尿剂或ARB+CCB组成的固定复方制剂可明显提高治疗依从性和降血压达标率。避免使用ACEI+ARB联合治疗，因为ACEI+ARB有增加高钾血症和急性肾损伤的风险，且对心血管及肾脏保护无协同作用。

常用血管紧张素受体阻滞药的单药应用见表3-8，血管紧张素受体阻滞药临床应用推荐见表3-9。

表3-8 常用血管紧张素受体阻滞药的单药应用

中文药名	英文药名	达峰时间/h	半衰期/h	常用剂量
氯沙坦	losartan	3～4	6～9	50～100mg，q.d.
缬沙坦	valsartan	2	9	80～160mg，q.d.
厄贝沙坦	irbesartan	1～1.5	11～15	150～300mg，q.d.
坎地沙坦	candesartan	3～4	9	4～16mg，q.d.
替米沙坦	telmisartan	0.5～1	>20	40～80mg，q.d.
奥美沙坦	olmesartan	1～2	13	20～40mg，q.d.
依普沙坦	eprosartan	1～3	5～7	600～1 200mg，q.d.
阿利沙坦酯	alisartan	1.5～2.5	10	80～240mg，q.d.
美阿沙坦钾	azilsartan medoxomil potassium	1.5～3	11	40～80mg，q.d.
阿齐沙坦	azilsartan	1.8～2.4	13	20～40mg，q.d.

表3-9 血管紧张素受体阻滞药临床应用推荐

推荐建议	推荐等级	证据质量
高血压患者初始及维持治疗的一线药物	Ⅰ	A
高血压合并左心室肥大	Ⅰ	A
高血压合并心功能不全	Ⅰ	B
高血压合并心房颤动	Ⅱa	B
高血压合并冠心病	Ⅱa	B
高血压合并糖尿病肾病	Ⅰ	A
高血压合并微量白蛋白尿或蛋白尿	Ⅰ	A

（林金秀）

参考文献

[1] HOU F F, XIE D, ZHANG X, et al. Renoprotection of Optimal Antiproteinuric Doses (ROAD) Study: a randomized controlled study of benazepril and losartan in chronic renal insufficiency[J]. Journal of the American Society Nephrology, 2007, 18(6): 1889-1898.

[2] JULIUS S, NESBITT S, EGAN B, et al. Trial of preventing hypertension: design and 2-year progress report[J]. Hypertension, 2004, 44(2): 146-151.

[3] SAITO I, KARIO K, KUSHIRO T, et al. Rationale, study design, baseline characteristics and blood pressure at 16 weeks in the HONEST Study[J]. Hypertension research, 2013, 36(2): 177-182.

[4] SCHRADER J, LÜDERS S, KULSCHEWSKI A, et al. The ACCESS Study: evaluation of acute candesartan cilexetil therapy in stroke survivors[J]. Stroke, 2003, 34(7): 1699-1703.

[5] STUMPE K O, AGABITI-ROSEI E, ZIELINSKI T, et al. Carotid intima-media thickness and plaque volume changes following 2-year angiotensin Ⅱ-receptor blockade. The Multicentre Olmesartan atherosclerosis Regression Evaluation (MORE) study[J]. Therapeutics advances in cardiovascular disease, 2007, 1(2): 97-106.

[6] SCHRADER J, LÜDERS S, KULSCHEWSKI A, et al. Morbidity and mortality after stroke, eprosartan compared with nitrendipine for secondary prevention: principal results of a prospective randomized controlled study (MOSES)[J]. Stroke, 2005, 36(6): 1218-1226.

[7] MANN J F, SCHMIEDER R E, MCQUEEN M, et al. Renal outcomes with telmisartan, ramipril, or both, in people at high vascular risk (the ONTARGET study): a multicentre, randomised, double-blind, controlled trial[J]. Lancet, 2008, 372(9638): 547-553.

3.5 血管紧张素转换酶抑制药

3.5.1 概述

ACE 是一种非特异的酶，可使 Ang Ⅰ 转化为强效缩血管物质——AngⅡ，并催化缓激肽等肽类扩血管物质的降解，导致血压升高、交感活性增强等一系列病理生理过程。ACEI 是通过竞争性地抑制 ACE 而发挥降血压作用的一类药物，还可抑制缓激肽降解，促进 Ang1-7 生成。该类药物自 20 世纪 80 年代上市以来，大量循证医学证据均显示其对于高血压患者具有良好的靶器官保护和心血管终点事件预防作用，ACEI 以其显著的降血压作用及广泛的应用范围成为一线抗高血压药之一。

3.5.2 分类

（1）根据与 ACE 分子表面锌原子相结合的活性基团分类：根据 ACEI 与 ACE 分子表面锌原子相结合的活性基团的不同将其分为巯基（—SH）类（如卡托普利等）、羧基（—COOH）类（如依那普利等）以及磷酸基（—POO—）类（如福辛普利）。其中，羧基类 ACEI 的组织亲和力较高，而巯基类和磷酸基类 ACEI 的组织亲和力相对较低。与抑制血浆 ACE 相比，抑制不同组织（如血管、肾脏、心脏）中的 ACE，能更好地发挥 ACEI 的药理学作用和器官保护作用。

（2）根据药物药代动力学分类：根据 ACEI 代谢途径的不同分为经肝与肾双途径排泄（如福辛普利、群多普利）和经肾单途径排泄（其余 ACEI）。肾功能异常时，肾素释放增多，AngⅡ增加，后者可选择性收缩出球小动脉以维持肾小球灌注压，而 ACEI 将阻断这一过程，可能造成 GFR 下降及血肌酐水平升高。故对于肾功能异常患者具备 ACEI 适应证时，应密切观察其肾功能的动态变化。

（3）根据药物活性分类：根据 ACEI 的活性分为前体药物（如福辛普利等）和非前体药物（如卡托普利等），前体药物亲脂性相对更高，更易进入目标组织并转化为活性成分。

各类 ACEI 制剂的作用机制大致相同，故在总体上可能具有同类效应。但不同制剂与组织中 ACE 结合的亲和力不同，药代动力学特性也存在差别，可能导致药物组织浓度的明显差异和不同的临床效果。但这些差异的临床相关性尚未得到证实，对 ACEI 的选择和剂量应以临床试验结果为基础。

3.5.3 用药原则

3.5.3.1 适应证　适合于 1、2、3 级高血压，虽然高血压药物治疗的获益主要源于血压下降，但根据患者靶器官损害情况以及合并临床疾病的差异，选择不同药物进行个体化治疗可进一步保护靶器官。

ACEI主要适用于下列高血压患者：

（1）合并左心室肥大和有心肌梗死病史的患者：ACEI通过降低心室前、后负荷，抑制AngⅡ的增生作用和交感神经活性等途径逆转心肌梗死后患者的心室重塑，并可轻度逆转心肌肥厚程度和改善舒张功能。

（2）合并左心室功能不全的患者：ACEI可减轻心脏后负荷，抑制RAAS激活。临床研究显示，ACEI能够改善左心室功能异常，并降低慢性心力衰竭患者的病死率和心力衰竭复发风险。

（3）合并代谢综合征、糖尿病肾病、CKD、蛋白尿或微量白蛋白尿的患者：ACEI能够降低肾血管阻力，增加肾脏血流。临床研究证实，ACEI能够预防糖尿病患者微量白蛋白尿进展为大量蛋白尿，有效减少尿白蛋白排泄量，延缓肾脏病变的进展。

（4）合并无症状性动脉粥样硬化或周围动脉疾病或冠心病高危的患者：ACEI能够延缓动脉粥样硬化的进展，阻止血管平滑肌细胞的迁移与增生，减少炎性细胞的激活与积聚，并增加一氧化氮和前列环素的生成，拮抗Ang Ⅱ诱导的血小板凝集。

3.5.3.2　禁忌证　ACEI具有良好的耐受性，但仍可能出现罕见而危险的不良反应，其禁忌证如下：

（1）绝对禁忌证：①妊娠，ACEI可影响胚胎发育，育龄女性使用ACEI时应采取避孕措施；计划妊娠的女性应避免使用ACEI；②血管神经性水肿，ACEI可引起喉头水肿、呼吸骤停等严重不良反应，危险性大；临床一旦怀疑为血管神经性水肿，患者应终身避免使用ACEI；③双侧肾动脉狭窄，可因急性肾缺血肾小球灌注压不足而引起急性肾损伤。

（2）相对禁忌证：①血肌酐水平显著升高（>265μmol/L）；②有症状的低血压（<90mmHg）；③有妊娠可能的女性；④左心室流出道梗阻的患者。

3.5.3.3　临床用药注意事项

（1）尽量选择长效制剂以平稳降血压，同时避免使用影响降血压效果的药物，如大部分非甾体抗炎药（其中阿司匹林剂量≥300mg时)、激素等。

(2) 应用ACEI治疗前应检测血钾、血肌酐水平及估算肾小球滤过率(estimated glomerular filtration rate，eGFR)。由小剂量开始给药，在患者可耐受的前提下，逐渐上调至标准剂量。治疗2～4周后应评价疗效并复查血钾、肌酐水平及eGFR。若发现血钾水平升高(>5.5mmol/L)、eGFR降低>30%或肌酐水平升高>30%以上，应减小药物剂量并继续监测，必要时停药。

(3) 出现ACEI相关的干咳、低血压等不良反应时应积极处理，通常需要停用ACEI，避免引起患者治疗依从性下降。

(4) 若单药治疗对血压控制不佳，则应考虑加量或采用联合治疗方案，禁止ACEI与ARB联合使用。

3.5.4 单药应用与联合治疗方案推荐

(1) ACEI通过抑制ACE阻断RAAS发挥降血压作用，这类药物几乎适用于所有具备强适应证的高血压患者，降血压效果明确，具有良好的靶器官保护和心血管终点事件预防作用。

(2) ACEI对糖脂代谢无不良影响，临床研究证实其可有效减少尿白蛋白排泄量，延缓肾脏病变的进展，适用于合并糖尿病肾病、代谢综合征、CKD、蛋白尿或微量白蛋白尿的高血压患者。

(3) 联合降血压治疗可发挥协同降血压作用，并抵消或减轻不良反应。我国主要推荐应用的以ACEI为基础的优化联合治疗方案包括：①ACEI+噻嗪类利尿剂，长期使用噻嗪类利尿剂可引起血容量不足致RAAS激活，并可能出现低血钾等不良反应；联用ACEI可抑制RAAS，加强降血压效果，并避免低血钾。②ACEI+CCB，CCB可直接扩张动脉，并可反射性引起RAAS激活增加，联用ACEI可扩张动脉及静脉，并抑制RAAS作用，ACEI还可抵消CCB所产生的踝部水肿。

常用血管紧张素转换酶抑制药的单药应用见表3-10，高血压及有合并症时血管紧张素转换酶抑制药临床应用推荐见表3-11。

表3-10 常用血管紧张素转换酶抑制药的单药应用

中文药名	英文药名	达峰时间/h	半衰期/h	常用剂量
卡托普利	captopril	1～1.5	2	12.5～75mg，t.i.d.
依那普利	enalapril	1	11	5～40mg，q.d.

续表

中文药名	英文药名	达峰时间 /h	半衰期 /h	常用剂量
贝那普利	benazepril	2～4	11	5～40mg，q.d.
咪达普利	imidapril	2	8	2.5～10mg，q.d.
赖诺普利	lisinopril	6～8	12	5～40mg，q.d.
培哚普利	perindopril	2～4	30～120	4～8mg，q.d.
雷米普利	ramipril	1	13～17	2.5～10mg，q.d.
群多普利	trandolapril	1	16～24	1～4mg，q.d.
福辛普利	fosinopril	3	12	10～40mg，q.d.

表 3-11 高血压及有合并症时血管紧张素转换酶抑制药临床应用推荐

推荐建议	推荐等级	证据质量
ACEI 可以用于各类高血压患者（除非有禁忌证）	Ⅰ	B
对合并糖尿病、有微量白蛋白尿及蛋白尿或伴有 CKD 3 期［eGFR>30ml/（min·1.73m^2）］的高血压患者优先推荐使用 ACEI	Ⅰ	A
对于心脏收缩功能不全的高血压患者，在血压允许的情况下，推荐使用 ACEI	Ⅰ	A
对于射血分数保留的心脏功能不全的高血压患者，推荐使用 ACEI	Ⅱb	C
ACEI 可用于存在新发或再发心房颤动风险的患者	Ⅱa	C

注：CKD，慢性肾脏病；eGFR，估算的肾小球滤过率。

（林金秀）

参考文献

[1] MANCIA G，FAGARD R，NARKIEWICZ K，et al. 2013 ESH/ESC Guidelines for the management of arterial hypertension：the Task Force for the Management of Arterial Hypertension of the European Society of Hypertension（ESH）and of the European

Society of Cardiology (ESC)[J]. European heart journal, 2013, 34(28): 2159-2219.

[2] 中国高血压防治指南修订委员会，高血压联盟（中国），中国医疗保健国际交流促进会高血压病学分会，等．中国高血压防治指南（2024 年修订版）[J]．中华高血压杂志（中英文），2024，32（7）：603-700.

[3] HOU F F, XIE D, ZHANG X, et al. Renoprotection of Optimal Antiproteinuric Doses (ROAD) Study: a randomized controlled study of benazepril and losartan in chronic renal insufficiency [J]. Journal of American Society of Nephrology, 2007, 18(6): 1889-1898.

[4] JULIUS S, NESBITT S, EGAN B, et al. Trial of preventing hypertension: design and 2-year progress report[J]. Hypertension, 2004, 44(2): 146-151.

[5] SAITO I, KARIO K, KUSHIRO T, et al. Rationale, study design, baseline characteristics and blood pressure at 16 weeks in the HONEST Study[J]. Hypertension research, 2013, 36(2): 177-182.

[6] SCHRADER J, LÜDERS S, KULSCHEWSKI A, et al. The ACCESS study: evaluation of acute candesartan cilexetil therapy in stroke survivors[J]. Stroke, 2003, 34(7): 1699-1703.

[7] STUMPE K O, AGABITI-ROSEI E, ZIELINSKI T, et al. Carotid intima-media thickness and plaque volume changes following 2-year angiotensin Ⅱ-receptor blockade. The Multicentre Olmesartan atherosclerosis Regression Evaluation (MORE) study [J]. Therapeutic advances in cardiovascular disease, 2007, 1(2): 97-106.

[8] SCHRADER J, LÜDERS S, KULSCHEWSKI A, et al. Morbidity and mortality after stroke, eprosartan compared with nitrendipine for secondary prevention: principal results of a prospective randomized controlled study (MOSES)[J]. Stroke, 2005, 36(6): 1218-1226.

[9] MANN J F, SCHMIEDER R E, MCQUEEN M, et al. Renal outcomes with telmisartan, ramipril, or both, in people at high vascular risk (the ONTARGET study): a multicentre, randomised, double-blind, controlled trial[J]. Lancet, 2008,

372(9638): 547-553.
[10] KITTLESON M M, PANJRATH G S, AMANCHERLA K, et al. 2023 ACC expert consensus decision pathway on management of heart failure with preserved ejection fraction: a report of the American College of Cardiology Solution Set Oversight Committee[J]. Journal of American College of Cardiology, 2023, 81(18): 1835-1878.
[11] HAN M, ZHANG Y, SUN S J, et al. Renin-angiotensin system inhibitors prevent the recurrence of atrial fibrillation: a meta-analysis of randomized controlled trials[J]. Journal of cardiovascular pharmacology, 2013, 62(4): 405-415.

3.6 血管紧张素受体 - 脑啡肽酶抑制剂

3.6.1 概述

血管紧张素受体 - 脑啡肽酶抑制剂(ARNI)是一种同时作用于肾素 - 血管紧张素 - 醛固酮系统(RAAS)和利尿钠肽系统的新型抗高血压药。沙库巴曲缬沙坦是全球首个上市的ARNI，2017年在中国以治疗射血分数降低的心力衰竭(heart failure with reduced ejection fraction, HFrEF)适应证上市。2021年6月在中国获批治疗高血压的适应证。沙库巴曲缬沙坦是由脑啡肽酶抑制剂沙库巴曲和ARB缬沙坦按一定摩尔比组成的新型单一共晶体化合物，其中沙库巴曲(AHU377)是一种前体药物，进入体内后经酯酶代谢成为活性产物LBQ657，并抑制脑啡肽酶的活性，脑啡肽酶有多种底物，包括利尿钠肽和血管紧张素Ⅱ。因此，抑制脑啡肽酶既可提高体内具有降血压和器官保护作用的利尿钠肽水平，但同时也升高了血管紧张素Ⅱ水平，激活RAAS，沙库巴曲缬沙坦共晶体的另一成分缬沙坦则可有效抵消RAAS激活所带来的不利影响。瑞士某制药公司的沙库巴曲缬沙坦为2.5个结晶水的晶型，国产沙库巴曲缬沙坦为3个结晶水的晶型，可增加药物的稳定性，对药物的储存、运输和长期应用带来便利。

3.6.2 分类

目前全球第一个ARNI沙库巴曲缬沙坦已在我国获批

HFrEF 和高血压的适应证，其仿制品也于 2023 年 8 月获批 HFrEF 和高血压的适应证。另一个 ARNI 沙库巴曲阿利沙坦钙已在我国完成了Ⅱ期和Ⅲ期临床试验。已经发表的Ⅱ期临床试验结果显示，沙库巴曲阿利沙坦钙 480mg 与安慰剂比较可明显降低诊室收缩压及白天和夜间的收缩压和舒张压，且安全性良好。目前沙库巴曲阿利沙坦钙已获得国家药品监督管理局批准上市，适应证为轻、中度原发性高血压。

3.6.3 用药原则

3.6.3.1 适应证 沙库巴曲缬沙坦可用于 1～3 级原发性高血压患者的降血压治疗，优先推荐用于高血压合并心力衰竭、高血压合并左心室肥大、老年高血压、高血压合并慢性肾脏病（CKD 1～3 期）、难治性高血压、盐敏感性高血压及夜间高血压的患者等。

（1）高血压合并心力衰竭：来自 PARADIGM-HF 的结果显示，在标准的 HFrEF 治疗的基础上，ARNI 沙库巴曲缬沙坦（钠）与 ACEI 依那普利比较，能进一步降低 HFrEF 患者的心血管病死亡、心力衰竭住院的风险，对于 HFrEF 合并高血压的患者，可进一步显著降低血压。PARAGON-HF、EVALUATE-HF 和 PROVE-HF 研究也进一步证实，沙库巴曲缬沙坦可抑制心肌纤维化、改善和逆转 HFrEF 患者的心脏重构。ARNI 可降低高血压患者的左心室质量指数，也适用于高血压合并左心室肥大的患者。

（2）老年高血压：PARAMETER 研究对于 60 岁以上的单纯收缩期高血压患者，沙库巴曲缬沙坦 400mg 与奥美沙坦 40mg 相比，沙库巴曲缬沙坦组中心动脉收缩压进一步降低了 3.7mmHg（P=0.01），中心动脉压进一步降低了 2.4mmHg（P=0.012），平均 24 小时动态肱动脉收缩压和主动脉中心收缩压分别降低了 4.1mmHg 和 3.6mmHg（P<0.001），并可改善夜间血压。一项纳入 5 项临床研究的荟萃分析显示，沙库巴曲缬沙坦较 ARB 可进一步降低老年高血压患者的血压。《中国老年高血压管理指南 2023》推荐，ARNI 可作为老年高血压患者的起始和维持治疗。

（3）高血压合并 CKD：英国心肾保护Ⅲ（UK-HARP-Ⅲ）研究在 414 例慢性肾脏病（CKD）患者［$20ml/(min \cdot 1.73m^2) \leqslant eGFR \leqslant 60ml/(min \cdot 1.73m^2)$］中的研究结果显示，沙库巴曲

缬沙坦降低尿白蛋白/肌酐（UACR）水平与厄贝沙坦类似，并可显著降低血压及肌钙蛋白 I 和 NT-proBNP 的水平。在 PARADIGM-HF 研究和 PARAGON-HF 研究的 CKD 亚组分析中，与 RASI 相比，沙库巴曲缬沙坦可降低 CKD 合并高血压患者的血压水平和肾脏复合终点事件的风险，延缓 eGFR 下降。2021 年 12 月国内发布了《沙库巴曲缬沙坦在慢性肾脏病患者中应用的中国专家共识》，推荐 ARNI 可用于伴有高血压的非透析 CKD 患者的治疗。

（4）难治性高血压：一项单中心为期 12 周的研究显示，18 名接受血液透析治疗并合并难治性高血压患者，接受沙库巴曲缬沙坦 100～200mg 治疗后血压较治疗前明显降低，平均坐位收缩压和舒张压较基线分别降低了 20.7mmHg 和 8.3mmHg，并改善了心肌重构和生活质量。另一项对 PARAGON-HF 研究事后分析发现，沙库巴曲缬沙坦较缬沙坦可进一步降低射血分数保留心力衰竭合并难治性高血压患者的血压水平，并提高血压达标率。国内一项多中心前瞻性研究显示，66 例难治性高血压患者接受为期 8 周的沙库巴曲缬沙坦治疗后，诊室血压和动态血压均有明显降低。

（5）其他特殊类型高血压：有研究显示沙库巴曲缬沙坦对盐敏感性高血压患者具有明显的排钠利尿及降低 NT-proBNP 水平作用，可用于盐敏感性高血压的治疗。对于肥胖的高血压患者，沙库巴曲缬沙坦降血压效果明显优于氨氯地平，并可提高胰岛素敏感性，增加腹部皮下脂肪组织的脂质动员。另外，沙库巴曲缬沙坦与安慰剂对比可以降低夜间血压。

3.6.3.2 *临床用药注意事项* 妊娠高血压、双侧肾动脉狭窄、严重高钾血症、血管神经性水肿者禁用，严重肝功能受损慎用。与 ACEI 合用可增加发生血管神经性水肿的风险，故禁止合用。如果从 ACEI 转换成本药，必须在停止 ACEI 至少 36 小时之后才可使用本药。对于肾功能不全者应密切监测血肌酐和血钾水平，当血肌酐水平升高>30% 或血钾水平>5.5mmol/L 时需慎用或停药。

使用方法：沙库巴曲缬沙坦常规用量为 200mg，每日 1 次口服，对于血压不能达标者或难治性高血压患者可增至 300～400mg/d。高龄老年人、伴有射血分数降低的心力衰竭患者、合并 CKD3～4 期的患者可从低剂量 50～100mg/d 开始，逐渐增加至患者可耐受的剂量。不良反应：可见低血压、高钾血症，偶见血管神经性水肿。

3.6.4 单药应用与联合治疗方案推荐

当使用常规剂量的沙库巴曲缬沙坦（200mg/d）血压不达标时，建议优先联合 CCB 或与利尿剂、β 受体拮抗剂联合应用。不建议 ARNI 与 ACEI 或 ARB 或肾素抑制剂联合应用，与保钾利尿剂联合应用时注意监测血钾水平。

血管紧张素受体 - 脑啡肽酶抑制剂的单药应用和沙库巴曲缬沙坦的临床应用推荐分别见表 3-12 和表 3-13。

表 3-12 血管紧张素受体 - 脑啡肽酶抑制剂的单药应用

中文药名	英文药名	达峰时间 /h	半衰期 /h	常用剂量
沙库巴曲缬沙坦钠片	sacubitril valsartan sodium tablets	沙库巴曲：0.5 LBQ657：2 缬沙坦：1.5	沙库巴曲：1.43 LBQ657：11.48 缬沙坦：9.9	200～400mg，q.d.
沙库巴曲阿利沙坦钙片	sacubitril allisartan calcium tablets	沙库巴曲：1 LBQ657：2.7 阿利沙坦：2.5	沙库巴曲：1.2 LBQ657：12.2 阿利沙坦：13.6	240～480mg，q.d.

表 3-13 沙库巴曲缬沙坦临床应用推荐

推荐建议	推荐等级	证据质量
原发性高血压的初始及维持治疗	Ⅰ	A
高血压合并心力衰竭	Ⅰ	A
老年高血压	Ⅰ	B
高血压合并 CKD	Ⅰ	A
难治性高血压	Ⅰ	B
盐敏感性高血压	Ⅱa	B
高血压合并肥胖	Ⅱa	C
夜间高血压	Ⅱa	B

（刘 蔚）

参考文献

[1] GU J, NOE A, CHANDRA P, et al. Pharmacokinetics and pharmacodynamics of LCZ696, a novel dual-acting angiotensin receptor-neprilysin inhibitor(ARNi)[J]. Journal of clinical pharmacology, 2010, 50(4): 401-414.

[2] ZHANG J, ZHANG W, YAN J, et al. Efficacy and safety of sacubitril/allisartan for the treatment of primary hypertension: a phase 2 randomized, double-blind study[J]. Hypertension research, 2023, 46(8): 2024-2032.

[3] KARIO K, SUN N L, CHIANG F T, et al. Efficacy and safety of LCZ696, a first-in-class angiotensin receptor neprilysin inhibitor, in Asian patients with hypertension: a randomized, double-blind, placebo-controlled study [J]. Hypertension, 2014, 63(4): 698-705.

[4] HUO Y, LI W M, WEBB R, et al. Efficacy and safety of sacubitril/valsartan compared with olmesartan in Asian patients with essential hypertension: a randomized, double-blind, 8-week study[J]. Journal of clinical hypertension, 2019, 21(1): 67-76.

[5] RUILOPE L M, DUKAT A, BOHM M, et al. Blood-pressure reduction with LCZ696, a novel dual-acting inhibitor of the angiotensin Ⅱ receptor and neprilysin: a randomised, double-blind, placebo-controlled, active comparator study [J]. Lancet, 2010, 375(9722): 1255-1266.

[6] IZZO J L, ZAPPE D H, JIA Y, et al. Efficacy and safety of crystalline valsartan/sacubitril(LCZ696) compared with placebo and combinations of free valsartan and sacubitril in patients with systolic hypertension: The RATIO study [J]. Journal of cardiovascular pharmacology, 2017, 69(6): 374-381.

[7] SUPASYNDH O, SUN N L, KARIO K, et al. Long-term(52-week) safety and efficacy of sacubitril/valsartan in Asian patients with hypertension [J]. Hypertension research, 2017, 40(5): 472-476.

[8] CHEUNG D G, AIZENBERG D, GORBUNOV V, et al. Efficacy and safety of sacubitril/valsartan in patients with essential hypertension uncontrolled by olmesartan: a

randomized, double-blind, 8-week study [J]. Journal of clinical hypertension, 2018, 20(1): 150-158.

[9] 孙宁玲，王鸿懿，喜杨. 沙库巴曲缬沙坦对比血管紧张素受体阻滞药治疗原发性高血压的疗效：网状荟萃分析[J]. 中华高血压杂志，2021，29(8)：748-756.

[10] KARIO K, TAMAKI Y, OKINO N, et al. LCZ696, a first-in-class angiotensin receptor-neprilysin inhibitor: the first clinical experience in patients with severe hypertension [J]. Journal of clinical hypertension, 2016, 18(4): 308-314.

[11] BÖHM M, YOUNG R, JHUND P S, et al. Systolic blood pressure, cardiovascular outcomes and efficacy and safety of sacubitril/valsartan (LCZ696) in patients with chronic heart failure and reduced ejection fraction: results from PARADIGM-HF [J]. European heart journal, 2017, 38(15): 1132-1143.

[12] MCMURRAY J J V, PACKER M, DESAI A S, et al. Dual angiotensin receptor and neprilysin inhibition as an alternative to angiotensin-converting enzyme inhibition in patients with chronic systolic heart failure: rationale for and design of the Prospective comparison of ARNI with ACEI to Determine Impact on Global Mortality and morbidity in Heart Failure trial (PARADIGM-HF) [J]. European journal of heart failure, 2013, 15(9): 1062-1073.

[13] SOLOMON S D, MCMURRAY J J V, ANAND I S, et al. Angiotensin-neprilysin inhibition in heart failure with preserved ejection fraction [J]. The New England journal of medicine, 2019, 381(17): 1609-1620.

[14] MYHRE P L, CLAGGETT B L, SHAH A M, et al. Changes in cardiac biomarkers in association with alterations in cardiac structure and function, and health status in heart failure with reduced ejection fraction: the EVALUATE-HF trial [J]. European journal of heart failure, 2022, 24(7): 1200-1208.

[15] JANUZZI J L JR, PRESCOTT M F, BUTLER J, et al. Association of change in n-terminal pro-b-type natriuretic peptide following initiation of sacubitril-valsartan treatment with cardiac structure and function in patients with heart failure with reduced ejection fraction [J]. JAMA, 2019, 322(11): 1085-1095.

[16] SCHMIEDER R E, WAGNER F, MAYR M, et al. The effect of

sacubitril/valsartan compared to olmesartan on cardiovascular remodelling in subjects with essential hypertension: the results of a randomized, double-blind, active-controlled study [J]. European heart journal, 2017, 38(44): 3308-3317.

[17] WILLIAMS B, COCKCROFT J R, KARIO K, et al. Effects of sacubitril/valsartan versus olmesartan on central hemodynamics in the elderly with systolic hypertension: the parameter study [J]. Hypertension, 2017, 69(3): 411-420.

[18] DE VECCHIS R, SORECA S, ARIANO C. Anti-hypertensive effect of sacubitril/valsartan: a meta-analysis of randomized controlled trials [J]. Cardiology research, 2019, 10(1): 24-33.

[19] 中国老年医学学会高血压分会，北京高血压防治协会，国家老年疾病临床医学研究中心，等. 中国老年高血压管理指南2023[J]. 中华高血压杂志，2023，31(6): 508-538.

[20] HAYNES R, JUDGE P K, STAPLIN N, et al. Effects of sacubitril/valsartan versus irbesartan in patients with chronic kidney disease [J]. Circulation, 2018, 138(15): 1505-1514.

[21] DAMMAN K, GORI M, CLAGGETT B, et al. Renal effects and associated outcomes during angiotensin-neprilysin inhibition in heart failure [J]. JACC Heart Failure, 2018, 6(6): 489-498.

[22] MC CAUSLAND F R, LEFKOWITZ M P, CLAGGETT B, et al. Angiotensin-neprilysin inhibition and renal outcomes in heart failure with preserved ejection fraction [J]. Circulation, 2020, 142(13): 1236-1245.

[23] GAN L Y, LYU X X, YANG X D, et al. Application of angiotensin receptor-neprilysin inhibitor in chronic kidney disease patients: Chinese expert consensus [J]. Frontiers in medicine, 2022, 9: 877237.

[24] WANG B, WANG G H, DING X X, et al.Effects of sacubitril/valsartan on resistant hypertension and myocardial work in hemodialysis patients [J]. Journal of clinical hypertension, 2022, 24(3): 300-308.

[25] JACKSON A M, JHUND P S, ANAND I S, et al. Sacubitril-valsartan as a treatment for apparent resistant hypertension in patients with heart failure and preserved ejection fraction [J]. European heart journal, 2021, 42(36): 3741-3752.

[26] LI W J, GONG M H, YU Q, et al. Efficacy of angiotensin receptor neprilysin inhibitor in Asian patients with refractory hypertension[J]. Journal of clinical hypertension, 2022, 24(4): 449-456.

[27] WANG T D, TAN R S, LEE H Y, et al. Effects of sacubitril/valsartan (LCZ696) on natriuresis, diuresis, blood pressures, and nt-probnp in salt-sensitive hypertension [J]. Hypertension, 2017, 69(1): 32-41.

[28] 中华医学会心血管病学分会，中华心血管病杂志编辑委员会. 盐敏感性高血压管理的中国专家共识[J]. 中华心血管病杂志，2023，51(4): 364-376.

[29] JORDAN J, STINKENS R, JAX T, et al. Improved insulin sensitivity with angiotensin receptor neprilysin inhibition in individuals with obesity and hypertension [J]. Clinical Pharmacology and therapeutics, 2017, 101(2): 254-263.

[30] 中国高血压联盟《夜间高血压管理中国专家共识》委员会. 夜间高血压管理中国专家共识[J]. 中华高血压杂志，2023，31(7): 610-618.

[31] 中国医疗保健国际交流促进会高血压分会，中国医师协会心血管分会，中国高血压联盟，等. 沙库巴曲缬沙坦在高血压患者临床应用的中国专家建议[J]. 中华高血压杂志，2021，29(2): 108-114.

3.7 其他抗高血压药(单药)

3.7.1 α受体拮抗剂

α受体拮抗剂是指可以选择性地与α受体结合，阻滞相应的神经递质及药物与α受体结合，从而产生抗肾上腺素的作用的药物。

α受体为传出神经系统的受体，根据其作用特性与分布不同分为两个亚型：α_1、α_2。目前抗高血压药主要作用于α_1受体。

选择性阻断α_1受体能扩张小动脉及小静脉血管平滑肌，降低外周阻力，使血压下降，对肾血流无影响。降血压初期伴反射性心率加快，血浆肾素活性增加，长期用药心排出量、心率及血浆肾素活性可恢复正常。持续用药可引起水钠潴留。本类药物能降低血浆甘油三酯、总胆固醇和低密度脂蛋白胆固醇（low-density lipoprotein cholesterol，LDL-C），增加高密度脂蛋白胆固醇（high-density lipoprotein cholesterol，HDL-C），对伴有高血脂的高血压患者更有益。

3.7.1.1　分类　根据药物作用持续时间的不同，可将 α 受体拮抗剂分为两类：一类是竞争性抑制儿茶酚胺与 α 受体结合，因结合不甚牢固，起效快而维持作用时间短，称为短效 α 受体拮抗剂，又称竞争性 α 受体拮抗剂，常用的有酚妥拉明和妥拉唑啉；另一类则与 α 受体以共价键结合，结合牢固，具有受体拮抗作用强、作用时间长等特点称为长效类 α 受体拮抗剂，又称非竞争型 α 受体拮抗剂，如酚苄明和哌唑嗪（prazosin）、特拉唑嗪（terazosin）、多沙唑嗪（doxazosin）、乌拉地尔（urapidil）。目前用于口服降血压治疗的药物以 α_1 受体拮抗剂为主，该类药物选择性阻断血液循环或中枢神经系统释放的儿茶酚胺与突触后 α_1 受体相结合，通过扩张血管产生降血压效应。其中，乌拉地尔（URA）具有阻滞血管突触后 α_1 受体、对抗儿茶酚胺的直接缩血管作用，同时兼具兴奋中枢 5- 羟色胺能神经元抑制交感神经的作用，可双重抑制中枢与外周交感神经活动，降血压效果更加显著。

3.7.1.2　用药原则　哌唑嗪是第一个人工合成的外周 α_1 受体拮抗剂，对 α_1 受体的亲和力较对 α_2 受体大 1 000 倍。口服易吸收，首过效应消除明显，生物利用度约为 60%。口服后 1～2 小时血药浓度达峰值，$t_{1/2}$ 为 2～3 小时，但降血压作用可维持 10 小时。血浆蛋白结合率约为 97%，主要在肝脏代谢，仅少量以原型经肾排出。哌唑嗪的降血压作用中等偏强，可选择性阻断突触后 α_1 受体，降低外周阻力，减少回心血量。因不影响突触前膜 α_2 受体对肾上腺素的释放的负反馈调节，在降血压的同时，不引起心率加快及肾素分泌增加。适用于轻、中度高血压，与利尿剂或 β 受体拮抗剂合用可增强疗效，对高血压伴肾功能不全者更为适用。常见不良反应有眩晕、乏力、口干等，一般不影响用药。部分患者首次给药后 0.5～1 小时可出现直立性低血压、眩晕、出汗、心悸等，称“首剂现象”，将首次剂量减为 0.5mg，并于睡前服用可避免发生。

特拉唑嗪和多沙唑嗪的作用、应用及不良反应均类似于哌唑嗪，可用于轻、中度高血压。两药特点为 $t_{1/2}$ 更长，分别为 12 小时、22 小时，每日给药一次即可。多沙唑嗪较特拉唑嗪脂溶性差，与 α_1 受体的亲和力仅为哌唑嗪的 1/2 或更少，特拉唑嗪血压下降缓和，作用时间长，直立性低血压发生较少，通常可维持 24 小时持续降血压，多沙唑嗪控释片剂型发生低血压反应较少，更给予推荐。

乌拉地尔为新型选择性 α_1 受体拮抗剂。除阻断外周突触后膜 α_1 受体外，还可激动中枢 5-HT_{1A} 受体，降低延髓心血管调节中枢的交感反馈调节，从而降低外周阻力，使血压下降，乌拉地尔具有中枢外周双重降血压机制，且其具有自限性降血压效应，使用较大剂量不会出现严重低血压，同时直立性低血压发生较少。

目前乌拉地尔有静脉用药治疗高血压急症及急性左心衰竭，也有口服的缓释片和胶囊，其副作用低于其他的 α 受体拮抗剂，且在控制血压方面发挥了良好的作用。

尽管 α 受体拮抗剂没作为高血压治疗的首选药，但临床应用仍广泛，目前更适用于高血压伴前列腺增生患者，难治性高血压患者，以及用于原发性醛固酮增多症诊断时的药物洗脱用药。开始给药应在入睡前，以预防直立性低血压的发生，使用中注意测量坐、立位血压，多沙唑嗪控释片和乌拉地尔缓释胶囊及片剂的直立性低血压的副作用较少，有利于患者的应用，因此对需要使用 α 受体拮抗剂患者，为了防止直立性低血压，推荐使用多沙唑嗪控释片和乌拉地尔缓释胶囊及片剂。直立性低血压和心力衰竭者慎用。

α 受体拮抗剂的单药应用见表 3-14。

表 3-14 α 受体拮抗剂的单药应用

中文药名	英文药名	达峰时间 /h	半衰期 /h	常用剂量
特拉唑嗪	terazosin	1	12	1～5mg，q.d.
多沙唑嗪	doxazosin	2～3	19～22	1～8mg，q.d. 或 b.i.d.
多沙唑嗪控释制剂	doxazosin XR	8～9	22	4～8mg，q.d.
哌唑嗪	prazosin	1～3	2～3	6～15mg，q.d.
乌拉地尔缓释制剂	urapidil SR	3.6	3.8	30～60mg，b.i.d.

（卢新政）

参考文献

[1] DELL'OMO G, PENNO G, DEL PRATO S, et al. Doxazosin in metabolically complicated hypertension[J]. Expert review of cardiovascular therapy, 2007, 5(6): 1027-1035.

[2] DE MEY C. Alpha(1)-blockers for BPH: are there differences? [J]European urology, 1999; 36 Suppl 3: 52-63.

[3] NASH D T. Alpha-adrenergic blockers: mechanism of action, blood pressure control, and effects of lipoprotein metabolism[J]. Clinical cardiology, 1990, 13(11): 764-772.

[4] ZUSMAN R M. The role of alpha 1-blockers in combination therapy for hypertension[J]. International journal of clinical practice, 2000, 54(1): 36-40.

[5] 郭冀珍. β受体阻滞剂及/或α受体阻滞剂在治疗高血压中的地位[J]. 心脑血管病防治, 2006, 6(5): 275-277.

3.7.2 中枢性抗高血压药

交感神经系统在高血压发病中具有重要作用。在高血压中枢调节过程中，压力感受器发放的冲动投射至延髓腹外侧核、孤束核，通过调节交感神经传出冲动而调节血压。最新研究发现，α_2受体主要存在于孤束核与蓝斑核，腹外侧核主要是咪唑啉I_1受体，刺激该受体不仅引起交感神经传出活动下降，也有排水排钠利尿作用，并协同降血压。通常将作用于这两类受体的中枢交感神经系统抗高血压药称为中枢性抗高血压药。

3.7.2.1 分类

（1）根据作用中枢不同受体分类：根据作用中枢受体不同，将中枢性抗高血压药分为α_2受体激动剂、咪唑啉I_1受体激动剂。

1）α_2受体激动剂：在体内α_2受体主要分布于延髓心血管中枢、孤束核、迷走核及外周交感神经末梢突触前膜和突触后膜。中枢α_2受体兴奋产生下列四种效应：①交感神经发放冲动减少，心率减慢，血管平滑肌舒张；②机体出现嗜睡状态；③唾液分泌减少；④生长激素分泌增加。代表性药物包括可乐定、甲基多巴，其他包括胍法辛、胍那苄。

2）咪唑啉I_1受体激动剂：咪唑啉I_1受体主要分布于脑干

腹前外侧、海马、下丘脑、纹状体等处，且位于神经元质膜上。I_1 受体兴奋后，抑制外周交感神经，导致外周血管舒张，排钠排水，发挥降血压作用。代表药物包括利美尼定、莫索尼定。

（2）根据药代动力学和药效动力学分类：根据中枢性抗高血压药在体内的药代动力学和药效动力学特点分类如下：

1）第一代中枢性抗高血压药（非选择性）：作用于 α 肾上腺素受体。以可乐定为例，主要用于治疗中、重度高血压，生物利用率低，为 40%～60% 以原型药通过尿液排泄。

2）第二代中枢性抗高血压药（选择性）：作用于咪唑啉 I_1 受体。以利美尼定为例，近来发现其对咪唑啉 I_1 受体的选择性较 α_2 受体大 2.5 倍。

此外，中枢神经递质抑制剂如利血平适用于轻、中度高血压病。口服、肌内注射或静脉注射也可用于高血压危象，优点是降血压作用比较缓和。由于不良反应多，已很少单用。

3.7.2.2　用药原则

（1）适应证

1）第一代中枢性抗高血压药（如可乐定）：很少作为一线用药，通常与其他抗高血压药联用。主要用于中、重度高血压，也用于偏头痛、严重痛经、绝经后高血压和青光眼患者，亦可用于高血压急症以及阿片瘾时的快速戒除。目前，国内有可乐定透皮贴片，用于治疗儿童多动症。

2）第二代中枢性抗高血压药（如利美尼定）：与其他药物联用作为一线抗高血压药，也可用于顽固性高血压治疗。该药对心脏血流动力学的影响较小，可用于治疗吗啡成瘾后的戒断症状。

（2）不良反应

1）第一代中枢性抗高血压药主要作用于 α_2 肾上腺素受体如甲基多巴，常见不良反应包括：①水钠潴留所致的下肢水肿、乏力、口干、头痛，以初始或增量时明显，临床相对多见；②药物热、嗜酸性细胞增多、肝功能异常，可能属免疫性或过敏性；精神改变如抑郁、焦虑、梦呓、失眠等，性功能降低、腹泻、乳房增大、恶心、呕吐、晕倒等；③其他：包括肝损伤、溶血性贫血、白细胞或血小板减少、帕金森病样表现。

2）第二代中枢性抗高血压药主要选择性作用于咪唑啉 I_1 受体，避免了兴奋 α 肾上腺素受体引起的不良反应，因此不良反应少而轻微，偶有口干、乏力、胃痛、心悸、头晕、失眠等。极少产生胃肠道不适，个别患者出现皮肤过敏反应。

利血平：鼻塞、腹泻、心动过缓、乏力、嗜睡、胃酸分泌增加等副交感神经相对占优势的症状，偶见精神抑郁。有精神抑郁、消化性溃疡者禁用。

（3）注意事项和用法用量

1）第一代中枢性抗高血压药：如可乐定。在以下患者中慎用：①脑血管病患者；②冠状动脉供血不足患者；③近期心肌梗死患者；④窦房结或房室结功能低下患者；⑤雷诺病患者；⑥血栓闭塞性脉管炎患者；⑦有精神抑郁史者；⑧慢性肾功能障碍者，其血浆半衰期达40小时。用法用量：口服给药剂量为0.6mg/次，2.4mg/d。轻、中度高血压患者：开始0.075～0.1mg/次，2次/d；隔2～4天后可按需每天递增0.075～0.2mg，维持量为0.075～0.2mg/次，2～4次/d。严重高血压需紧急治疗时：开始剂量为0.2mg，以后每小时0.1mg，直至舒张压控制或用药总量达0.7mg时可用维持量。

2）第二代中枢性抗高血压药：莫索尼定和利美尼定均作用于咪唑啉受体，临床研究证实，口服利美尼定1mg的降血压作用持续12小时左右，剂量增至2mg后降血压效果可维持16小时左右，剂量增加到3mg后时间延长至20小时左右，提示在安全浓度范围内，降血压效果与剂量呈正相关。用药后极少出现直立性低血压，头晕、恶心的症状也较少见。利美尼定常规用量为1mg/d或1mg/2d，稳定用药4～6周后逐渐减量至低剂量维持。莫索尼定与利美尼定疗效相似，另有研究表明服用莫索尼定6个月，左心室肥大逆转率为75%左右。

常用中枢性抗高血压药的单药应用见表3-15。

表3-15 常用中枢性抗高血压药的单药应用

中文药名	英文药名	达峰时间/h	半衰期/h	常用剂量
可乐定	clonidine	3～5	12～16	0.075～0.1mg，b.i.d
甲基多巴	methyldopa	4～6	1.7	250mg，t.i.d.
利美尼定	rilmenidine	1.5～2	8	1mg，b.i.d.
莫索尼定	moxonidine	1.0	2	0.2～0.4mg，q.d.
利血平	reserpine	2～3	4.5	0.125～0.5mg，q.d.

3.7.2.3 单药应用与联合治疗方案推荐

（1）常与其他抗高血压药配合作为二、三线治疗用药。由于不良反应明显，且与剂量相关，现已少用。

（2）主要用于治疗轻、中度及难治性高血压，第二代中枢性抗高血压药克服了第一代中枢性抗高血压药的许多不良反应，对血流动力学的影响相对较小，现多与其他抗高血压药联用，作为降血压治疗的联合用药。

（3）甲基多巴被推荐作为妊娠高血压的首选抗高血压药。

高血压患者中枢性抗高血压药使用的循证推荐见表 3-16。

表 3-16 高血压患者中枢性抗高血压药临床应用推荐

临床推荐	推荐等级	证据级别
难治性高血压，应用 3 种以上抗高血压药，持续一个月以上，血压仍未达标，可加用中枢性抗高血压药	Ⅱa	C
甲基多巴可用于妊娠期血压增高患者	Ⅰ	B
莫索尼定与利美尼定有逆转左心室肥大的作用	Ⅱa	C

（卢新政）

参考文献

[1] BOUSQUET P，FELDMAN J，SCHWARTZ J. Central cardiovascular effects of alpha-adrenergic drugs：differences between catecholamines and imidazolines［J］. The journal of pharmacology and experimental therapeutics，1984，230（1）：232-236.

[2] NIKOLIC K，AGBABA D. Imidazoline antihypertensive drugs，selective I1-imdazoline receptor activation［J］. Cardiovascular theraputics，2012，30（4）：209-216.

[3] DENOLLE T，CHAMONTIN B，DOLL G，et al. Management of resistant hypertension：expert consensus statement from the French society of hypertension，an affiliate of the French Society of Cariology［J］. Journal of human hypertension，2016，30（11）：657-663.

[4] MAGEE L A，VON DADELSZEN P，SINGER J，et al. The CHIPS randomized controlled trial（control of hypertension in pregnancy study）：is severe hypertension just an elevated blood

pressure?[J]Hypertension，2016，68(5)：1153-1159.

[5] HOELTZENBEIN M，BECK E，FIETZ A K，et al. Pregnancy outcome after first trimester use of methyldopa：a prospective cohort study[J]. Hypertension，2017，70(1)：201-208.

[6] TRIMARCO B，ROSSIELO G，SARNO D，et al. Effects of one-year treatment with rilmenidine on systemic hypertension induced left ventricular hypertrophy in hypertensive patients[J]. The American journal of cardiology，1994，74(13)：36A-42A.

3.7.3 血管扩张药

血管扩张药直接舒张血管平滑肌，使外周阻力降低，血压下降。扩血管作用可分为两类：一类主要扩张小动脉，降低外周阻力；另一类对动脉、静脉均有舒张作用。由于同时扩张静脉，可对抗反射性交感神经兴奋使心输出量增加的不良反应，但可发生直立性低血压。

长期单用血管扩张药降血压有以下缺点：①可反射性兴奋交感神经，使心输出量增加，心率增快；②增加肾素及醛固酮分泌，导致水钠潴留；③久用耐药。上述因素均减弱其降血压反应，故常与利尿剂或肾上腺素受体拮抗剂合用以增强疗效，减少不良反应。

直接舒张血管平滑肌药，包括肼屈嗪、硝普钠。

(1) 肼屈嗪(hydralazine)，又称肼苯达嗪、肼肽嗪，口服吸收好，但生物利用度低(仅16%～35%)。服药1小时后血药浓度达峰值，$t_{1/2}$为2～4小时，但降血压作用可长达12小时。大部分在肠部或肝脏被乙酰化代谢，乙酰化速率受遗传因素影响，慢乙酰化者血药浓度约为快乙酰化者的2倍，使药物的治疗作用及毒性均增加。该药直接舒张小动脉平滑肌，降低外周阻力而降血压，对静脉无明显舒张作用。降血压同时引起较强的反射性交感神经兴奋作用，易产生耐药性。肼屈嗪很少单用，一般与利尿剂或β受体拮抗剂合用于中度高血压，也可静脉给药用于高血压危象。

肼屈嗪的不良反应为头痛、恶心、心悸、眩晕、低血压等，单用可产生水钠潴留；严重的不良反应有红斑狼疮综合征，也可引起溶血性贫血、类风湿关节炎等，这些自身免疫性疾病的发生机制尚不清楚，可能与肼屈嗪抑制DNA甲基化引起T细胞自身免疫反应有关。

双肼屈嗪（dihydralazine，双肼苯达嗪）和卡屈嗪（cadralazine，肼酯达嗪）的降血压作用与肼屈嗪类似，前者 $t_{1/2}$ 较肼屈嗪略长，后者不良反应较少。

（2）硝普钠（sodium nitroprusside，亚硝基铁氰化钠）属于硝基血管扩张药。在与血管内皮细胞和红细胞接触时，其分子即分解释放出一氧化氮（NO）。NO 可激活血管平滑肌细胞和血小板的鸟苷酸环化酶，使 cGMP 增加，从而扩张血管和抑制血小板聚积。硝普钠对小动脉和小静脉血管平滑肌均有舒张作用，降低外周阻力，使血压下降。降血压作用强大、迅速而短暂。硝普钠见光易分解，应新鲜配制并避光。本品不能口服，必须连续静脉滴注给药。30 秒内即可起效，2 分钟作用达峰，静脉滴注停止后 3 分钟内作用即可消失。其代谢物硫氰酸盐（SCN^-）几乎可完全从尿中排出，肾功能正常者此代谢物消除半衰期约 3 天，肾功能不良者半衰期大大延长。硝普钠主要用于治疗高血压危象，也用于治疗充血性心力衰竭和急性心肌梗死。常用于麻醉时控制性降低血压，减少术中出血。常见不良反应包括恶心、呕吐、出汗、烦躁不安、心悸和头痛，与过度降血压有关，静脉滴注停止后可迅速消失。大剂量或连续使用，特别是肾功能不良时，可因硫氰酸盐在体内蓄积而中毒，表现为疲劳、恶心、畏食、定向力丧失和精神失常等，应监测硫氰酸盐血浓度。肝肾功能不全者慎用。

（卢新政）

参考文献

[1] SHAHZAD QAMAR A，ZAMIR A，KHALID S，et al. A review on the clinical pharmacokinetics of hydralazine[J]. Expert opinion on drug metabolism and toxicology，2022，18（10）：707-714.

[2] BOULEBD H，KHODJA I A，BAY M V，et al. Thermodynamic and kinetic studies of the radical scavenging behavior of hydralazine and dihydralazine：theoretical insights[J]. The journal of physical chemistry.B，2020，124（20）：4123-4131.

[3] VENTURA H O. Nitroprusside and the treatment of hypertension [J]. Congestive heart failure，2011，17（1）：49.

[4] QUAST U. Potassium channel openers：pharmacological and clinical aspects[J]. Fundamental and clinical pharmacology，1992，6（7）：279-293.

3.7.4 具有降血压作用的降血糖药

3.7.4.1 概述 糖尿病和高血压常常并存，约半数糖尿病患者患有高血压。糖尿病和高血压并存时心血管疾病风险增加3～6倍，控制血压是糖尿病患者预防心血管疾病的重要举措。指南通常推荐糖尿病患者的血压控制在<130/80mmHg，但仍需结合患者具体情况个体化制定降血压目标及治疗策略。

近年来，一些新型降血糖药如钠-葡萄糖耦联转运体2（SGLT2）抑制剂、胰高血糖素样肽-1（GLP-1）受体激动剂在一系列临床试验中显示有效降低血糖的同时不增加低血糖发生率，并且显著改善了糖尿病患者的心、肾结局。在临床试验及真实世界的研究中，还显示SGLT2抑制剂及GLP-1受体激动剂可以产生一定幅度的血压下降作用。因而可以用作糖尿病合并高血压患者的辅助降血压治疗。

3.7.4.2 分类

（1）SGLT2抑制剂：SGLT2抑制剂通过抑制肾小球近曲小管对葡萄糖及钠的重吸收，导致大量葡萄糖从尿液中排出从而降低血糖。大多数化合物对SGLT2（位于肾近端小管）具有高度选择性，比对SGLT1（位于肾脏和肠道）的选择性高200～2 500倍。在治疗剂量下可使60～100g葡萄糖经尿液排泄，直接从体循环中清除葡萄糖。SGLT2抑制剂的降血压机制主要为抑制肾小球近曲小管对钠的重吸收，可以产生渗透性利尿作用并降低血压。临床研究显示，SGLT2抑制剂的降血压作用机制在使用初期主要是容量减少，而随后的交感神经系统抑制效应是血压持续下降的重要机制。具有循证医学证据的药物有达格列净、恩格列净和卡格列净。

（2）GLP-1受体激动剂：GLP-1受体激动剂是一种肠促胰岛素，可增加胰岛β细胞葡萄糖刺激的胰岛素分泌，另外刺激β细胞新生、抑制细胞凋亡，并减少α细胞的胰高血糖素分泌（显示在啮齿动物模型中）并抑制胃排空、增强骨骼肌葡萄糖的处理，改善胰岛素抵抗。其主要的降血压机制为降低血管阻力、利钠利尿、体重下降及神经内分泌激素如血管紧张素Ⅱ，心房利尿钠肽的变化等。常用的药物有利拉鲁肽、司美格鲁肽、度拉糖肽等。

（3）GIP/GLP-1双受体激动剂：能够同时激活全身多个器官的GIP受体和GLP-1受体，发挥协同作用。在胰腺，通过葡萄糖依赖的方式调节胰岛素分泌，抑制胰高血糖素分泌，改善β

细胞功能，并改善胰岛素敏感性，从而发挥显著的降血糖作用。在脂肪组织，替尔泊肽通过激活 GIP 受体促进脂肪组织储能并减少循环脂质和异位脂肪沉积，以非体重依赖的方式改善胰岛素敏感性。在中枢神经系统，替尔泊肽通过激动下丘脑中广泛分布的 GIP 受体与 GLP-1 受体抑制食欲、降低摄食量及改善食物偏好，显著减轻体重；GIP/GLP-1 受体激动剂的非体重依赖的降血压机制包括降低交感神经活性，通过改善内皮功能减轻血管阻力，以及抑制肾素 - 血管紧张素 - 醛固酮系统的活性等，目前上市的仅有替尔泊肽。

（4）二甲双胍：二甲双胍可增加周围组织对胰岛素的敏感性，增加胰岛素介导的葡萄糖利用；抑制肝糖原异生作用，降低肝糖输出；此外还可抑制肠壁细胞摄取葡萄糖，从而发挥降血糖作用。二甲双胍在一些小样本、观察性研究中可以见到血压轻微降低，可能与改善胰岛素抵抗、轻微降低体重有关，但在非糖尿病的高血压患者中开展的一项随机对照试验中，采用动态血压监测（ABPM）并未看到治疗后血压的显著变化。临床常用普通片及缓释片等不同剂型。

3.7.4.3 药物临床作用特点

（1）SGLT2 抑制剂：SGLT2 抑制剂以葡萄糖依赖性降低血糖，单独应用时很少发生低血糖反应。通常为口服制剂，每日使用一次。

（2）GLP-1 受体激动剂：GLP-1 受体激动剂葡萄糖依赖性降低血糖，单独应用时很少发生低血糖反应。通常为皮下注射制剂，包括日制剂（每日注射一次）如利拉鲁肽及周制剂（每周注射一次）如司美格鲁肽及度拉糖肽。

（3）GIP/GLP-1 双受体激动剂：已上市的替尔泊肽可促进胰岛素分泌，抑制胰高血糖素分泌，改善胰岛素敏感性；并通过抑制食欲及改善饮食偏好降低体重，单独使用很少发生低血糖反应。研究显示：在糖尿病患者中治疗 8～12 周还未达最大滴定量治疗时血压可降低 5mmHg 左右，体重可以降低 3.6～5.2kg，在肥胖患者中血压可降低 7～9mmHg，体重可以下降 6.0～9.0kg。通常以皮下注射的形式给药，每周 1 次，其起始剂量为 2.5mg，如需要进一步加强血糖控制或改善体重管理，推荐在接受当前剂量治疗至少 4 周后，继续以 2.5mg 的幅度增加剂量，最大给药剂量为 15mg。

（4）二甲双胍：二甲双胍无促进脂肪合成的作用，对正常人无明显降血糖作用，对2型糖尿病单独应用时一般不引起低血糖。

关于上述降血糖药的降血压效应，临床研究显示，应用SGLT2抑制剂可使收缩压下降2.5～5.0mmHg，舒张压下降1～2mmHg。而GLP-1受体激动剂降血压的幅度在不同药物差异较大。在DURATION-8研究总体人群中，GLP-1受体激动剂艾塞那肽与SGLT2抑制剂达格列净联合治疗使收缩压降低(4.3±0.8)mmHg，艾塞那肽单药治疗收缩压仅降低(1.2±0.8)mmHg；达格列净单药治疗收缩压仅降低(1.8±0.8)mmHg。组间比较差异显著。

3.7.4.4 用药原则

(1) 适应证及适用人群

1) SGLT2抑制剂适用于成年人2型糖尿病的高血压患者，在饮食控制和运动基础上单用或与二甲双胍及磺酰脲类药物联合应用以改善血糖控制。此外，多项临床试验证实，对于合并心血管疾病或高风险人群，SGLT2抑制剂可减少心力衰竭及再住院风险，延缓慢性肾脏病进展。

2) GLP-1受体激动剂适用于成年人2型糖尿病、肥胖的高血压患者，单用二甲双胍或磺酰脲类药物最大可耐受剂量治疗后血糖仍控制不佳者联合应用以控制血糖。此外，多项临床试验证实，对于合并动脉硬化性心血管疾病或高风险人群，GLP-1受体激动剂可以减少心血管疾病复合终点事件。GLP-1受体激动剂用法及注意事项见表3-18。

3) GIP/GLP-1双受体激动剂适用于成人2型糖尿病、肥胖的高血压患者。替尔泊肽可与二甲双胍、磺酰脲类、SGLT2抑制剂及基础胰岛素联合应用，以增强降血糖效果。联合磺酰脲类和胰岛素时需警惕低血糖风险。因作用机制重叠，不建议与其他GLP-1受体激动剂或DPP-4合用。联合用药应根据患者具体情况个体化调整，确保安全有效。多项临床试验证实，对于合并动脉硬化性心血管疾病或高风险人群，GIP/GLP-1双受体激动剂可以减少心血管疾病复合终点事件。

4) 二甲双胍适用于成年人2型糖尿病、糖尿病前期的肥胖或高血压患者，在饮食控制和运动基础上，改善血糖控制。二甲双胍用法及注意事项见表3-19。

(2) 不良反应及禁忌证：见表3-17、表3-18和表3-19。

钠-葡萄糖耦联转运体2抑制剂、胰高血糖素样肽-1受体激动剂、GIP/GLP-1双受体激动剂、二甲双胍的循证证据见表3-20。

表 3-17　钠 - 葡萄糖耦联转运体 2 抑制剂用法及注意事项

中文药名	常见规格	用药方法	不良反应	禁忌证
恩格列净	10mg/ 片	10～25mg，q.d.	低血压、泌尿及生殖系统感染、酮症酸中毒等	对本品严重过敏者；重度肾损害、终末期肾脏病或透析者禁用
卡格列净	100mg/ 片	100～300mg，q.d.	低血压、泌尿及生殖系统感染、酮症酸中毒、骨折风险增加等	对本品严重过敏者；重度肾损害、终末期肾脏病或透析者；严重肝功能受损者禁用
达格列净	10mg/ 片	5～10mg，q.d.	低血压、泌尿及生殖系统感染、酮症酸中毒等	对本品严重过敏者；重度肾损害、终末期肾脏病或透析者及活动性膀胱癌患者禁用

表 3-18　胰高血糖素样肽 -1 受体激动剂及 GIP/GLP-1 双受体激动剂用法及注意事项

中文药名	常见规格	用药方法	不良反应	禁忌证
利拉鲁肽	18mg/3ml	0.6～1.8mg，q.d.，皮下注射	胃肠道反应包括恶心、腹泻、呕吐等	对本品严重过敏者；甲状腺髓样癌（个人史及家族史）及 2 型多发内分泌肿瘤患者禁用
司美格鲁肽	1.34mg/ml，1.5ml/ 支；1.34mg/ml，3ml/ 支	0.25～1mg，每周一次，皮下注射	胃肠道反应包括恶心、腹泻、呕吐等；心率增快等	对本品严重过敏者；甲状腺髓样癌（个人史及家族史）及 2 型多发内分泌肿瘤患者禁用

续表

中文药名	常见规格	用药方法	不良反应	禁忌证
度拉糖肽	0.75mg/0.5ml 1.5mg/0.5ml	0.75～1.5mg，每周一次，皮下注射	低血糖（与胰岛素、格列美脲、二甲双胍合用时）；胃肠道反应包括恶心、腹泻、呕吐等；心率增快等	对本品严重过敏者；甲状腺髓样癌（个人史及家族史）及2型多发内分泌肿瘤患者禁用
替尔泊肽（GIP/GLP-1双受体激动剂）	（1）0.5ml：2.5mg （2）0.5ml：5mg （3）0.5ml：7.5mg （4）0.5ml：10mg	皮下注射，每周一次。初始剂量2.5mg，连续使用4周后如耐受可增至5mg，再经至少4周可逐步增至7.5/10/12.5/15mg，上限15mg/周	胃肠道反应如恶心、腹泻、食欲下降、呕吐、便秘、消化不良等	对本品成分严重过敏者；具有甲状腺髓样癌的个人病史或家族史，或2型多发性内分泌腺瘤综合征患者禁用

表 3-19　二甲双胍用法及注意事项

中文药名	常见规格	用药方法	不良反应	禁忌证
盐酸二甲双胍常释片	250mg/片 500mg/片 850mg/片	起始250～500mg，b.i.d.～t.i.d. 或起始500mg，b.i.d. 或起始850mg，q.d. 成年人最大剂量：每日2 550mg	十分常见：恶心、呕吐、腹泻、腹痛、食欲不佳 常见：味觉障碍，维生素 B_{12} 降低/缺乏症	（1）严重的肾功能衰竭[eGFR<45ml/(min·1.73m^2)]； （2）可造成组织缺氧的疾病，例如失代偿性心力衰竭、呼吸衰竭、近期发作的心肌梗死和休克

续表

中文药名	常见规格	用药方法	不良反应	禁忌证
盐酸二甲双胍缓释片	500mg/片	起始 500mg，q.d.，随晚餐服用 成年人最大剂量：每日 2 000mg，随晚餐服用	十分罕见：乳酸酸中毒	(3) 严重感染和外伤，临床有低血压和缺氧等。 (4) 已知对盐酸二甲双胍和本品中任何成分过敏的情况。 (5) 任何急性代谢性酸中毒，包括乳酸酸中毒、糖尿病酮症酸中毒。 (6) 肝功能不全、急性酒精中毒、酗酒

表 3-20 钠 - 葡萄糖耦联转运体 2 抑制剂、胰高血糖素样肽 -1 受体激动剂、GIP/GLP-1 双受体激动剂、二甲双胍临床应用推荐

推荐建议	推荐等级	证据质量
SGLT2 抑制剂适用于糖尿病及慢性肾脏病患者的治疗	I	A
SGLT2 抑制剂适用于糖尿病及心力衰竭患者的治疗	I	A
GLP1R-A 适用于糖尿病及肥胖患者	I	A
GLP1R-A 可以用于糖尿病伴冠心病患者的治疗	I	A
GIP/GLP-1 双受体激动剂可以用于糖尿病及肥胖患者的治疗	I	A
二甲双胍可以预防发生糖尿病	I	A

（刘　靖）

参考文献

[1] PERKOVIC V, JARDINE M J, NEAL B, et al. Canagliflozin and renal outcomes in type 2 diabetes and nephropathy[J]. The New of England journal of medicine, 2019, 380(24): 2295-2306.

[2] HEERSPINK H J L, STEFÁNSSON B V, CORREA-ROTTER R, et al. Dapagliflozin in Patients with Chronic Kidney Disease [J]. The New of England journal of medicine, 2020, 383(15): 1436-1446.

[3] The EMPA-KIDNEY Collaborative Group, HERRINGTON W G, STAPLIN N, et al. Empagliflozin in patients with chronic kidney disease[J]. The New of England journal of medicine, 2023, 388(2): 117-127.

[4] ZINMAN B, WANNER C, LACHIN J M, et al. EMPA-REG outcome investigators. empagliflozin, cardiovascular outcomes, and mortality in type 2 diabetes[J]. The New of England journal of medicine, 2015, 373(22): 2117-2128.

[5] NEAL B, PERKOVIC V, MAHAFFEY K W, et al. CANVAS Canagliflozin and cardiovascular and renal events in type 2 diabetes[J]. The New of England journal of medicine, 2017, 377(7): 644-657.

[6] WIVIOTT S D, RAZ I, BONACA M P, et al. Dapagliflozin and cardiovascular outcomes in type 2 diabetes[J]. The New of England journal of medicine, 2019, 380(19): 1881-1882.

[7] CANNON C P, PRATLEY R, DAGOGO-JACK S, et al. Cardiovascular outcomes with ertugliflozin in type 2 diabetes [J]. The New of England journal of medicine, 2020, 383(15): 1425-1435.

[8] MCMURRAY J J V, SOLOMON S D, INZUCCHI S E, et al.Dapagliflozin in Patients with Heart Failure and Reduced Ejection Fraction[J]. The New of England journal of medicine, 2019, 381(21): 1995-2008.

[9] SOLOMON S D, VADUGANATHAN M, CLAGGETT B L, et al. Baseline characteristics of patients with hf with mildly reduced and preserved ejection fraction: DELIVER trial[J]. JACC Heart Failure, 2022, 10(3): 184-197.

[10] PACKER M, ANKER S D, BUTLER J, et al. Cardiovascular and renal outcomes with empagliflozin in heart failure[J]. The New of England journal of medicine, 2020, 383(15): 1413-1424.

[11] DAVIES M J, BERGENSTAL R, BODE B, et al. Efficacy of liraglutide for weight loss among patients with type 2 diabetes:

the scale diabetes randomized clinical trial[J]. JAMA, 2015, 314(7): 687-699.

[12] DAVIES M, FÆRCH L, JEPPESEN O, et al. Semaglutide 2.4mg once a week in adults with overweight or obesity, and type 2 diabetes(STEP 2): a randomised, double-blind, double-dummy, placebo-controlled, phase 3 trial[J]. Lancet, 2021, 397(10278): 971-984.

[13] MARSO S P, BAERES F M M, BAIN S C, et al. Effects of liraglutide on cardiovascular outcomes in patients with diabetes with or without heart failure[J]. Journal of the American College of Cardiology, 2020, 75(10): 1128-1141.

[14] HUSAIN M, BAIN S C, JEPPESEN O K, et al. Semaglutide (SUSTAIN and PIONEER) reduces cardiovascular events in type 2 diabetes across varying cardiovascular risk[J]. Diabetes, obesity and metabolism, 2020, 22(3): 442-451.

[15] MARSO S P, DANIELS G H, BROWN-FRANDSEN K, et al. Liraglutide and cardiovascular outcomes in type 2 diabetes[J]. The New of England journal of medicine, 2016, 375(4): 311-322.

[16] MARSO S P, BAIN S C, CONSOLI A, et al. Semaglutide and cardiovascular outcomes in patients with type 2 diabetes[J]. The New of England journal of medicine, 2016, 375(19): 1834-1844.

[17] HERNANDEZ A F, GREEN J B, JANMOHAMED S, et al. Albiglutide and cardiovascular outcomes in patients with type 2 diabetes and cardiovascular disease(Harmony Outcomes): a double-blind, randomized placebo-controlled trial[J]. Lancet, 2018, 392(10157): 1519-1529.

[18] GERSTEIN H C, COLHOUN H M, DAGENAIS G R, et al. Dulaglutide and cardiovascular outcomes in type 2 diabetes (REWIND): a double-blind, randomised placebo-controlled trial [J]. Lancet, 2019, 394(10193): 121-130.

[19] GERSTEIN H C, SATTAR N, ROSENSTOCK J, et al. Cardiovascular and renal outcomes with efpeglenatide in type 2 diabetes[J]. The New England journal of medicine, 2021, 385(10): 896-907.

[20] ZHANG L H, ZHANG Y L, SHEN S A, et al. China Diabetes Prevention Program Study Group. Safety and effectiveness of

metformin plus lifestyle intervention compared with lifestyle intervention alone in preventing progression to diabetes in a Chinese population with impaired glucose regulation: a multicentre, open-label, randomised controlled trial[J]. The lancet. Diabetes and Endocrinology, 2023, 11(8): 567-577.

[21] KNOWLER W C, BARRETT-CONNOR E, FOWLER S E, et al. Reduction in the incidence of type 2 diabetes with lifestyle intervention or metformin[J]. The New England journal of medicine, 2002, 346(6): 393-403.

[22] Diabetes Prevention Program Research Group. Long-term effects of lifestyle intervention or metformin on diabetes development and microvascular complications over 15-year follow-up: the diabetes prevention program outcomes study[J]. The lancet. Diabetes and Endocrinology, 2015, 3(11): 866-875.

[23] RAMACHANDRAN A, SNEHALATHA C, MARY S, et al. The Indian Diabetes Prevention Programme shows that lifestyle modification and metformin prevent type 2 diabetes in Asian Indian subjects with impaired glucose tolerance(IDPP-1)[J]. Diabetologia, 2006, 49(2): 289-297.

[24] WEBER M B, RANJANI H, STAIMEZ L R, et al. The stepwise approach to diabetes prevention: results from the D-CLIP randomized controlled trial[J]. Diabetes Care, 2016, 39(10): 1760-1767.

[25] PALMER S C, TENDAL B, MUSTAFA R A, et al. Sodium-glucose cotransporter protein-2(SGLT-2) inhibitors and glucagon-like peptide-1(GLP-1) receptor agonists for type 2 diabetes: systematic review and network meta-analysis of randomised controlled trials[J]. British medical journal, 2021, 372: m4573.

[26] ZELNIKER T A, WIVIOTT S D, RAZ I, et al. Comparison of the effects of glucagon-like peptide receptor agonists and sodium-glucose cotransporter 2 inhibitors for prevention of major adverse cardiovascular and renal outcomes in type 2 diabetes mellitus[J]. Circulation, 2019, 139(17): 2022-2031.

[27] YE N, JARDINE M J, OSHIMA M, et al. Blood pressure effects of canagliflozin and clinical outcomes in type 2 diabetes and chronic kidney disease: insights from the CREDENCE trial[J].

Circulation, 2021, 143(8): 1735-1749.
[28] HUSSEIN H, ZACCARDI F, KHUNTI K, et al.Efficacy and tolerability of sodium-glucose co-transporter-2 inhibitors and glucagon-like peptide-1 receptor agonists: a systematic review and network meta-analysis[J]. Diabetes, obesity and metabolism, 2020, 22(7): 1035-1046.
[29] VAN RUITEN C C, SMITS M M, KOK M D, et al. Mechanisms underlying the blood pressure lowering effects of dapagliflozin, exenatide, and their combination in people with type 2 diabetes: a secondary analysis of a randomized trial[J]. Cardiovascular diabetology, 2022, 21(1): 63.
[30] MUSKIET M H A, TONNEIJCK L, SMITS M M, et al. GLP-1 and the kidney: from physiology to pharmacology and outcomes in diabetes[J]. Nature review.Nephrology, 2017, 13(10): 605-628.
[31] JÚNIOR V C, FUCHS F D, SCHAAN B D, et al. Effect of metformin on blood pressure in patients with hypertension: a randomized clinical trial[J]. Endocrine, 2019, 63(2): 252-258.
[32] FRÍAS J P, GUJA C, HARDY E, et al. Exenatide once weekly plus dapagliflozin once daily versus exenatide or dapagliflozin alone in patients with type 2 diabetes inadequately controlled with metformin monotherapy(DURATION-8): a 28 week, multicentre, double-blind, phase 3, randomised controlled trial[J]. The lancet. Diabetes and Endocrinology, 2016, 4(12): 1004-1016.
[33] HEISE T, MARI A, DEVRIES J H, et al. Effects of subcutaneoustirzepatide versus placebo or semaglutide on pancreaticislet function and insulin sensitivity in adults with type 2diabetes: a multicentre, randomised, double-blind, parallel-arm, phase 1 clinical trial[J]. Lancet DiabetesEndocrinol, 2022, 10(6): 418-429.

3.7.5 具有降血压作用的其他药物

3.7.5.1 *硝酸酯类药物* 硝酸酯类药物的临床应用已有上百年的历史，是常用的心血管药物之一。临床常用的硝酸酯类药物有3种：硝酸甘油、硝酸异山梨酯及5-单硝酸异山梨酯。

（1）药理作用：对各种平滑肌均有舒张作用，但对血管平滑肌作用最强。不同的硝酸酯类药物作用强度不同，不同剂量对血管作用的敏感性也不同。常规剂量可扩张静脉，减少回心血量，降低心脏前负荷和室壁张力；可直接扩张冠状动脉，解除冠状动脉痉挛，临床常用于心绞痛和心力衰竭的治疗。较大剂量能舒张外周阻力血管和心肌阻力血管，从而降低血压。

（2）作用机制：硝酸酯类药物在血管平滑肌与细胞内巯基结合产生一氧化氮，激活鸟苷酸环化酶，使鸟苷酸生成增加，后者促使血管平滑肌钙内流减少，导致血管舒张。

（3）临床应用：常用于心绞痛、心力衰竭及高血压急症或亚急症的治疗，对部分难治性高血压也有一定的疗效。部分老年高血压合并冠心病患者应用此类药物会出现明显的血压下降，应引起关注和重视。

3.7.5.2 ATP-敏感性钾通道开放剂 20世纪80年代初，Noma首先报道心肌细胞膜存在ATP敏感性钾通道（ATP-sensitive potassium channel，K_{ATP}通道），随后研究证实，该通道也存在于骨骼肌、平滑肌、胰岛β细胞、脑、垂体、肾脏及细胞器（线粒体）等，在体内发挥着重要的生理和病理生理作用。常用的K_{ATP}通道开放剂包括二氮嗪（diazoxide）、米诺地尔（minoxidil）、吡那地尔（pinacidil）和尼可地尔（nicorandil）。

（1）分类

1）二氮嗪（diazoxide，氯甲苯噻嗪）：为强效、速效抗高血压药。通过激活ATP敏感的K^+通道，使动脉平滑肌细胞超极化，产生平滑肌舒张作用，对静脉无明显作用。降血压时可反射性兴奋交感神经，使心率加快、心肌收缩力增强、心输出量增多，还可增加肾素分泌，抑制胰岛β细胞分泌。静脉注射用于高血压危象。一般快速静脉注射（每次300mg，5～15秒注射完），5分钟内出现明显降血压作用，持续6～8小时，血浆$t_{1/2}$为20～69小时。不良反应主要为水钠潴留、高血糖、心率加快及过度降血压引起的心、脑缺血，偶有胃肠功能紊乱，静脉给药外漏可出现局部疼痛及炎症。

2）米诺地尔（minoxidil）：自身无活性，必须经肝脏的转化酶生成活性代谢产物米诺地尔N-O硫酸盐才能发挥作用。降血压作用较肼屈嗪强大而持久，作用机制与不良反应均与二氮嗪相似。可用于其他抗高血压药疗效不佳的严重高血压。但需与利尿剂、β受体拮抗剂合用避免水钠潴留，降低反射性交感神经兴奋血管的作用。口服吸收良好，约1小时血药浓度达峰值。最大降血压作用发生较迟，可能与药物需形成活性代谢物发挥作用有关。以肝代谢为主，仅约20%原型从尿排出，$t_{1/2}$为3～

4小时，由于药物能较长时间蓄积在血管平滑肌，故药效可维持24小时或更长。米诺地尔可引起多毛症，在开始治疗数月明显，此作用可用于治疗男性脱发。

3）吡那地尔（pinacidil）：作用和不良反应均类似于米诺地尔，主要用于轻、中度高血压病，与利尿剂、β受体拮抗剂合用可提高疗效，并能减轻水肿和心率增快等不良反应。除降血压作用外，还能降低总胆固醇和LDL-胆固醇，升高HDL-胆固醇。

（2）药理作用：不同组织的钾通道开放可产生不同的药理作用。血管平滑肌细胞 K_{ATP} 通道开放具有抗心绞痛和抗高血压作用；胰岛β细胞 K_{ATP} 通道开放可抑制胰岛素分泌；激活心肌线粒体膜 K_{ATP} 通道可产生抗心肌缺血作用。

（3）作用机制：K_{ATP} 通道开放，引起平滑肌细胞超极化，抑制钙离子内流，从而舒张血管。这一机制发现后，许多“老的”抗高血压药如二氮嗪和米诺地尔被重新归类为 K_{ATP} 通道开放剂。随后研究发现，K_{ATP} 通道开放剂不仅扩张周围动脉和冠状动脉，还能减轻心肌缺血再灌注损伤，促进缺血再灌注后心功能的恢复，缩小心肌梗死范围，因而对缺血心肌具有重要的保护作用，其机制与部分 K_{ATP} 通道开放剂能开放心肌细胞内线粒体膜 K_{ATP} 通道有关。

（4）临床应用：常用于心绞痛和高血压的治疗。我国上市的尼可地尔可用于治疗稳定型冠心病、冠状动脉微血管病变及冠状动脉痉挛。米诺地尔能直接松弛血管平滑肌，有强大的小动脉扩张作用，使外周阻力下降，降低血压，可用于高血压的治疗，但因有明显的毛发增生等不良反应，目前临床上也用于男性斑秃的治疗。二氮嗪有较强的扩张动脉血管的作用，可快速和强效降低血压，静脉注射用于治疗高血压危象。但二氮嗪有明显的水钠潴留、升高血糖和心率加快等不良反应，临床已很少应用。

3.7.5.3 可溶性鸟苷酸环化酶刺激剂 可溶性鸟苷酸环化酶（soluble guanylate cyclase，sGC）刺激剂是一种新型的治疗射血分数降低的心力衰竭的药物，临床研究显示维立西呱可降低高危心力衰竭患者的心血管死亡和心力衰竭住院率。

（1）药理作用：动物实验发现可溶性鸟苷酸环化酶刺激剂利奥西呱（riociguat）可抑制盐敏感大鼠心脏和肾脏纤维化及组织重构，增加心肌收缩力和降低血压，提高生存率。在另一项可溶性鸟苷酸环化酶刺激剂praliciguat对2型糖尿病合并高血压患者的随机安慰剂对照试验中发现，praliciguat可改善糖脂代谢，并有轻度降低血压的作用。

（2）作用机制：可溶性鸟苷酸环化酶刺激剂可通过一种新的一氧化氮（nitric oxide，NO）-sGC-环磷酸鸟苷（cyclic guanosine monophosphate，cGMP）信号通路，在体内可不依赖内源性NO水平而直接刺激sGC，同时与内源性NO协同作用，使cGMP通路上调，从而起到抗心室重塑、抗纤维化、扩张血管、增加肾血流量、改善水钠潴留的作用。

（3）临床应用：2021年维立西呱在美国和欧洲上市，2022年在我国上市，均用于射血分数降低的心力衰竭的治疗。可溶性鸟苷酸环化酶刺激剂具有轻度的降血压作用，未来需要更多的证据证明其可用于心力衰竭或糖尿病合并高血压的治疗。

3.7.5.4 其他具有降血压作用的药物 ①他汀类药物：研究发现他汀类药物有轻度的降血压作用，可能与其抗炎、抗氧化及抑制血管平滑肌增殖有关。②其他药物如左旋多巴、5型磷酸二酯酶抑制剂西地那非、抗心律失常药利多卡因等均有不同程度的降血压作用。

高血压患者往往合并多种危险因素和伴随疾病，临床上可能需要多种药物联合治疗，此时不仅要选择合适的抗高血压药，更应关注联合用药中非抗高血压药的降血压作用。

（刘 蔚）

参考文献

[1] SPRUCE A E，STANDEN N B，STANFIELD P R. Voltage-dependent ATP-sensitive potassium channels of skeletal muscle membrane[J]. Nature，1985，316(6030)：736-738.

[2] STANDEN N B，QUAYLE J M，DAVIES N W，et al. Hyperpolarizing vasodilators activate ATP-sensitive K^+ channels in arterial smooth muscle[J]. Science，1989，245(4914)：177-180.

[3] COOK D L，HALES C N. Intracellular ATP directly blocks K^+ channels in pancreatic B-cells[J]. Nature，1984，311(5983)：271-273.

[4] ASHFORD M L，STURGESS N C，TROUT N J，et al. Adenosine-5′-triphosphate-sensitive ion channels in neonatal rat cultured central neurones[J]. Pflügers Archiv：European journal of physiology，1988，412(3)：297-304.

[5] BERNARDI H，DE WEILLE J R，EPELBAUM J，et al. ATP-

modulated K^+ channels sensitive to antidiabetic sulfonylureas are present in adenohypophysis and are involved in growth hormone release[J]. Proceedings of the National Academy of Sciences of the United States of America，1993，90(4)：1340-1344.

[6] TSUCHIYA K，WANG W，GIEBISCH G，et al. ATP is a coupling modulator of parallel Na，K-ATPase-K-channel activity in the renal proximal tubule[J]. Proceedings of the National Academy of Sciences of the United States of America，1992，89(14)：6418-6422.

[7] INOUE I，NAGASE H，KISHI K，et al. ATP-sensitive K^+ channel in the mitochondrial inner membrane[J]. Nature，1991，352(6332)：244-247.

[8] IONA Study Group. Effect of nicorandil on coronary events in patients with stable angina：the Impact Of Nicorandil in Angina(IONA) randomised trial[J]. Lancet，2002，359(9314)：1269-1275.

[9] AMBROSIO G，MUGELLI A，LOPEZ-SENDÓN J，et al. Management of stable angina：a commentary on the European Society of Cardiology guidelines[J]. European journal of preventive cardiology，2016，23(13)：1401-1412.

[10] ARMSTRONG P W，PIESKE B，ANSTROM K J，et al. Vericiguat in patients with heart failure and reduced ejection fraction[J]. The New England journal of medicine，2020，382(20)：1883-1893.

[11] ARMSTRONG P W，ROESSIG L，PATEL M J，et al. A multicenter，randomized，double-blind，placebo-controlled trial of the efficacy and safety of the oral soluble guanylate cyclase stimulator：the VICTORIA trial[J]. JACC Heart Failure，2018，6(2)：96-104.

[12] GESCHKA S，KRETSCHMER A，SHARKOVSKA Y，et al. Soluble guanylate cyclase stimulation prevents fibrotic tissue remodeling and improves survival in salt-sensitive Dahl rats[J]. PLoS One，2011，6(7)：e21853.

[13] HANRAHAN J P，SEFEROVIC J P，WAKEFIELD J D，et al. An exploratory，randomised，placebo-controlled，14 day trial of the soluble guanylate cyclase stimulator praliciguat in participants with type 2 diabetes and hypertension[J]. Diabetologia，2020，63(4)：733-743.

4 常用抗高血压药联合应用

国内外高血压指南一致强调，降血压治疗的总体目标是减少心、脑、肾、血管损害，降低主要心血管事件和死亡的风险。同时认为降血压治疗本身，是带来心血管获益的根本。通常情况下，抗高血压药在一定范围内均具有剂量 - 效应关系，即降血压作用随着剂量增大而增强，但受药物本身药效学特点的限制，这种量效关系具有一定的限度。此外，受药物不良反应的限制，任何一种抗高血压药的临床应用都会受到最大推荐剂量或最大耐受剂量的制约。随着临床实践与研究证据的不断积累，不同机制抗高血压药联合应用成为高血压治疗的主要方式。这是提高我国高血压的控制率，预防和减少高血压患者靶器官损害和心血管疾病发生发展的重要环节。

4.1 联合治疗的降血压特点和优势

之前的临床研究显示，基于阶梯式增加药物剂量降血压策略均不能够使大多数高血压患者达到血压控制目标，而需要联合降血压治疗承担更重要的作用。大规模临床研究和降血压治疗实践显示，每种抗高血压药在标准剂量下大致可分别降低收缩压和舒张压约 10mmHg 和 5mmHg。因此，当基础血压水平处于 160/100mmHg 以上或高于目标值 20/10mmHg 时，为实现降血压达标通常需要抗高血压药联合应用。并存多种心血管疾病危险因素、靶器官损害或临床合并症的心血管疾病高危人群，更严格的血压目标管理可为患者带来更大的治疗获益，因此总体心血管疾病风险等级属高危以上的高血压人群需要更大降血压幅度以达到血压目标。当前国际国内主流高血压防治指南均建议对 2 级或以上高血压、高危或以上患者采取初始联合应用的方式，以保证降血压有效性和改善心血管预后。对 2 级以下高血压，也可采用小剂量初始联合方案，以提高治疗达标率和减少药物不良反应。起始采用单药治疗的患者，如治疗4周后血压仍未能达到控制目标值，应及时调整降血压方案，启动合理的联合方案治疗。

临床研究和治疗实践表明，相比于大剂量单药治疗，联合治疗具有缩短达标时间、减少不良反应和增加依从性的特点，更有利于保护靶器官。现有药物的有效性是没有问题的，需要提供更好的治疗方式。合理的联合治疗可以解决很多临床问题。

首先，联合治疗的降血压疗效确切。高血压是多因素、多机制共同作用的结果，理论上很难通过单一作用机制的抗高血压药完全控制，针对多种机制的药物联合治疗可以减少初始治疗血压反应的异质性，能更快达标，并提供更多靶器官保护，同时，联合应用通过不同药物之间药理学机制的差异互补，消减药物的不良反应，即使在1级高血压患者中，低血压发作风险也未增加或仅小幅增加。

其次，联合治疗方案可以减少医生的治疗惰性。有证据表明，未能充分强化或上调治疗剂量等治疗惰性会导致治疗失败或延迟，许多患者长期接受单药治疗和/或药物剂量欠佳的治疗，导致血压控制不佳。即使在控制良好的临床研究中也有治疗惰性问题。例如，在ACCOMPLISH研究中大约80%的研究参与者在联合治疗中实现了血压达标，但其余未得到控制的患者尚未上调剂量，这是医生的治疗惰性产生的。在现实世界临床实践中，治疗惰性更加常见，是导致血压达标率低的原因。而通过使用联合治疗方案，可以解决临床惰性的一部分问题。

最后，优化的联合治疗可以提高患者的治疗依从性。越来越多的证据表明，降血压治疗依从性是高血压患者管理中需要考虑的基本因素。大量临床研究显示，患者治疗依从性低非常常见，在血压控制不佳的患者中最为常见，反过来影响血压达标。有研究表明，一半的患者对于阶梯加药方案的治疗依从性低于50%。同时有研究表明，依从性差与发生心脑血管事件的风险增加相关。然而联合治疗方案尤其单片固定复方制剂可以提高患者依从性，从而提高血压达标率，降低心血管风险。

总体而言，抗高血压药联合应用是优化降血压治疗理念的体现。这一策略的核心是提高降血压达标率，同时兼顾治疗安全性和服药依从性，使患者获得降血压治疗，同时获得心脑血管获益。

（牟建军）

参考文献

[1] BAKRIS G，BRIASOULIS A，DAHLOF B，et al. Comparison of benazepril plus amlodipine or hydrochlorothiazide in high-risk patients with hypertension and coronary artery disease[J]. Am J Cardiol，112（2）：255-259.

4.2 联合用药的形式以及推荐、不推荐和可能推荐的组合

临床常用的联合应用形式有以下两种：阶梯联合和初始联合。启动联合降血压治疗的目的是通过 2 种或多种抗高血压药的联合增强降血压效应，保证降血压达标。因此，无论采用何种方式联合应用均应以实现降血压达标和降低心血管疾病风险为目的。

4.2.1 阶梯联合

阶梯联合是指从单药低剂量起始，逐步递增至足剂量，如降血压仍不达标则增加第二种抗高血压药并由低剂量递增至足剂量，仍不能达标则加用第三种，依此类推直至血压控制达标。阶梯式联合应用的优势是降血压和缓，渐进式逐步达标，患者耐受性较好，治疗调整较为灵活，降血压稳定性也较高。对虚弱高龄老年高血压患者、心脑肾靶器官损害较重且不能耐受快速降血压的患者，阶梯式平缓降血压较为适宜。《中国高血压防治指南（2024 年修订版）》建议对基础血压水平为 1 级高血压或心血管疾病风险处于低中危的患者，可起始单药治疗，血压未获控制者可增加药物种类。阶梯式联合应用也可根据患者血压水平和耐受情况选择起始低剂量单药直接联合第 2 种低剂量单药，降血压不达标时再增大药物剂量。无论是采取先增量后联合还是采取先联合后增量，当患者在前一种治疗方式不能降血压达标时均应及时评估，调整升级联合应用的药物剂量和种类。当前治疗方式不能达标的患者，一般建议 4 周左右调整一次治疗方案。

4.2.2 初始联合

初始联合是指根据患者初始血压水平和合并症等情况，初始即采用两药或多药低剂量或标准剂量联合的方式。实践表明，与单药序贯治疗相比，初始联合具有明显的降血压优势。降血压治疗研究 meta 分析结果显示，采用初始联合的患者有较快的治疗反应，且降血压达标率更高；生理和药理学的协同作用有利于减少药物不良反应；优化联合方案的治疗持续性较高，克服了由于频繁改变治疗方案对依从性产生的影响。《美国成年人高血压防治指南》建议，所有血压≥140/90mmHg 患者一律采用初始联合降血压治疗。《2023 ESC-ESH 动脉性高血压管理指南》建议，血压≥140/90mmHg 患者绝大多数需采用初始联合降血压治疗。《中国高血压防治指南（2024 年修订版）》建议对 2 级或以上高血压或血压高于目标值 20/10mmHg 的高危患者可以考虑采用初始联合应用的方式。

初始联合治疗在降血压方面被认为比单药治疗更有效，即使是低剂量联合治疗通常也比最大剂量单药治疗更有效。与单药治疗相比，初始联合治疗的血压降低速度更快。有观察性证据表明，在高风险患者中达到血压控制所需的时间是临床结局的决定因素，达标时间越短，风险越低。来自更普遍高血压人群的证据显示，与初始单药治疗的患者相比，初始联合治疗的患者在 1 年后达到高的血压达标率，可能是因为初始联合治疗解决了治疗惰性，因为初始联合治疗方案优于初始单药治疗方案，初始联合与长期治疗的依从性和持续性相关。来自接受抗高血压治疗的大型治疗队列患者的研究也表明，初始联合治疗的心血管事件风险低于初始单药治疗后采用传统阶梯治疗方法。

《中国高血压防治指南（2024 年修订版）》推荐的优化联合治疗方案是：二氢吡啶类 CCB + ARB、二氢吡啶类 CCB + ACEI、ARB + 噻嗪类利尿剂、ACEI + 噻嗪类利尿剂、二氢吡啶类 CCB + 噻嗪类利尿剂、二氢吡啶类 CCB + β 受体拮抗剂。可以考虑使用的联合治疗方案是：利尿剂 + β 受体拮抗剂、α 受体拮抗剂 + β 受体拮抗剂、二氢吡啶类 CCB + 保钾利尿剂、噻嗪类利尿剂 + 保钾利尿剂。不常规推荐但必要时可慎用的联合治疗方案是：ACEI + β 受体拮抗剂、ARB + β 受体拮抗剂、ACEI + ARB、中枢性抗高血压药 + β 受体拮抗剂。

多种药物的联合①三药联合的方案：在上述各种两药联合

方式中加上另一种抗高血压药即构成三药联合方案，其中二氢吡啶类 CCB + ACEI（或 ARB）+ 噻嗪类利尿剂（D）组成的联合方案最为常用。②四药联合的方案：主要适用于难治性高血压患者，在 A+C+D 三药联合的基础上加用第四种药物如 β 受体拮抗剂、醛固酮受体拮抗剂、α 受体拮抗剂或可乐定等。同时 ESH 2023 指南提到小剂量四药联合，能获得更高的达标率。

（牟建军）

参考文献

[1] WHELTON P K，CAREY R M，ARONOW W S. et al 2017 ACC/AHA/AAPA/ABC/ACPM/AGS/APhA/ASH/ASPC/NMA/PCNA Guideline for the Prevention，Detection，Evaluation，and Management of High Blood Pressure in Adults：Executive Summary：A Report of the American College of Cardiology/American Heart Association Task Force on Clinical Practice Guidelines. Hypertension，2018，71（6）：1269-1324.

[2] MANCIA G，KREUTZ R，BRUNSTRÖM M，et al. 2023 ESH Guidelines for the management of arterial hypertension The Task Force for the management of arterial hypertension of the European Society of Hypertension：Endorsed by the International Society of Hypertension（ISH）and the European Renal Association（ERA）. J Hypertens，2023，41（12）：1874-2071.

[3] 中国高血压防治指南修订委员会，高血压联盟（中国），中国医疗保健国际交流促进会高血压病学分会，等. 中国高血压防治指南（2024 年修订版）[J]. 中华高血压杂志（中英文），2024，32（7）：603-700.

4.3 自由联合和单片复方制剂在高血压治疗中的评价

单片固定复方为由 2 种或多种不同种类抗高血压药组成，根据优化联合应用的基本原则合理配伍成固定复方制剂或单片复方制剂（SPC），是近年来广泛应用于初始联合降血压的新模式。对高血压患者而言，SPC 的重要意义在于减少了每日服药的数量和次数，是优化和简化初始联合的便捷方式。研究表明，SPC 可提高患者依从性和降血压达标率。药物组分和剂量配伍合理的

SPC 在高血压治疗中具有突出的临床优势，主要表现为增强降血压疗效、提高降血压达标率、改善治疗依从性和安全性。目前临床应用最广泛的 SPC 是 ARB/ACEI 与噻嗪类利尿剂或 ARB/ACEI 与 CCB 的组合。使用时间更早、使用人群更广泛的传统固定复方制剂在我国高血压防治中发挥了重要作用。复方利血平氨苯蝶啶片、复方利血平片、珍菊降压片、复方罗布麻片等是传统复方制剂的代表药物。传统复方制剂的一大特点是多种组分药物的小剂量组合，因而降血压作用明显而不良反应较小。

使用两种或更多抗高血压药作为 SPC，因为减少每日服用的药片数量可改善治疗依从性并增加血压达标率。由于其治疗依从性优势明显，目前多数高血压防治指南均将其优先推荐给需要联合应用的高血压患者。临床研究显示，药片数量与依从性之间成反比关系。采用 SPC 作为高血压的常规治疗方法的主要优势是患者可以从一种、两种或三种药物自由联合，变为采用单片的简单治疗方案，从而提高患者依从性，提高血压达标率，带来心血管获益。STITCH 研究显示，接受 ACEI/ARB 与噻嗪类利尿剂组合的 SPC 起始治疗的患者经 6 个月治疗后，血压下降程度明显大于遵循指南建议的自由联合应用组，降血压达标者比例亦明显高于自由联合组。多变量分析显示 SPC 简化治疗模式可使患者血压达标率增加 20%。

还有另一种由一种或两种抗高血压药和他汀类药物、阿司匹林组成的 SPC。抗高血压药通常包括一种 ACEI。依据是：①高血压患者通常也有血脂异常和 CV 风险升高；②治疗简化，即每日一片，可改善治疗依从性。生物等效性研究表明，当复方制剂联合使用时，不同药物可维持其预期作用，包括降血压的疗效。此外，在心血管疾病二级预防背景下进行的研究，特别是在既往有心肌梗死的患者中，已经表明与单独给药相比，使用复方制剂伴随着更好的治疗依从性，推荐高血压合并心肌梗死使用此类 SPC。

（牟建军）

参考文献

[1] 中国高血压防治指南修订委员会，高血压联盟（中国），中国医疗保健国际交流促进会高血压病学分会，等. 中国高血压防治指南（2024 年修订版）[J]. 中华高血压杂志（中英文），2024，32（7）：603-700.

[2] LAW M R，WALD N J，MORRIS J K，et al. Value of low dose combination treatment with blood pressure lowing drugs：analysis of 354 randomised trials[J]. British medical journal，2003，326(7404)：1427-1431.

[3] WILLIAMS B，MANCIA G，SPIERING W，et al.2018 ESC/ESH guidelines for the management of arterial hypertension[J]，European heart journal，2018，39(33)：3021-3104.

[4] KJELDSEN S E，JULIUS S，DAHLÖF B，et al. Physician (investigator) inertia in apparent treatment-resistant hypertension-insights from large randomized clinical trials. Lennart Hansson Memorial Lecture[J]. Blood Pressure，2015，24(1)：1-6.

[5] REA F，CORRAO G，MERLINO L，et al. Initial antihypertensive treatment strategies and therapeutic inertia[J]. Hypertension，2018，72(4)：846-853.

[6] BERRA E，AZIZI M，CAPRON A，et al. Evaluation of adherence should become an integral part of assessment of patients with apparently treatment-resistant hypertension[J]. Hypertension，2016，68(2)：297-306.

[7] MANCIA G，REA F，CORRAO G，et al. Two-drug combinations as first-step antihypertensive treatment[J]. Circulation research，2019，124(7)：1113-1123.

[8] FENG Y，HAN M，QIE R，et al. Adherence to antihypertensive medications for secondary prevention of cardiovascular disease events：a dose-response meta-analysis[J]. Public Health，2021，196：179-185.

[9] WALD D S，LAW M，MORRIS J K，et al. Combination therapy versus monotherapy in reducing blood pressure：meta-analysis on 11，000 participants from 42 trials[J]. The American journal of medicine，2009，122(3)：290-300.

[10] MANCIA G，ZAMBON A，SORANNA D，et al. Factors involved in the discontinuation of antihypertensive drug therapy：an analysis from real life data[J]. Journal of hypertension，2014，32(8)：1708-1715.

[11] EGAN B M，BANDYOPADHYAY D，SHAFTMAN S R，et al. Initial monotherapy and combination therapy and hypertension control the first year[J]. Hypertension，2012，59(2)：1124-1131.

[12] EGAN B M，KJELDSEN S E，NARKIEWICZ K，et al. Single-pill

combinations，hypertension control and clinical outcomes：potential，pitfalls and solutions[J]. Blood Pressure，2022，31（1）：164-168.

[13] FELDMAN R D，ZOU G Y，VANDERVOORT M K，et al. A Simplified approach to the treatment of uncomplicated hypertension[J]. Hypertension，2009，53（4）：646-653.

[14] COCA A，CASTELLANO J M，CAMAFORT M，et al. Polypill in cardiovascular disease prevention：recent advances[J]. Polish archieves of internal medicine，2023，133（3）：16460.

4.4 单片复方制剂

4.4.1 血管紧张素转换酶抑制药或血管紧张素受体阻滞药＋噻嗪类利尿剂的单片复方制剂（A+D）（表 4-1）

由于高血压的发生机制中涉及 RAAS 的激活和水钠潴留都是导致血压升高和靶器官损害的重要原因。噻嗪类利尿剂通过减少血浆容量，降低外周血管阻力，从而达到降血压作用。利尿剂减少血浆容量的同时会反射性激活 RAAS，导致血管收缩和醛固酮分泌增加，从而削弱利尿剂本身的降血压作用；ACEI 或 ARB 可以有效抑制或阻断 RAAS 激活引起的血管收缩，改善心血管重塑，达到降血压目的。

多数预后终点的随机对照临床试验以单剂药物起始治疗，如果血压不达标再加用其他抗高血压药。目前有三项以心血管预后终点为评估指标的临床试验直接比较了两种不同的组合，每种组合都涉及 RASI（ACEI 或 ARB）和 CCB 与其他药物的联合。在收缩期高血压患者通过联合治疗避免心血管事件（ACCOMPLISH）试验中，尽管两组之间没有明显的血压差异，但 ACEI+CCB 联合治疗在预防主要心血管结局方面优于相同的 ACEI+ 噻嗪类利尿剂。在日本老年高血压患者中，奥美沙坦联合 CCB 或利尿剂（COLM）和高血压联合治疗预防心血管事件（COPE）试验未证实这一发现，该试验报告当 RASI+CCB 联合治疗时，心血管事件没有显著差异，但需注意，这两项试验的统计效能都不足。因此从目前临床试验结果看，ACEI 或 ARB+ 噻嗪类利尿剂的联合治疗弱于 ACEI 或 ARB+CCB 的证据并不充分。同时，即使在 ACCOMPLISH 研究中，合并肥胖的患者，ACEI+CCB 与 ACEI+ 噻嗪类利尿剂组间在终点事件方面并无差异。

ARB或ACEI+噻嗪类利尿剂联合治疗有协同作用，有利于改善降血压效果。噻嗪类利尿剂的不良反应主要为可引发低血钾，ACEI和ARB可使血钾水平略上升，因此，ACEI或ARB联合噻嗪类利尿剂联用则抵消此不利因素。目前，此类药物的组方中噻嗪类利尿剂含量较低，如氢氯噻嗪12.5mg，最多不超过25mg，吲达帕胺低于1.25mg，以避免低血钾及其他代谢不良反应的发生。

ARB或ACEI+噻嗪类利尿剂联合治疗适宜应用的患者：2级以上的高血压患者、高于目标血压20/10mm Hg和/或虽伴有多种危险因素、靶器官损害或临床疾患但无严重并发症的高危人群，包括血糖控制良好的糖尿病合并高血压、高血压合并超重或肥胖的患者。

表4-1 肾素-血管紧张素-醛固酮系统抑制剂+噻嗪类利尿剂（A+D）用法用量和不良反应

中文药名	主要成分/mg	用药方法	不良反应	禁忌证
贝那普利氢氯噻嗪片	10/12.5	q.d.	咳嗽，偶见血管神经性水肿、血钾异常、尿酸升高	双侧肾动脉狭窄，妊娠痛风
培哚普利吲达帕胺片	4/1.25	q.d.	同贝那普利氢氯噻嗪片	同贝那普利氢氯噻嗪片
赖诺普利氢氯噻嗪片	10/12.5	q.d.	同贝那普利氢氯噻嗪片	同贝那普利氢氯噻嗪片
依那普利氢氯噻嗪片	10/12.5	q.d.	同贝那普利氢氯噻嗪片	同贝那普利氢氯噻嗪片
复方卡托普利片	25/12.5	q.d.	同贝那普利氢氯噻嗪片	同贝那普利氢氯噻嗪片
氯沙坦钾氢氯噻嗪片	50/12.5 100/12.5	q.d.	偶见血管神经性水肿、血钾异常、尿酸升高	同贝那普利氢氯噻嗪片
厄贝沙坦氢氯噻嗪片	150/12.5	q.d.	同氯沙坦钾氢氯噻嗪片	同贝那普利氢氯噻嗪片
缬沙坦氢氯噻嗪片	80/12.5	q.d.	同氯沙坦钾氢氯噻嗪片	同贝那普利氢氯噻嗪片
替米沙坦氢氯噻嗪片	80/12.5 40/12.5	q.d.	同氯沙坦钾氢氯噻嗪片	同贝那普利氢氯噻嗪片

续表

中文药名	主要成分/mg	用药方法	不良反应	禁忌证
奥美沙坦酯氢氯噻嗪片	20/12.5	q.d.	同氯沙坦钾氢氯噻嗪片	同贝那普利氢氯噻嗪片
坎地沙坦酯氢氯噻嗪片	16/12.5	q.d.	同氯沙坦钾氢氯噻嗪片	同贝那普利氢氯噻嗪片

（张宇清）

参考文献

[1] JAMERSON K，WEBER M A，BAKRIS G L，et al. Benazepril plus amlodipine or hydrochlorothiazide for hypertension in high-risk patients[J]. The New England journal of medicine，2008，359（23）：2417-2428.

[2] OGIHARA T，SARUTA T，RAKUGI H，et al. Combination therapy of hypertension in the elderly：a subgroup analysis of the combination of OLMesartan and a calcium channel blocker or diuretic in Japanese elderly hypertensive patients trial[J]. Hypertension of research，2015，38（1）：89-96.

[3] MATSUZAKI M，OGIHARA T，UMEMOTO S，et al. Prevention of cardiovascular events with calcium channel blocker-based combination therapies in patients with hypertension：a randomized controlled trial[J]. Journal of hypertension，2011，29（8）：1649-1659.

[4] WEBER M A，JAMERSON K，BAKRIS G L，et al. Effects of body size and hypertension treatments on cardiovascular event rates：subanalysis of the ACCOMPLISH randomised controlled trial[J]. Lancet，2013，381（9866）：537-545.

4.4.2 血管紧张素转换酶抑制药或血管紧张素受体阻滞药+钙通道阻滞剂的单片复方制剂（A+C）

4.4.2.1 概述 大多数高血压患者需要使用两种或两种以上的抗高血压药才能有效控制血压，而在联合用药方案中，与自由组方相比，单片复方制剂能显著改善患者的服药依从性和提高降血压达标率。肾素 - 血管紧张素 - 醛固酮系统抑制剂

(RASI)(主要包括 ACEI 和 ARB)与钙通道阻滞剂(CCB)组成的单片复方制剂(A+C),是各国高血压指南一致推荐的优化联合治疗方案。

ACEI 或 ARB 与 CCB 联合应用,能发挥协同的降血压作用和心血管保护作用。两药联合时,还有可能减轻不良反应。例如,ACEI 或 ARB 可通过静脉扩张作用减轻或消除二氢吡啶类 CCB 常见的不良反应踝部水肿,也可通过抗交感作用部分抵消二氢吡啶类 CCB 的心率增快副作用。

收缩期高血压患者联合治疗预防心血管事件试验(ACCOMPLISH)显示,与 A+D(贝那普利氢氯噻嗪片)方案相比,A+C(贝那普利氨氯地平片)治疗显著降低了高血压患者的主要心血管事件发生率。盎格鲁 - 斯堪的纳维亚心脏转归试验的降血压部分研究(ASCOT-BPLA)显示,与联合使用阿替洛尔和苄氟噻嗪(B+D)相比,联合使用培哚普利和氨氯地平(A+C)能更多地预防主要心血管事件。因此,从循证医学证据的角度来看,ACEI 和 CCB 联合应用是心血管保护效益相对最好的抗高血压药组合。而与 ACEI 相比,ARB 的优势是患者的耐受性更好,不良反应的发生率与安慰剂相似。

4.4.2.2 分类 A+C 可分为 ACEI+CCB 和 ARB+CCB 两类(表 4-2)。国外也有肾素抑制剂阿利吉仑与氨氯地平组成的单片复方制剂,广义上也属于 A+C。

表 4-2 肾素 - 血管紧张素 - 醛固酮系统抑制剂 / 钙通道阻滞剂(A+C)在高血压治疗中的常用剂量、不良反应

中文药名	主要成分 /mg	用药方法	不良反应
氨氯地平贝那普利片	氨氯地平 / 贝那普利(2.5/10,5/10)	q.d.	头痛、咳嗽、踝部水肿,偶见血管神经性水肿
培哚普利氨氯地平片	培哚普利 / 氨氯地平(10/5)	q.d.	头痛、咳嗽、踝部水肿,偶见血管神经性水肿
缬沙坦氨氯地平片	缬沙坦 / 氨氯地平(80/5)	q.d.	头痛、踝部水肿,偶见血管神经性水肿
替米沙坦氨氯地平片	替米沙坦 / 氨氯地平(80/5)	q.d.	头痛、踝部水肿,偶见血管神经性水肿
奥美沙坦酯氨氯地平片	奥美沙坦酯 / 氨氯地平(20/5)	q.d.	头痛、踝部水肿,偶见血管神经性水肿

4.4.2.3 药物临床作用特点 A+C 的药物组合中，CCB 大多选择氨氯地平（amlodipine）。氨氯地平是长效二氢吡啶类 CCB，口服后缓慢吸收，6～12 小时达血药峰浓度，消除半衰期为 35～50 小时。氨氯地平具有强效、长效和平稳控制血压的特点，其安全性和心血管保护效应经多项随机对照试验证实。氨氯地平最常见的不良反应是踝部水肿，头痛、面红和心动过速较其他二氢吡啶类 CCB 少见，对糖、脂、尿酸代谢和电解质均无影响。氨氯地平尤其适用于老年高血压、单纯收缩期高血压，伴稳定型心绞痛、冠状动脉或颈动脉粥样硬化以及周围血管病的患者，常用剂量为 5～10mg，每日 1 次口服。

ACEI 和 ARB 均在欧美国家人群中进行了大量的大规模临床试验，结果显示这两类药物对高血压患者有良好的降血压、靶器官保护、预防心血管和肾脏终点事件的效益。ACEI 和 ARB 的优先适应证相似，包括左心室肥大、冠心病二级预防、慢性心力衰竭、糖尿病、蛋白尿或微量白蛋白尿、慢性肾脏病、代谢综合征和预防心房颤动。ACEI 的不良反应以干咳最为常见，也可引起低血压或血钾升高，偶见血管神经性水肿。ARB 的不良反应少见，但长期应用时仍须监测血钾及血肌酐水平变化。

4.4.2.4 合理用药原则 A+C 的适应证、药物相互作用、不良反应、禁忌证及其他注意事项与分别使用 ACEI/ARB 和 CCB 时相同，可参考相关章节。应根据患者的初始血压水平、适应证和耐受情况选择药物。

A+C 治疗期间，应定期检测血钾水平和肾功能指标，发现异常应及时处理。

4.4.2.5 适用人群或适应证 A+C 可用于大多数高血压患者，尤其适用于有 ACEI/ARB 和 / 或 CCB 优先适应证的患者，包括：①作为起始治疗，用于新诊断的 2 级以上高血压患者（血压≥160/100mmHg）或血压超过目标血压 20/10mmHg 的患者；②已接受 1 种抗高血压药治疗 2～4 周但血压未达标的患者，根据患者血压水平换用或加用 A+C 能显著提高降血压效果；③已接受其他种类单片复方制剂治疗 2～4 周但血压未达标的患者，换用 A+C 或能改善降血压效果；④已接受 2 种抗高血压药自由组方治疗且血压已达标的患者，可换用 A+C 以改善患者的治疗依从性；⑤已接受 CCB 单药治疗且血压已达标，但发生明显踝部水肿的患者，可换用 A+C 以减轻或消除不良反应，同时应注意避免发生低血压。

4.4.2.6 不良反应、慎用及禁忌证 A+C 的不良反应来自其组分 ACEI/ARB 和 CCB，如咳嗽、头痛、面红、踝部水肿、低血压和血钾升高，可参阅相关章节。

ACEI/ARB 有致胎儿畸形的风险，故 A+C 禁用于孕妇和准备怀孕的妇女。有血管神经性水肿病史、高钾血症（血钾 >5.5mmol/L）、双侧肾动脉狭窄或孤立肾狭窄的患者也禁用 A+C。快速型心律失常、射血分数降低的心力衰竭以及下肢明显水肿的患者应慎用 A+C。使用 ACEI+CCB 复方制剂后出现严重咳嗽的患者，可改用 ARB+CCB 复方制剂。

（施仲伟）

参考文献

[1] PARATI G，KJELDSEN S，COCA A，et al. Adherence to single-pill versus free-equivalent combination therapy in hypertension：a systemic review and meta-analysis [J]. Hypertension，2021，77（2）：692-705.

[2] 中国高血压防治指南修订委员会，高血压联盟（中国），中国医疗保健国际交流促进会高血压病学分会，等. 中国高血压防治指南（2024 年修订版）[J]. 中华高血压杂志（中英文），2024，32（7）：603-700.

[3] MANCIA G，KREUTZ R，BRUNSTRÖM M，et al. 2023 ESH Guidelines for the management of arterial hypertension. The task force for the management of arterial hypertension of the European Society of Hypertension：endorsed by the International Society of Hypertension（ISH）and the European Renal Association（ERA）[J]. Journal of hypertension，2023，41（12）：1874-2071.

[4] JAMERSON K，WEBER M A，BAKRIS G L，et al. Benazepril plus amlodipine or hydrochlorothiazide for hypertension in high-risk patients [J]. The New England journal of medicine，2008，359（23）：2417-2428.

[5] GATLIN M，JARRETT W G，NWOSE O M. Efficacy and tolerability of a switch to fixed-dose combination therapy with amlodipine besylate/benazepril hydrochloride after monotherapy with amlodipine besylate：data from the African-American subpopulation of a practice-based，open-label study（the LOGIC Study）[J]. Current therapeutic research，clinical and

experimental, 2004, 65(2): 138-148.

[6] GRADMAN A H, BASILE J N, CARTER B L, et al. Combination therapy in hypertension [J]. Journal of the American Society of hypertension, 2010, 4(1): 42-50.

[7] DAHLÖF B, SEVER P S, POULTER N R, et al. Prevention of cardiovascular events with antihypertensive regimen of amlodipine adding perindopril as required versus atenolol adding Bendroflumethiazide as required, in the Anglo-Scandinavian Cardiac Outcomes Trial-Blood Pressure Lowering Arm (ASCOT-BPLA): a multicentre randomized controlled trial [J]. Lancet, 2005, 366(9489): 895-906.

[8] TADDEI S. Combination therapy in hypertension: what are the best options according to clinical pharmacology principles and controlled clinical trial evidence? [J] American journal of cardiovascular drugs: drugs, devices, and other interventions, 2015, 15(3): 185-194.

[9] PFEIFFER D, RENNIE N, PAPST C C, et al. Efficacy and tolerability of aliskiren/amlodipine single-pill combinations in patients who did not respond fully to amlodipine monotherapy [J]. Current vascular pharmacology, 2012, 10(6): 773-780.

[10] FLEIG S V, WEGER B, HALLER H, et al. Effectiveness of a fixed-dose, single-pill combination of perindopril and amlodipine in patients with hypertension: a non-interventional study [J]. Advances in therapy, 2018, 35(3): 353-366.

[11] PHILIPP T, SMITH T R, GLAZER R, et al. Two multicenter, 8-week, randomized, double-blind, placebo-controlled, parallel-group studies evaluating the efficacy and tolerability of amlodipine and valsartan in combination and as monotherapy in adult patients with mild to moderate essential hypertension [J]. Clinical therapeutics, 2007, 29(4): 563-580.

[12] HUO Y, GU Y, MA G S, et al. China study of valsartan/amlodipine fixed-dose combination-based long-term blood pressure management in hypertensive patients: a one-year registry (China STATUS Ⅲ) [J]. Current medical research and opinion, 2019, 35(8): 1441-1449.

[13] LITTLEJOHN Ⅲ T W, MAJUL C R, OLVERA R, et al. Results

of treatment with telmisartan-amlodipine in hypertensive patients [J]. Journal of clinical hypertension, 2009, 11(4): 207-213.

[14] CHRYSANT S G, MELINO M, KARKI S, et al. The combination of olmesartan medoxomil and amlodipine besylate in controlling high blood pressure: COACH, a randomized, double-blind, placebo-controlled, 8-week factorial efficacy and safety study [J]. Clinical therapeutics, 2008, 30(4): 587-604.

[15] 苯磺酸氨氯地平临床应用中国专家组. 苯磺酸氨氯地平临床应用中国专家建议[J]. 中华内科杂志, 2009, 48(11): 974-979.

[16] The ALLHAT Officers and Coordinators for the ALLHAT Collaborative Research Group. Major outcomes in high-risk hypertensive patients randomized to angiotensin-converting enzyme inhibitor or calcium channel blocker vs diuretic: the Antihypertensive and Lipid-Lowering Treatment to Prevent Heart Attack Trial(ALLHAT)[J]. JAMA, 2002, 288(23): 2981-2997.

[17] JULIUS S, KJELDSEN S E, WEBER M, et al. Outcomes in hypertensive patients at high cardiovascular risk treated with regimens based on valsartan or amlodipine: the VALUE randomised trial [J]. Lancet, 2004, 363(9426): 2022-2031.

[18] BROWN N J, VAUGHAN D E. Angiotensin-converting enzyme inhibitors [J]. Circulation, 1998, 97(14): 1411-1420.

[19] VERME-GIBBONEY C. Oral angiotensin-converting-enzyme inhibitors [J]. American journal of health-system pharmacy, 1997, 54(23): 2689-2703.

[20] BALFOUR J A, GOA K L. BENAZEPRIL. A review of its pharmacodynamic and pharmacokinetic properties, and therapeutic efficacy in hypertension and congestive heart failure [J]. Drugs, 1991, 42(3): 511-539.

[21] SCOTT L J, MCCORMACK P L. Olmesartan medoxomil: a review of its use in the management of hypertension [J]. Drugs, 2008, 68(9): 1239-1272.

4.4.3 β受体拮抗剂+钙通道阻滞剂的单片复方制剂（B+C）

4.4.3.1 概述　由于高血压的发生发展涉及多种病理机制，只干预其中一种机制很难使高血压患者血压达标；此外，使用一种抗高血压药干预一种升压机制后通常会激发机体的代偿反应（即反向调节功能），导致这种药物的降血压作用明显减弱。因此在临床工作中，75% 以上的高血压患者需要联合使用两种或两种以上不同作用机制的抗高血压药，才能有效控制血压。联合用药有自由组方和单片复方制剂（SPC）两种方法，SPC 使用方便，且能通过减少服用药片的数量而改善患者长期治疗的依从性和疗效。

β 受体拮抗剂与二氢吡啶类钙通道阻滞剂（CCB）联用（简称 B+C），是我国高血压指南推荐的优化联合治疗方案之一。这两类药物合用时在降血压机制上互补，可发挥抑制过度激活的交感神经系统、抑制肾素 - 血管紧张素 - 醛固酮系统和扩张外周动脉血管的三重降血压作用机制，在协同降血压的同时有效控制心率。这两类药物联合还有可能减少不良反应，例如，CCB 有扩张血管和轻度增加心率的作用，恰好抵消 β 受体拮抗剂的收缩血管及减慢心率的作用。此外，β 受体拮抗剂特别适用于中青年患者而 CCB 尤其适用于老年患者，两类药物联合时可覆盖各年龄段的高血压患者。

在我国，已有多项真实世界研究证实了 B+C 方案治疗高血压的有效性。中国高血压理想治疗研究（HOT China）纳入 53 040 例高血压患者，采用 B+C 方案治疗 10 周，患者的平均血压从 164.8/98.3mmHg 降至 133.6/80.9mmHg，平均心率从 80.4 次 /min 降至 74.8 次 /min，降血压达标率（血压 <140/90mmHg）为 79.2%。福州一项回顾性研究纳入 18 681 例新近诊断高血压、起始即接受两种抗高血压药联合治疗的患者，按 1∶2 分入 B+C 组和其他两种药物组方治疗组。平均随访 2 年后，与其他组相比，B+C 组的主要心血管事件（卒中、心肌梗死、心力衰竭或全因死亡）发生率显著降低 15%（危险比 0.85，95% 可信区间为 0.78～0.92，*P*<0.001）。

4.4.3.2　分类　固定复方制剂无统一分类方法。国内目前有两种 B+C 单片复方制剂：①比索洛尔氨氯地平片（比索洛尔 5mg+ 氨氯地平 5mg），用法为每日 1 片、1 次服用。②阿替洛尔尼群地平片（阿替洛尔 10mg+ 尼群地平 5mg），用法为每日 1～2 次、每次 2 片。国外常用的同类制剂还有美托洛尔非洛地平片等。

4.4.3.3　药物临床作用特点

（1）比索洛尔氨氯地平片：由富马酸比索洛尔和苯磺酸氨氯地平组成。其中比索洛尔是水脂双溶的高选择性 β_1 受体拮抗剂，服药后 3 小时达血药峰浓度，消除半衰期为 10～12 小时，进食或空腹状态下的药动学相似。比索洛尔经肝、肾双通道平衡代谢，因此在肾功能受损的情况下，比索洛尔可通过增加肝脏代谢而避免体内蓄积，但终末期肾病患者仍需注意每日剂量不应超过 10mg。氨氯地平是一种长效二氢吡啶类 CCB，口服后缓慢吸收，6～12 小时达血药峰浓度，消除半衰期长达 35～50 小时。氨氯地平在体内 90% 通过肝脏代谢为无活性的代谢物，10% 以原型药物经肾脏排泄，肾功能不全时不需要减少剂量。

比索洛尔氨氯地平片是一种优势组合的 SPC，其两种组分都是长效、安全、临床治疗效果确切的抗高血压药，每天 1 次服用可以实现平稳降血压达标。波兰一项队列研究中，10 532 例原发性高血压患者曾接受比索洛尔和氨氯地平自由组方治疗至少 4 周，但大多数患者收缩压未达标。换用比索洛尔氨氯地平片治疗 6 个月后，平均收缩压从 147.3mmHg 降至 130.9mmHg，舒张压从 87.9mmHg 降至 79.1mmHg。治疗期间仅 70 例患者发生不良事件（发生率 0.7%），以踝部水肿最常见。东欧六国一项协作研究中，12 424 例接受比索洛尔和氨氯地平自由组方治疗的高血压患者改用比索洛尔氨氯地平片。治疗 6 个月后，收缩压平均降低 16.5mmHg，舒张压平均降低 9.5mmHg，血压达标率从 70% 增加到 99%。

比索洛尔氨氯地平片是优先推荐使用的 B+C 单片复方制剂，常规剂量为每日 1 片，可根据患者临床情况适当调整剂量。

（2）阿替洛尔尼群地平片：由阿替洛尔和尼群地平组成。阿替洛尔为水溶性 β_1 受体拮抗剂，主要以原型药物经肾排泄，服药后 3 小时达血药峰浓度，消除半衰期为 6～9 小时。随机对照临床试验显示，阿替洛尔的心血管保护效益较差。尼群地平是一种二氢吡啶类 CCB，口服后 1～2 小时达血药峰浓度，消除半衰期为 8 小时。

阿替洛尔尼群地平片的两种组分都不是长效制剂，故需每天 2 次服用。我国一项观察性研究纳入收缩压和舒张压均增高的患者 2 109 例，接受阿替洛尔尼群地平片治疗 6 个月后，平均收缩压从 156.5mmHg 降至 131.2mmHg，舒张压从 96.6mmHg 降至 81.0mmHg，治疗期间不良反应的发生率为 5.6%。

4.4.3.4　*合理用药原则*　B+C 单片复方制剂的适应证、药物相互作用、不良反应、禁忌证及其他注意事项与单独使用 β 受体拮抗剂和 CCB 时相同，可参考相关章节。

4.4.3.5　*适用人群或适应证*　B+C 单片复方制剂适用于以下人群：①使用 CCB 或 β 受体拮抗剂单药治疗血压未达标的高

血压患者。联合治疗能显著提高降血压达标率。②高血压合并冠心病患者。除提升降血压效果外，β受体拮抗剂和CCB都是一线抗心肌缺血药物，两药联合有更强的抗心绞痛作用。③已接受β受体拮抗剂和CCB自由组方治疗且血压控制良好的患者。这些患者改用B+C单片复方制剂能显著提高长期治疗的依从性。④其他高血压患者，尤其适用于有β受体拮抗剂优先适应证而单用β受体拮抗剂或其他药物不能有效控制血压的患者，包括交感神经活性增高、高动力状态、静息心率持续增快(>80次/min)、梗阻性肥厚型心肌病、心房颤动或其他快速型室上性心律失常、需要降血压治疗的孕妇或准备怀孕的妇女，以及伴有心悸、出汗或震颤的焦虑症患者。

4.4.3.6 不良反应、慎用及禁忌证 B+C的不良反应来自其组分β受体拮抗剂和CCB，如心动过缓、头痛和踝部水肿，可参阅相关章节。复方制剂本身不引起任何特殊不良反应。

B+C的禁忌证包括支气管哮喘、病态窦房结综合征、二度或三度房室传导阻滞和急性左心衰竭。对使用CCB后明显水肿或牙龈增生的患者慎用B+C治疗，建议改换其他抗高血压药。长期使用B+C单片复方制剂的患者严禁突然停药，需换药时应逐渐减量，以避免突然停药而导致临床状况短时恶化。

（施仲伟）

参考文献

[1] GRADMAN A H，BASILE J N，CARTER B L，et al. Combination therapy in hypertension［J］. Journal of the American Society of hypertension，2010，4（1）：42-50.

[2] 中国高血压防治指南修订委员会，高血压联盟（中国），中国医疗保健国际交流促进会高血压病学分会，等. 中国高血压防治指南（2024年修订版）［J］. 中华高血压杂志（中英文），2024，32（7）：603-700.

[3] 刘力生，张维忠，郝建生，等. 非洛地平缓释片在高血压治疗中的达标率和安全性研究［J］. 中华心血管病杂志，2004，32（4）：291-294.

[4] LIN J，GUO Q，LU Z，et al. Cardiovascular outcomes of β-blocker-calcium channel blocker initial dual therapy vs. other initial dual therapies in Chinese patients with hypertension：a real-world retrospective study［J］. Journal of clinical

hypertension, 2023, 25(5): 440-452.

[5] HARIA M, PLOSKER G L, MARKHAM A. Felodipine/metoprolol: a review of the fixed dose controlled release formulation in the management of essential hypertension [J]. Drugs, 2000, 59(1): 141-157.

[6] JANKOVIC S M. Pharmacokinetics of selective β_1-adrenergic blocking agents: prescribing implications [J]. Expert opinion on drug metabolism and toxicology, 2014, 10(9): 1221-1229.

[7] 苯磺酸氨氯地平临床应用中国专家组. 苯磺酸氨氯地平临床应用中国专家建议[J]. 中华内科杂志, 2009, 48(11): 974-979.

[8] 中华心血管病杂志(网络版)编辑委员会. β受体阻滞剂/钙通道阻滞剂单片复方制剂在高血压患者中的应用中国专家共识[J/OL]. 中华心血管病杂志(网络版), 2022, 5: e1000132 (2022-12-08).

[9] HOSTALEK U, CZARNECKA D, KOCH E M. Treatment of hypertensive patients with a fixed-dose combination of bisoprolol and amlodipine: results of a cohort study with more than 10, 000 patients [J]. Cardiology and therapy, 2015, 4(2): 179-190.

[10] HOSTALEK U, KOCH E M W. Treatment of hypertension with a fixed-dose combination of bisoprolol and amlodipine in daily practice: results of a multinational non-investigational study [J]. Cardiovascular Disorders and Medicine, 2016, 1(3): 1-5.

[11] WAN S H, KODA R T, MARONDE R F. Pharmacokinetics, pharmacology of atenolol and effect of renal disease [J]. British journal of clinical pharmacology, 1979, 7(6): 569-574.

[12] FRISHMAN W H, ALWARSHETTY M. Beta-adrenergic blockers in systemic hypertension: pharmacokinetic considerations related to the current guidelines [J]. Clinical pharmacokinetics, 2002, 41(7): 505-516.

[13] DAHLÖF B, DEVEREUX R B, KJELDSEN S E, et al. Cardiovascular morbidity and mortality in the Losartan Intervention For Endpoint reduction in hypertension study (LIFE): a randomised trial against atenolol [J]. Lancet, 2002, 359(9311): 995-1003.

[14] DAHLÖF B, SEVER P S, POULTER N R, et al. Prevention of cardiovascular events with an antihypertensive regimen of amlodipine adding perindopril as required versus atenolol adding

bendroflumethiazide as required，in the Anglo-Scandinavian Cardiac Outcomes Trial-Blood Pressure Lowering Arm（ASCOT-BPLA）：a multicentre randomised controlled trial［J］. Lancet，2005，366（9489）：895-906.

[15] GOA K L，SORKIN E M. NITRENDIPINE. A review of its pharmacodynamic and pharmacokinetic properties，and therapeutic efficacy in the treatment of hypertension［J］. Drugs，1987，33（2）：123-155.

[16] 陈祚，王增武，王馨，等. 尼群洛尔治疗不同类型社区原发性轻中度高血压的长期疗效和安全性［J］. 药品评价，2016，13（22）：20-22.

[17] GOTTWALD-HOSTALEK U，LI L，MONTENEGRO P. Bisoprolol/amlodipine combination therapy improves blood pressure control in patients with essential hypertension following monotherapy failure［J］. Current medical research and opinion，2016，32（10）：1735-1743.

[18] BELSEY J，SAVELIEVA I，MUGELLI A，et al. Relative efficacy of antianginal drugs used as add-on therapy in patients with stable angina：a systematic review and meta-analysis［J］. European journal of prevention cardiology，2015，22（7）：837-848.

4.4.4 血管紧张素转换酶抑制药或血管紧张素受体阻滞药 + 钙通道阻滞剂 + 噻嗪类利尿剂的单片复方制剂（A+C+D）

A+C+D 三药复方即血管紧张素转换酶抑制药（ACEI）或血管紧张素受体阻滞药（ARB）、钙通道阻滞剂和噻嗪类利尿剂联合是指南推荐的治疗方案。目前我国尚无任何三药联合单片复方降血压治疗药物获批进入临床应用，但培哚普利 / 氨氯地平 / 吲达帕胺复方已在我国完成了Ⅲ期临床试验；奥美沙坦 / 氨氯地平 / 氢氯噻嗪复方也在进行Ⅲ期临床试验；缬沙坦 / 氨氯地平 / 氢氯噻嗪复方未在我国开展临床试验，但在部分国家获批进入临床应用。

培哚普利 / 氨氯地平 / 吲达帕胺 5mg/5mg/1.25mg 三药复方在我国进行了和培哚普利 / 吲达帕胺 5mg/1.25mg 两药复方 + 氨氯地平自由联合治疗的非劣效Ⅲ期临床试验，共入选培哚普利 / 吲达帕胺两药复方降血压治疗不达标的高血压患者 532 名，随机进入三药复方组（n=262）和自由联合组（n=269）。经过 2 个月治疗后，两组收缩压分别下降（−14.99mmHg 和 −14.49mmHg）±12.87mmHg，按照 4mmHg 的非劣效界值，达到了非劣效的统计学显著性。该药在欧洲进行了与培哚普利 / 吲达帕胺 5mg/1.25mg 两药复方对比的优效试验，共随机入组 454 名高血压患者，两组各入组 227 名。1 个月治疗后，诊室收缩压 / 舒张压均有显著优势，组间差别为 −3.1mmHg/−2.8mmHg；在排除白大衣性高血压之后，组间差别为 −5.3mmHg/−3.7mmHg；两组降血压治疗的达标率分别为 32% 和 25%；两组动态收缩压 / 舒张压的差别为 −4.5mmHg/−2.0mmHg；两组家庭收缩压 / 舒张压的差别为 −4.9mmHg/−3.1mmHg，所有差别均达到了统计学显著性水平。该药在印度进行了单组临床试验，共入选培哚普利 / 吲达帕胺两药复方降血压治疗不达标的高血压患者 218 名，经过 6 个月治疗后，诊室收缩压 / 舒张压下降了 28.5mmHg/13.8mmHg。

奥美沙坦 / 氨氯地平 / 氢氯噻嗪在北美和韩国分别进行了Ⅲ期临床试验。在韩国进行的Ⅲ期临床试验中，对比奥美沙坦 / 氨氯地平 / 氢氯噻嗪 20mg/5mg/12.5mg 三药复方和奥美沙坦 / 氢氯噻嗪 20mg/12.5mg 两药复方 8 周的治疗效果。共随机入组 341 名奥美沙坦 / 氢氯噻嗪两药治疗不达标的高血压患者，两组分别入组 167 和 171 名患者。8 周治疗后，两组诊室收缩压分别下降 −9.50mmHg 和 −4.23mmHg，差异显著。

缬沙坦 / 氨氯地平 / 氢氯噻嗪虽然并未在我国上市或进行临床试验研究，但该药在北美进行了临床试验并在多个国家上市进入临床应用。在北美进行的试验中，2 271 名高血压患者随机进入 4 个治疗组，前 3 组分别为氨氯地平 / 氢氯噻嗪 5mg/12.5mg、缬沙坦 / 氢氯噻嗪 160mg/12.5mg、氨氯地平 / 缬沙坦 5mg/160mg 起始，在 2 周治疗后剂量倍增；第 4 组为缬沙坦 / 氢氯噻嗪 160mg/12.5mg 起始，在 1 周治疗后增加氨氯地平 5mg，然后在 2 周治疗后剂量倍增。所有随机入组患者均进行为期 8 周的双盲治疗。8 周随访时，诊室收缩压 / 舒张压的下降幅度分别为 31.5mmHg/19.5mmHg、32.0mmHg/19.7mmHg、33.5mmHg/21.5mmHg、39.7mmHg/24.7mmHg。与所有 3 个两药联合治疗组相比，三药联合治疗的效果均有显著优势。动态血压的结果相似，三药联合治疗组 24 小时、白天和夜间动态收缩压 / 舒张压的下降幅度分别为 30.3mmHg/19.7mmHg、31.2mmHg/20.5mmHg 和 28.0mmHg/17.8mmHg，显著大于 3 个两药治疗组的下降幅度［收缩压 / 舒张压下降值的范围分别为

（18.3～22.6mmHg/11.1～14.3mmHg、19.0～25.1mmHg/ 12.0～16.0mmHg、18.8～24.1mmHg/11.7～15.5mmHg］。

显然，三药联合单片复方制剂可更有效降低血压。

（王继光）

参考文献

[1] MOURAD J J，AMODEO C，D E CHAMPVALLINS M，et al. Blood pressure-lowering efficacy and safety of perindopril/indapamide/amlodipine single-pill combination in patients with uncontrolled essential hypertension：a multicenter，randomized，double-blind，controlled trial［J］. Journal of hypertension，2017，35（7）：1481-1495.

[2] THACKER H，KONDA REDDY K M，MURTHY L S，et al. Blood-pressure lowering efficacy and safety of perindopril / indapamide / amlodipine single-pill combination in hypertensive patients：Phase Ⅲ trial in India［J］. The journal of the Association of Physicians of India，2020，68（10）：39-43.

[3] OPARIL S，MELINO M，LEE J，et al. Triple therapy with olmesartan medoxomil，amlodipine besylate，and hydrochlorothiazide in adult patients with hypertension：The TRINITY multicenter，randomized，double-blind，12-week，parallel-group study［J］. Clinical therapeutics，2010，32（7）：1252-1269.

[4] SOHN I S，KIM C J，OH B H，et al. Erratum to：efficacy and safety study of olmesartan medoxomil，amlodipine，and hydrochlorothiazide combination therapy in patients with hypertension not controlled with olmesartan medoxomil and hydrochlorothiazide combination therapy：results of a randomized，double-blind，multicenter trial［J］. American journal of cardiovascular drugs，2016，16（2）：129-139.

[5] CALHOUN D A，LACOURCIÈRE Y，CHIANG Y T，et al. Triple antihypertensive therapy with amlodipine，valsartan，and hydrochlorothiazide：a randomized clinical trial［J］. Hypertension，2009，54（1）：32-39.

[6] LACOURCIÈRE Y，CRIKELAIR N，GLAZER R D，et al. 24-Hour ambulatory blood pressure control with triple-therapy amlodipine，valsartan and hydrochlorothiazide in patients with moderate to severe hypertension［J］. Journal of human hypertension，2011，25（10）：615-622.

4.5 传统的固定复方制剂和中药

传统固定复方制剂是相对于20世纪70年代后问世的一批抗高血压药而言的。20世纪50年代，国外即有了复方制剂用于治疗高血压；而国内最早复方制剂的研发是在20世纪60年代中期，采用国产的传统抗高血压药制成各种复方制剂，如上海市高血压研究所邝安堃研究团队最早研发的复方利血平片，填补了国内固定复方制剂的空白，建立和推广了联合治疗的理念，这在国内高血压治疗领域具有非常重要的引领作用；后续又研发了一系列固定复方制剂如复方利血平氨苯蝶啶片、珍菊降压片等，这些药物在国内高血压治疗领域中亦具有举足轻重的治疗地位。时至今日，这些固定复方制剂仍在特定区域或人群中发挥着治疗高血压的作用。

（1）分类：传统固定复方制剂无统一分类，人为地将其分为多组分极低剂量长效传统固定复方制剂——复方利血平氨苯蝶定片和含有维生素的多组分短效传统固定复方制剂——复方利血平片以及含有中药的多组分传统固定复方制剂——珍菊降压片。传统固定复方制剂的主要成分为氢氯噻嗪（噻嗪类利尿剂）、可乐定（中枢性抗高血压药）、利血平（外周交感神经阻滞剂）及肼屈嗪（单纯血管扩张药）；其他包括镇静剂、中药、钙镁钾制剂及维生素等辅药成分。常用传统固定复方制剂中，90%含氢氯噻嗪、近2/3含利血平和肼屈嗪，另有2种传统固定复方制剂含可乐定。传统固定复方制剂应用推荐见表4-3。

表4-3 传统固定复方制剂应用推荐

推荐建议	推荐等级	证据质量
传统固定复方制剂降血压疗效肯定	Ⅱa	B
复方利血平氨苯蝶啶片	Ⅰ	A
复方利血平片、珍菊降压片	Ⅱa	C
传统固定复方制剂价格低廉，适用于基层高血压治疗	Ⅱa	C
传统固定复方制剂治疗相对安全，不良反应少	Ⅱb	C
传统固定复方制剂与新型抗高血压药联合增强疗效	Ⅱa	C

注：复方利血平氨苯蝶啶片的证据等级及推荐见表4-5。

（2）用药原则

1）适应证：主要适用于轻、中度高血压以及难治性高血压患者，此药在基层和经济欠发达地区的高血压患者中应用较多。传统固定复方制剂中，除噻嗪类利尿剂外，其他主要降血压成分均非目前高血压指南推荐的常用抗高血压药。但基于心血管获益主要来自降血压本身这一理念，传统固定复方制剂具有明确的降血压疗效，且价格低廉。所以，根据《中国高血压防治指南（2024 年修订版）》的建议，传统固定复方制剂仍作为降血压治疗的一种选择，适用于轻、中度高血压患者，亦可用于难治性高血压的三线、四线药物治疗。对于轻度高血压患者，可以使用传统固定复方制剂单药作为初始治疗，也可与其他新型抗高血压药联合治疗中重度高血压，如与 ARB、ACEI 或 CCB 等联合。因传统固定复方制剂大多含噻嗪类利尿剂，所以，与 RASI 联用可以增强降血压疗效。

传统固定复方制剂在我国国内使用时间较长，积累了一些临床经验，也开展了一些临床观察。尤其是国家“十五”攻关课题采用临床随机对照研究，证实复方利血平氨苯蝶啶片治疗原发性高血压有效且具有安全性；复方利血平片、珍菊降压片的临床应用也证明其降血压疗效肯定，且价格低廉；可以与一些新型长效抗高血压药联合，增加疗效，不良反应少。但其他几种传统固定复方制剂的临床观察极少。

2）不良反应和禁忌证：①含有利血平的固定复方制剂。利血平主要因促进胃酸分泌、抑制中枢神经及耗竭交感神经末梢儿茶酚胺而引起不良反应，尤其当长期、大剂量服用时，不良反应发生风险增加。所以，溃疡病（症状为消化道出血）患者及抑郁或有自杀倾向者应禁用；其他不良反应包括鼻塞、嗜睡、心动过缓，慎与单胺氧化酶抑制剂联用。②含有可乐定的固定复方制剂。可乐定属中枢交感神经抑制剂，抑郁及有自杀倾向者慎用或禁用；其他不良反应包括口干、便秘、嗜睡，也不宜与单胺氧化酶抑制剂联用。③含有双肼屈嗪的固定复方制剂。除长期、大剂量服用时可能引起狼疮样皮肤改变外，双肼屈嗪为单纯血管扩张药，使用后可出现反射性交感神经兴奋、心率加快、心肌收缩力增强，故不稳定型心绞痛患者应慎用。④含有氢氯噻嗪的固定复方制剂。氢氯噻嗪促进尿钠钾的排泄，减少尿酸分泌，故可引起电解质紊乱（低钾血症和 / 或低钠血症及高尿酸血症），甚至发生痛风。

3）注意事项：①剂量不宜过大，以免发生不良反应。应选用小剂量或常规剂量；当血压不达标时，因其不良反应相对较多，故不建议增加剂量，最好选择联用其他不同机制的抗高血压药。②应了解复方制剂中的主要成分，以规避其相对或绝对禁忌证。复方制剂中常有1～2种或以上的主要成分，使用前应了解各成分及其主要的不良反应和禁忌证，避免盲目、不恰当地使用，以及不合理地联合其他抗高血压药，如珍菊降压片联合吲达帕胺（2种排钾利尿剂联用）、复方利血平片联合β受体拮抗剂（2种药物均减慢心率）等。③传统固定复方制剂之间不宜联合，因其主要成分大都相同或相似，联合应用非但不能增加降血压疗效，反而使不良反应叠加。如复方利血平片与珍菊降压片联用，利血平与可乐定均具有中枢抑制和减慢心率的作用。因此，两药联合可增加抑郁及自杀的风险。

（孙宁玲）

参考文献

[1] 《单片复方制剂降压治疗中国专家共识》专家组，中华医学会心血管病学分会高血压学组．单片复方制剂降压治疗中国专家共识[J]．中华高血压杂志，2019，27（4）：310-317.

[2] NUSSBAUM H E，LEFF W A，MATTIA V D JR，et al. Fixed combination of chlorothiazide-reserpine in hypertension[J]. The American journal of the medical sciences，1958，236（6）：786-789.

[3] 中国高血压防治指南修订委员会，高血压联盟（中国），中国医疗保健国际交流促进会高血压病学分会，等．中国高血压防治指南（2024年修订版）[J]．中华高血压杂志（中英文），2024，32（7）：603-700.

[4] 吴彦，孙宁玲，洪昭光，等．北京降压0号治疗轻中度原发性高血压的长期疗效观察[J]．中华心血管病杂志，2003，31（6）：408-412.

[5] 孙宁玲，吴彦，洪昭光，等．北京降压0号与氨氯地平治疗原发性高血压的临床对比试验[J]．中国临床药理学杂志，2002，18（3）：171-173.

[6] 张奕，秦雪英，武轶群，等．降压0号治疗原发性高血压短期疗效和安全性分析[J]．中华疾病控制杂志，2010，14（1）：5-7.

[7] 张奕，武轶群，秦雪英，等．降压0号治疗原发性高血压长期疗效和安全性评价[J]．中国社区医师，2008，24（13）：19-21.

[8] 李振华，王丽华，张纪荣，等. 长期服用复方降压片治疗1或2级原发性高血压的疗效观察[J]. 中华全科医师杂志，2005，4(2)：86-88.

[9] 金智敏. 珍菊降压片与其他一线降压药治疗原发性高血压临床研究[J]. 中成药，2001，23(12)：882-884.

[10] 李振华，王立华，张纪荣，等. 长期服用复方降压片对轻、中度高血压病降压效果及血清糖、胰岛素、尿酸、血脂的影响[J]. 中国心血管病研究杂志，2004，2(1)：44-46.

[11] 章建梁，秦永文，郑兴，等. 不同糖耐量状态对高血压患者抗高血压药物治疗后代谢变化的影响[J]. 中国全科医学，2005，8(4)：270-272.

[12] 章建梁，秦永文，郑兴，等. 三种抗高血压药物联合应用方案对高血压患者胰岛素抵抗和代谢的影响[J]. 心肺血管病杂志，2004，23(3)：153-157.

[13] 王馨，段雪英，王增武，等. 社区复方制剂抗高血压治疗研究：2年干预效果分析[J]. 中国循环杂志，2015，30(5)：449-454.

[14] 朱国琴，王文健，何燕，等. 珍菊降压片联合长效降压药物治疗高血压的临床研究[J]. 中国药师，2015，18(8)：1349-1352.

[15] 孟琼，黄昊，林锦培，等. 珍菊降压片联合缬沙坦治疗原发性高血压(肝阳上亢证)患者的疗效观察[J]. 中国临床医学，2014，21(3)：348-350.

4.5.1 复方利血平氨苯蝶啶片

4.5.1.1 概述 复方利血平氨苯蝶啶片是我国自主研发的第一代国产固定复方制剂。对高血压患者而言，固定复方制剂减少了每日服药的数量和次数，是优化和简化初始联合的便捷方式，可提高患者依从性和降血压达标率。复方利血平氨苯蝶啶片在我国使用时间早、使用人群广泛，在我国高血压防治中发挥了重要作用。以该药为代表的传统固定复方制剂的一大特点是多种组分药物的小剂量组合，因而降血压作用明显而不良反应较小。该药自20世纪70年代开始广泛应用于临床降血压治疗，其在降血压有效性和安全性方面积累了较为丰富的临床经验。该药组方为每片含氢氯噻嗪12.5mg、氨苯蝶啶12.5mg、硫酸双肼屈嗪12.5mg和利血平0.1mg。4种有效降血压成分的小剂量配伍体现了降血压作用增强、不良反应减少的特点，显著提高了长期治疗的有效性和安全性。长期临床应用实践和研究显示其降血压效果良好，对老年高血压具有一定降血压优势。对多数轻中度高血压患者通常单用即可降血压达标，中重度高血压或难治性高血压联用其他种类抗高血压药后大部分可达标。每日一次给药降血压作用基本可维持 24 小时，对夜间(非勺型)高血压和清晨高血压的降血压作用明确。我国高血压患者人数众多，部分高血压患者分布于社会经济发展相对滞后的地区和农村地区，降血压治疗的长期性应顾及药物经济学。复方利血平氨苯蝶啶片以其良好的有效性、安全性、可及性及依从性的优势，至今仍是我国基层常用的抗高血压药之一，可作为高血压患者的初始降血压治疗药物、难治性高血压患者的联合方案首选药物。

4.5.1.2 *药物临床作用特点* 研究证据表明固定复方制剂可提高患者依从性和降血压达标率。药物组分和剂量配伍合理的固定复方制剂在高血压治疗中具有突出的临床优势，主要表现为增强降血压效应、提高血压达标率、改善治疗依从性和安全性。根据高血压联合治疗的基本原则结合当时常用抗高血压药种类特点，复方利血平氨苯蝶啶片采用优选法指导药物配伍，并经反复对比试验，筛选出疗效最佳、安全性最高的配方组合。组分中氢氯噻嗪和利血平的清除半衰期较长，血药浓度达到稳定状态后，该药可每日一次给药，发挥长效降血压作用，有效克服了多药联用带来的服药负担，提高了患者长期治疗的依从性。复方利血平氨苯蝶啶片 4 种有效成分的降血压作用各有特点。其中氢氯噻嗪为噻嗪类利尿剂，作用于肾脏远曲小管，通过抑制肾小管对钠的重吸收从而增加钠在肾脏的排出，减少水钠潴留，降低容量负荷；并通过降低全身和动脉血管平滑肌钠负荷水平，减少血管平滑肌细胞钠 - 钙交换，降低钙负荷和外周血管阻力，从而降低血压；加之血管舒张和顺应性改善，能够增强其他抗高血压药的降血压作用。氨苯蝶啶为保钾利尿剂，与氢氯噻嗪联用可以增强利尿效果，并能减少血钾下降的不良反应。硫酸双肼屈嗪为血管扩张药，能够进入动脉血管平滑肌细胞，引起血管扩张而发挥降血压作用。利血平是一种具有中枢和外周双重作用的交感神经抑制剂，通过影响中枢神经和外周交感神经末梢去甲肾上腺素的储存和释放而发挥降血压作用。由此可见，复方利血平氨苯蝶啶片的组方充分体现了不同降血压机制药物的合理联合，在新型抗高血压药固定复方问世之前的相当长时期内，这一传统固定复方联合模式不仅在我国高血压治疗中发挥了主导作用，也引领了高血压治疗学的理念更新，对降低我国高血压人群卒中和心血管事件发生风险发挥了重要作用。另一方面，抗高血压药的不良反应得到有效控制，比如氢氯噻嗪引起的血钾下降可被氨苯蝶啶消减；利血平和硫酸双肼屈嗪可能造成的水钠潴留可因利尿剂的作用得以减轻；应用血管扩张药和利尿剂后可能产生的心率增快等反射性交感激活可被交感神经抑制剂利血平拮抗等。我国传统固定复方制剂在20世纪70年代的创新性研发并普及于临床实践，是对当代高血压治疗学的重要贡献，该类药物所体现的优化联合理论，无疑对后期新型复方制剂的研发具有重要的启示作用。

4.5.1.3 合理用药原则　针对多因素、多机制共同作用引起血压增高的患者，理论上很难通过单一机制的抗高血压药完全控制。从临床实践而言，大部分高血压患者需要2种或2种以上不同机制药物联合应用方能降血压达标。老年高血压患者这一比例可高达80%以上。实践表明，与单药序贯治疗相比，初始联合具有明显的降血压优势。降血压治疗研究荟萃分析结果显示采用初始联合的患者有较快的治疗反应，且降血压达标率更高；生理和药理学的协同作用有利于减少药物不良反应；优化联合方案的治疗持续性较高，克服了由于频繁改变治疗方案而对依从性的影响。不同降血压机制药物的合理联合是实现降血压达标、降低心脑血管事件风险的主要途径，临床研究和治疗实践表明，相比于大剂量单药治疗，联合应用具有缩短达标时间、减少不良反应和增加依从性的特点，也更有利于保护靶器官。降血压治疗的获益主要来自降血压作用本身，因此采用固定复方联合降血压的需求主要源于患者的初始血压水平和预期降血压目标。采取联合降血压方案的核心要求是在有效降血压前提下为患者提供最大化的心血管保护并降低风险。从这一角度而言，复方利血平氨苯蝶啶片等传统固定复方制剂适用于无禁忌证的各级高血压患者，包括老年高血压患者、并发各种合并症的高血压患者等，尤其是需要多种抗高血压药联合应用的患者。单独应用此药血压控制不佳时，也可与二氢吡啶类钙通道阻滞剂、ACEI、ARB或ARNI联合治疗。由于该药组方中含有交感抑制作用的成分，因此一般不与β受体拮抗剂、非二氢吡啶类钙通道阻滞剂联用，同理，一般也不建议与噻嗪类利尿剂或含利尿剂的固定复方制剂联用，特定情况下如需联用应严密监测心率或血电解质、尿酸等生理代谢指标变化。

4.5.1.4 *适应人群及用法* 复方利血平氨苯蝶啶片在我国高血压人群降血压治疗中已积累了较多临床证据，研究显示其降血压疗效与其他种类抗高血压药相似。综合国内多项临床研究结果显示其降血压作用确切，对各型高血压的近期治疗达标率可达 60% 以上，1～3 年降血压达标率可达 80% 以上，可用于无禁忌证的各级高血压患者。包括复方利血平氨苯蝶啶片在内，含利尿剂的联合治疗方案契合老年高血压患者的主要病理生理特点，对老年患者的降血压治疗具有重要意义。研究显示，在老年单纯收缩期高血压患者中复方利血平氨苯蝶啶片治疗 1 年后的降血压达标率可达 90% 以上，因此该药适用于老年单纯收缩期高血压的降血压治疗。多数轻中度高血压患者单用复方利血平氨苯蝶啶片即可达到降血压目标，部分中重度高血压或难治性高血压患者联合其他种类抗高血压药后大部分可降血压达标。复方利血平氨苯蝶啶片每日清晨一次给药其降血压作用基本可维持 24 小时，对夜间血压（非勺型、反勺型血压）和清晨血压的控制作用明确，因此可用于夜间高血压和清晨高血压患者。药物使用方法见表 4-4。单独用于治疗轻中度高血压，推荐剂量为每日 0.5～1 片，高龄（80 岁及以上）、中度肾功能减退者建议 0.5 片 / 次起始，根据耐受情况调整剂量。重度高血压、单独应用不能降血压达标或难治性高血压患者可与其他种类抗高血压药联用。临床应用推荐见表 4-5。

4.5.1.5 *不良反应及注意事项* 复方利血平氨苯蝶啶片长期应用的不良反应包括头胀、乏力、鼻塞、消化道反应等，多为一过性。如症状持续存在，减量或停药即可消失。不良反应部分源于其组分如利血平、血管扩张药及利尿剂，但由于每种成分均属低剂量，如利血平剂量仅为其单药常用剂量的 1/5～1/3；双肼屈嗪剂量远低于引起血压过度下降、心动过速、诱发心绞痛或狼疮综合征等不良反应时的较大剂量（>200mg/d），因此不良反应发生率并不高于其他种类抗高血压药。氢氯噻嗪 12.5mg/d 低剂量应用对血电解质和生理代谢指标无明显影响，且其轻度降低血钾的作用也可被另一组分保钾利尿剂氨苯蝶啶抵消。此外，复方利血平氨苯蝶啶片在基层大样本人群降血压治疗研究中未见引起痴呆等认知功能障碍的相关报道。该药禁用于对其中任何成分过敏、活动性消化性溃疡、溃疡性结肠炎、抑郁症、严重肾功能不全［eGFR <30ml/（min·1.73m^2）］、妊娠期或哺乳期患者。高尿酸血症或有痛风病史者、消化性溃疡病史

者、心律失常者、运动员慎用。长期应用建议监测心率、血电解质、血尿酸及糖脂代谢指标。

表 4-4 复方利血平氨苯蝶啶片在高血压治疗中的常用剂量及不良反应

中文药名	主要成分 /mg	用药方法	不良反应
复方利血平氨苯蝶啶片	利血平 0.1 氢氯噻嗪 12.5 氨苯蝶啶 12.5 硫酸双肼屈嗪 12.5	每次 1 片，q.d.	头晕、乏力、鼻塞、消化道症状等，多为一过性

表 4-5 复方利血平氨苯蝶啶片临床应用推荐

推荐建议	推荐等级	证据质量
建议用于无禁忌证的原发性高血压治疗	Ⅰ	A
用于单药治疗不达标者	Ⅰ	B
老年单纯收缩期高血压的降血压治疗	Ⅱa	B

（张新军）

参考文献

[1] 武铁群，何柳，宋岩，等. 降压 0 号治疗原发性高血压有效性和安全性的系统评价[J]. 中华疾病控制杂志. 2009，13(3)：225-231.

[2] 范雯怡，武铁群，曹洋，等. 降压 0 号治疗老年单纯收缩期高血压的疗效和安全性评价[J]. 现代预防医学，2012，39(4)：1008-1010.

[3] 吴彦，孙宁玲，洪昭光，等. 北京降压 0 号治疗轻中度原发性高血压的长期疗效观察[J]. 中华心血管病杂志，2003，31(6)：408-412.

[4] 荆珊，王鸿懿，孙宁玲，等. 复方利血平氨苯喋啶片联合其他抗高血压药物治疗非杓型原发性高血压患者的血压达标情况及其安全性[J]. 中国慢性病预防与控制，2013，21(1)：45-47.

[5] 荆珊，王鸿懿，孙宁玲. 不同时间服用复方利血平氨苯蝶啶片对非杓型原发性高血压患者血压节律和 24 小时动态血压的影响研究[J]. 中国全科医学，2013，16(2)：133-135.

[6] 中华医学会心血管病学分会高血压学组. 利尿剂治疗高血压的中国专家共识[J]. 中华高血压杂志，2011，19(3)：214-222.

[7] ARONOW W S，FLEG J L，PEPINE C J，et al. ACCF/AHA 2011 expert consensus document on hypertension in the elderly：a report of the American College of Cardiology Foundation Task Force on Clinical Expert Consensus documents developed in collaboration with the American Academy of Neurology，American Geriatrics Society，American Society for Preventive Cardiology，American Society of Hypertension，American Society of Nephrology，Association of Black Cardiologists，and European Society of Hypertension[J]. JACC 2011，57：2037-2114.

[8] 张奕，秦雪英，武轶群，等. 降压 0 号治疗原发性高血压短期疗效和安全性分析[J]. 中华疾病控制杂志，2010，14(1)：5-7.

[9] 张奕，武轶群，秦雪英，等. 降压 0 号治疗原发性高血压长期疗效和安全性评价[J]. 中国社区医师，2008，24(13)：19-21.

[10] 谭静，华琦，刘荣坤，等. 动态血压监测比较北京降压 0 号和氢氯噻嗪的降压疗效[J]. 首都医科大学学报，2006，27(2)：222-225.

[11] FRANSE L V，PAHOR M，DI BARI M，et al. Serum uric acid，diuretic treatment and risk of cardiovascular events in the Systolic Hypertension in the Elderly Program(SHEP)[J]. Journal of hypertension，2000，18(8)：1149-1154.

[12] 中国老年医学学会高血压分会，中国医师协会高血压专业委员会. 复方利血平氨苯蝶啶片临床应用中国专家共识[J]. 中国心血管杂志，2016，21(5)：339-343.

4.5.2 复方利血平片

4.5.2.1 概述 复方利血平片是国内最早研发的固定复方抗高血压药。早在 1965 年，上海市高血压研究所在邝安堃教授的领导下，参照中医药“辨证施治”的思路，研发了复方利血平片，其在高血压领域中的理论与临床实践的重大贡献，是在半个世纪之前，就率先提出了采用多种、小剂量抗高血压药的联合治疗理念；同时，在当时抗高血压药相对匮乏的年代，除利尿剂外，其他主要用于降血压的药物有利血平、肼屈嗪、胍乙啶等，若达到较好的降血压疗效，增加其剂量，势必引起较明显的不良反应，而限制临床应用。因此，采用小剂量、多种抗高血压药经合理配伍制成固定复方，既增强疗效，又降低不良反应，这无疑是当时较为睿智的临床决策。直到现在，这种疗效较好、不良反应较少、价格低廉的传统固定复方抗高血压药，仍被许多基层高血压患者所采用。而且，在这种思路的引导下，后续又相继开发了许多类似的传统固定复方制剂。

4.5.2.2　药物分类及成分　复方利血平片，依据其抗高血压药的主要成分可归类为传统固定复方制剂。该药的主要成分有利血平（0.032mg/片）、氢氯噻嗪（3.1mg/片）、双肼屈嗪（4.2mg/片）、异丙嗪（2.1mg/片），其他辅助成分还包括氯化钾30mg、三硅酸镁30mg等。各药厂的产品剂量，可能略有差别。

4.5.2.3　药物临床应用原则　经过长期的临床应用及一些临床观察研究，已证明复方利血平片是安全（Ⅱa，B）、有效的（Ⅱa，C）。该药含多种抗高血压药成分，其中氢氯噻嗪为噻嗪类利尿剂，为目前常用的一线抗高血压药，主要通过排钠利尿、降低容量而降血压；同时，能增强利血平与双肼屈嗪的降血压作用。利血平属于中枢及外周交感神经抑制剂，作用缓慢而持久；双肼屈嗪为直接血管扩张药。利血平与双肼屈嗪目前属于二线、三线药物。其单药或较大剂量的应用时，不良反应较大，但复方利血平片为多种抗高血压药成分以小剂量的联合，降血压作用提高，而不良反应较少；同时，复方制剂中的其他辅助成分，尽管含量较低，但除增强降血压作用外，还可减轻该药主成分长期应用时所带来的不良反应，如氯化钾、三硅酸镁等。国内有研究显示，复方利血平片在高血压伴肥胖患者的治疗中，对血糖、血脂无不良影响，反而优于福辛普利/吲达帕胺联合治疗组及尼群地平/阿替洛尔联合治疗组；并有研究观察复方利血平片治疗2年前后，对血糖、血脂、胰岛素、血钾、尿酸均未见有统计学意义的变化，抑郁的发生率无显著差异（$P>0.05$）。国内多数临床观察结果均证实，在安全的前提下，复方利血平片能有效降血压；同时，该药价格低廉；因此，目前仍作为临床降血压治疗的一种选择，适用于轻、中度高血压治疗，也可作为难治性高血压的二线、三线治疗药物。根据药理学的作用，复方利血平片可以同抗高血压药中的沙坦类、普利类、地平类联合应用。

但是，该药为中短效药，每日2～3次口服，可能会影响患者的依从性；同时，该药尚缺乏长期治疗对主要心血管终点事件影响的循证证据，这也是国产传统复方抗高血压药存在的共性问题。

4.5.2.4 临床用药注意事项 复方利血平片的不良反应较低，主要因其每个组分所含剂量非常小；同时，又有辅助成分能部分降低发生不良反应的风险。因此，该药虽含有氢氯噻嗪、利血平，但较少发生低钾血症、高尿酸血症、消化性溃疡等不良反应。当利血平大剂量服用时，其主要副作用有嗜睡、抑郁、消化性溃疡、心动过缓等，故有抑郁病史、消化性溃疡者禁用。复方利血平片的常用剂量1～2片，每日3次，若血压不达标，可选择联合其他类抗高血压药，如沙坦类，普利类或地平类抗高血压药，而不宜继续盲目增大剂量。复方利血平片因含利血平，不宜与单胺氧化酶抑制剂合用。

（初少莉）

4.5.3 珍菊降压片

4.5.3.1 概述 珍菊降压片是我国自主研发、含有中西药成分的复方抗高血压药，也是《中华人民共和国卫生部药品标准中药成方制剂第二十册》收载的中成药。其在临床上应用于高血压治疗数十年，是目前临床应用较多、较广的国产传统固定复方制剂。

4.5.3.2 药物分类及成分 珍菊降压片属于中成药；在抗高血压药的分类中，归类为传统固定复方制剂。该药的主要成分有盐酸可乐定30μg、氢氯噻嗪5mg及野菊花膏粉、珍珠层粉、芦丁。

4.5.3.3 药物临床应用原则 珍菊降压片经过几十年的临床应用所积累的证据及一些临床试验的结果，均证明其是一种安全、有效的抗高血压药。该药中药成分为珍珠层粉、野菊花、芦丁，根据中医理论，这三味中药具有平肝潜阳、镇静安神、清脑明目的功效，可降低毛细血管通透性、恢复毛细血管弹性；在珍菊降压片的治疗中，主要起改善症状和辅助降血压作用。而对降血压起主要作用的成分是可乐定和氢氯噻嗪。可乐定为中枢性抗高血压药，目前为二线、三线抗高血压药，而氢氯噻嗪为利尿剂，属一线抗高血压药。多年来，珍菊降压片主要适用于轻、中度高血压患者，且可以作为初始治疗药物，尤其，近年来更多的临床研究证实，在其他类一线抗高血压药（如沙坦类、普利类、地平类）治疗血压不达标时，联合珍菊降压片，其降血压作用更好，达标率更高，且较安全。珍菊降压片降血压作用可靠、安全，价格低廉，因此，深受广大基层患者的青睐。

珍菊降压片属于短效抗高血压药，一般每次 1～2 片，每日 2～3 次。因每日需多次服用，因此，可能会降低患者治疗的依从性。同样，与多数国产的传统固定复方抗高血压药相似，珍菊降压片还缺乏对心血管病终点事件影响的循证依据。

4.5.3.4 临床用药注意事项 珍菊降压片虽然较安全，但因其含有氢氯噻嗪和可乐定，当长期服用或剂量较大时，会产生一些不良反应。氢氯噻嗪的主要不良反应为电解质紊乱，如低钾、低钠血症；减少尿酸排泄，引起的高尿酸血症；可乐定常见的副作用是嗜睡、口干、抑郁、便秘等；痛风（或严重高尿酸血症）、抑郁时禁用或慎用。该药中因含有可乐定，也不宜与单胺氧化酶抑制剂合用。

复方利血平片、珍菊降压片在高血压治疗中的常用剂量及不良反应见表 4-6。复方利血平片、珍菊降压片应用推荐见表 4-7。

表 4-6 复方利血平片、珍菊降压片在高血压治疗中的常用剂量及不良反应

中文药名	主要成分	用药方法	不良反应
复方利血平片	氢氯噻嗪（3.1mg/ 片）、利血平（32μg/ 片）、双肼屈嗪（4.2mg/ 片）、异丙嗪（2.1mg/ 片），其他辅助成分包括：氯化钾 30mg、三硅酸镁 30mg	1～2 片 / 次，b.i.d.～t.i.d.	抑郁、消化性溃疡
珍菊降压片	可乐定 30μg、氢氯噻嗪 5mg、野菊花膏粉、珍珠层粉、芦丁	1～2 片 / 次，b.i.d.～t.i.d.	嗜睡、口干、抑郁、电解质紊乱（如低钾血症）

表 4-7 复方利血平片、珍菊降压片应用推荐

推荐建议	推荐等级	证据质量
降血压疗效肯定	Ⅱa	B
治疗是安全的，不良反应小	Ⅱa	B
与其他抗高血压药联合增加降血压疗效	Ⅱa	B

（初少莉）

参考文献

[1] 王馨，段雪英，王增武，等. 社区复方制剂抗高血压治疗研究：2年干预效果分析[J]. 中国循环杂志，2015，30(5)：449-454.
[2] 章建梁，秦永文，郑兴，等. 肥胖对高血压患者降压药治疗后血糖和血脂变化的影响[J]. 解放军医学杂志，2004，29(5)：427-429.
[3] 李振华，王丽华，张纪荣，等. 长期服用复方降压片治疗1或2级原发性高血压的疗效观察[J]. 中华全科医师杂志，2005，4(2)：86-88.
[4] 范绍伯. 三种降压药治疗高血压病长期疗效观察[J]. 四川医学，2009，30(12)：1923-1925.
[5] 陈一平，吴效山，邵学军，等. 复方降压片治疗原发性高血压82例疗效观察[J]. 中国医师杂志，2002(S1)：313.
[6] 方焕荣，张向红，庄晓丹. 珍菊降压片对老年原发性高血压患者的疗效及对内皮功能的影响[J]. 中国老年学杂志，2012，32(8)：3278-3279.
[7] 倪春梅，余小虎，陶丽芬. 珍菊降压片对高血压患者血糖及胰岛素敏感性的影响[J]. 中国初级卫生保健，2018，32(8)：66-67.
[8] 朱国琴，王文健，何燕. 珍菊降压片联合长效降压药物治疗高血压的临床研究[J]. 中国药师，2015，18(8)：1349-1352.
[9] 陆顶峰，王成，樊高飞，等. 珍菊降压片联合氯沙坦钾片治疗原发性高血压的临床研究[J]. 山西医药杂志，2020，49(10)：1195-1197.
[10] 邢钰，吕业，刘宇宙，等. 珍菊降压片联合坎地沙坦酯治疗高血压的临床研究[J]. 现代药物与临床，2019，34(4)：1012-1015.

4.5.4 具有降血压证据的中药

4.5.4.1 概述 中医治疗高血压以辨证施治为原则，重视高血压相关临床症状，如头痛头晕、急躁易怒、心悸失眠，及舌苔脉象等体征的改善，在治疗高血压前期、隐蔽性高血压、代谢性高血压、难治性高血压等方面积累了大量经验。一些经典方剂，如天麻钩藤饮、半夏白术天麻汤、镇肝熄风汤、六味地黄丸、杞菊地黄丸等，及基于经验的现代组方，如松龄血脉康胶囊、养血清脑颗粒、心血宁胶囊等，被广泛用于临床高血压治疗。现代中医药在此基础上，采用标准临床研究方法，近年来开始注重探讨经典及常用中医方药的降血压疗效及保护靶器官的作用。

4.5.4.2 分类 中医的高血压分型：①肝阳上亢，可表现为头晕目胀、面红、口干舌燥、易怒、大便秘结等；②阴虚阳亢，可表现为眩晕、心慌、失眠、耳鸣等；③痰瘀互结，可表现为眩晕、肢体麻木、疼痛等。根据中医辨证施治的原则，常用平肝潜阳、健脾化痰、活血逐瘀、补益肝肾等治法方药，联合治疗高血压。平肝潜阳：经典方剂为天麻钩藤饮，常用中成药有天麻钩藤颗粒、松龄血脉康胶囊等。化痰息风、健脾祛湿：经典方剂为半夏白术天麻汤，常用中成药有半夏天麻丸等。活血逐瘀：经典方剂为血府逐瘀汤，常用中成药有养血清脑颗粒、心血宁胶囊等。补益肝肾：经典方剂为六味地黄汤等，常用中成药有六味地黄丸、杞菊地黄丸等。

4.5.4.3 药物临床作用特点

（1）天麻钩藤颗粒：天麻钩藤方出自近代胡光慈所著《杂病证治新义》，由天麻、钩藤、石决明、栀子、黄芩、牛膝、杜仲等 11 味中药组成，具有平肝息风、清热安神、滋肝补肾之功效，是治疗高血压头痛、眩晕，阴虚阳亢证的常用方剂。一项单中心随机安慰剂对照研究显示：在 251 例隐蔽性白天高血压患者中（诊室血压 <140/90mmHg 而白天动态血压≥135/85mmHg），天麻钩藤颗粒每日 5～10g，每日 2 次口服治疗 4 周后，白天收缩压 / 舒张压分别降低了 5.4mmHg /3.4mmHg，比安慰剂多降低 2.5mmHg /1.8mmHg。另一项纳入 15 项随机对照临床试验 1 508 例高血压患者的系统评价结果显示：天麻钩藤颗粒联合常规西药在降低收缩压 10.24mmHg［95%CI（−13.54，−6.95），$P<0.001$］、舒张压 5.33mmHg［95%CI（−7.21，−3.45），$P<0.001$］，改善患者临床症状及中医证候疗效等方面作用优于对照组。

（2）松龄血脉康胶囊：松龄血脉康胶囊由鲜松叶、葛根、珍珠层粉等成分组成，具有平肝潜阳、镇心安神等功效，可用于高血压肝阳上亢证，缓解头痛、眩晕、急躁易怒、心悸、失眠等症状。在一项多中心、随机、双盲、阳性药物对照的临床研究中，628 例 1 级高血压患者被随机分配到两组：松龄血脉康组口服松龄血脉康胶囊每次 1.5g，每日早中晚 3 次；氯沙坦对照组口服氯沙坦 50mg，每日早晨 1 次。治疗 8 周后，松龄血脉康组患

者的诊室收缩压 / 舒张压平均降低了 10.5mmHg /7.9mmHg，不劣于氯沙坦对照组（降低 10.6mmHg /8.1mmHg），两组 24 小时收缩压 / 舒张压均分别下降了 2.8mmHg /1.8mmHg 和 2.4mmHg/1.6mmHg。另一项纳入 27 项共 3 100 例高血压患者的临床试验系统评价显示，松龄血脉康胶囊联合常规西药可进一步降低收缩压 7.88mmHg 和舒张压 7.85mmHg。

（3）心血宁胶囊（片）：心血宁胶囊由葛根提取物和山楂提取物组成，用于瘀血阻络引起的胸痹、心痛、眩晕，具有活血化瘀、通络止痛等功效，可用于瘀血阻络引起的高血压、高脂血症等见上述证候者。一项纳入 8 个心血宁片治疗原发性高血压随机对照临床研究的综合分析，包括 1 040 例患者，分析结果显示：高血压患者单独或联合使用心血宁片后，患者收缩压和舒张压控制情况均优于对照组，收缩压比对照组平均多降 1.61mmHg［95%CI（−2.51，−0.71），$P<0.01$］；舒张压多降 1.67mmHg［95%CI（−2.64，−0.70），$P<0.01$］。另一项 89 例与叶酸对照心血宁胶囊治疗高血压伴高同型半胱氨酸的随机、阳性对照、多中心临床研究，结果显示：心血宁胶囊治疗 12 周后，收缩压、舒张压均显著低于治疗前，其降低同型半胱氨酸作用与叶酸片效果相当，同时明显改善高血压引起的头痛、眩晕、胸闷、项强等症状。

（4）养血清脑颗粒（丸）：具有养血平肝、活血通络的作用。可平稳降血压，降低血压变异性，有效改善高血压伴头晕、头痛、失眠等临床症状，并有降低尿微量白蛋白的趋势。

4.5.4.4 合理用药原则 合理使用中药治疗高血压的原则是辨证施治，优先选择有循证证据支持的中药。辨证施治是中医治疗学的灵魂和精髓，无论使用个体化复方的中药汤剂还是固定复方的中成药制剂，都需要辨析中医证型，按照不同证型，给予患者个体化治疗。随着近年来对中医药短期和长期降血压疗效研究的开展和积累，选择有循证证据支持的中药也越来越必要和可行。

4.5.4.5 适应人群或适应证 高血压前期、隐蔽性高血压、1 级高血压患者可使用中医药治疗。2 级高血压、心血管危险分层属于高危或极高危、难治性高血压患者，推荐与其他抗高血压药联合使用（表 4-8，表 4-9）。

4.5.4.6 不良反应、慎用及禁忌证 中药制剂的不良反应通常不太明确，临床报告的不良反应发生率一般比较低，程度比较轻微。一些临床研究及综合分析显示，天麻钩藤颗粒及松龄血脉康胶囊等中成药的短期（4～8 周）安全性较好，不良反应发生率和安慰剂组相似。常见的不良反应包括胃肠道不适及转氨酶升高等。对中药成分过敏，或已有肝肾功能中重度损伤的患者应慎用或禁用。

表 4-8　具有降血压证据的中成药

中成药	适用中医证型	每次常用剂量	每日服用次数	不良反应
天麻钩藤颗粒	肝阳上亢，肝肾不足	5～10g	b.i.d. 或 t.i.d.	尚不明确。有报告轻度胃肠道反应，个别患者有转氨酶升高
松龄血脉康胶囊	肝阳上亢	1.0～1.5g（2～3 粒）	t.i.d.	轻度腹泻、胃胀等
心血宁胶囊（片）	瘀血阻络	2 粒（4 片）	t.i.d.	尚不明确
养血清脑颗粒（丸）	血虚肝旺	1 袋（颗粒剂：4g；丸剂：2.5g）	t.i.d.	皮疹、瘙痒等

表 4-9　降血压中药方剂及中成药应用推荐

推荐建议	推荐等级	证据质量
隐蔽性高血压、1 级高血压患者可使用中医药治疗，优先推荐有降血压循证证据的中成药	Ⅱa	B
2 级高血压、心血管危险分层属于高危或极高危、难治性高血压患者，推荐中药方剂与其他抗高血压药联合使用	Ⅱa	B

（李　燕）

参考文献

[1] 中华中医药学会心血管病分会．高血压中医诊疗专家共识[J]．中国实验方剂学杂志，2019，25（15）：217-221.

[2] 《中成药治疗优势病种临床应用指南》标准化项目组．中成药

治疗原发性高血压病临床应用指南（2021 年）[J]. 中国中西医结合杂志，2022，42（7）：773-781.

[3] ZHANG D Y，CHENG Y B，GUO Q H，et al. Treatment of masked hypertension with a Chinese herbal formula：a randomized，placebo-controlled trial[J]. Circulation，2020，142（19）：1821-1830.

[4] 刘梦琳，樊根豪，张怀亮. 天麻钩藤颗粒联合降压药治疗原发性高血压病的系统评价及试验序贯分析[J]. 中国中药杂志，2021，46（6）：1511-1522.

[5] LAI X X，DONG Z Y，WU S X，et al. Efficacy and safety of Chinese herbal medicine compared with losartan for mild essential hypertension：a randomized，multicenter，double-blind，noninferiority trial[J]. Circulation：cardiovascular quality and outcomes，2022，15（3）：e007923.

[6] 樊根豪，邢作英，刘梦琳，等. 松龄血脉康胶囊治疗原发性高血压病有效性及安全性的系统评价[J]. 中国中药杂志，2020，46（2）：467-477.

[7] 石兆峰，韩松洁，黄涯，等. 心血宁治疗心血管疾病的临床证据评价与效应机制[J]. 世界科学技术 - 中医药现代化，2018，20（10）：1745-1753.

[8] 刘小云，华琦，马庆春，等. 心血宁胶囊治疗高血压伴高同型半胱氨酸血症的随机、阳性对照、多中心临床试验[J]. 临床内科杂志，2020，37（10）：704-707.

4.6 多靶点单片复方制剂

高血压是一种心血管综合征，血压升高的同时常常伴有多种危险因素、靶器官损害和临床合并症。Framingham 研究显示，超过 80% 的高血压患者合并各种危险因素，包括吸烟、肥胖、脂代谢异常和糖代谢异常等。在中国，2009 年的 CONSIDER 研究显示，高血压合并危险因素的患者接近 90%，81.2% 的患者至少合并一种血脂异常。我国人群调查发现，高血压患者合并叶酸缺乏高于非高血压人群，中国高血压患者约 75% 存在高同型半胱氨酸（homocysteine，Hcy）血症。另外，超过 30% 的高血压患者合并左心室肥大，住院 CKD 患者中 20.8% 合并高血压肾病，高血压患者冠心病的患病率为 12%～

22%，是非高血压患者的 3～4 倍。因此，高血压患者合并多种危险因素、靶器官损害和临床疾病，一定程度上增加了血压控制的难度和心血管病的发病风险。多数高血压患者需要使用 2 种或 2 种以上的抗高血压药，而高危的高血压患者多同时合并高脂血症、糖尿病、高尿酸血症、高同型半胱氨酸血症、冠心病和 CKD 等合并症，需要口服多种药物，服药的种类及频次增加一定程度上会降低患者的服药依从性，不利于血压达标，因此高血压患者多靶点 SPC 的临床应用应运而生。高血压患者的多靶点 SPC 治疗是指兼顾降血压、降血脂、降血糖、补充叶酸及抗血小板治疗的单片复方制剂，此类 SPC 不仅可以多靶点治疗相关疾病，还可提高患者治疗的依从性，降低治疗费用。目前我国市场上常见的多靶点 SPC 治疗药物包括：氨氯地平阿托伐他汀钙片、马来酸依那普利叶酸片、氨氯地平叶酸片等。ASCOT-LLA 研究证实了在有心血管疾病风险的高血压患者中，氨氯地平阿托伐他汀可降低不良心血管事件的发生风险。CSPPT 证实，中国高血压人群中服用马来酸依那普利叶酸片组比单纯服用马来酸依那普利片组，治疗 4.5 年后能显著降低首发脑卒中风险、复合心血管事件风险以及缺血性脑卒中风险。一项多中心、随机、双盲、平行对照的临床研究显示，在患有高同型半胱氨酸血症和对 ACEI 不耐受的高血压患者中，氨氯地平和叶酸联合使用在降低血浆同型半胱氨酸和血压方面明显比单独使用氨氯地平更有效。

Polypill 是指由抗高血压药和其他防治心血管病相关危险因素的药物组成的单片复方制剂，Polypill 从提出概念开始到现在研究时间已经超过 10 年。目前 Polypill 的组成及比例尚不确定，每个研究团队致力于不同的配方组成。UMPIRE 研究是一项随机对照临床试验，共纳入 2 004 例确诊心血管疾病或明确存在心血管病高危风险的患者，随机接受 Polypill（阿司匹林 75mg+ 辛伐他汀 40mg+ 赖诺普利 10mg+ 阿替洛尔 50mg/ 氢氯噻嗪 12.5mg）或安慰剂治疗，随访治疗 15 个月后发现，与安慰剂组相比，Polypill 治疗组平均血压和低密度脂蛋白水平均下降，Polypill 治疗组依从性明显增高。TIPS-3 研究是一项双盲、随机、安慰剂对照的临床试验，纳入 5 713 名无心血管疾病的患者，随机接受 Polypill（雷米普利 10mg+ 辛伐他汀 40mg+ 阿提洛尔 100mg+ 氢氯噻嗪 25mg）或安慰剂、阿司匹林或安慰剂、维生素 D 或安慰剂治疗，平均随访 4.6 年，结果发现，与安慰剂组相比，Polypill+ 阿司匹林能显著降低心血管事件的发生率。

综上所述，多靶点 SPC 能够兼顾降血压和控制其他危险因素的治疗，保护靶器官和降低不良心血管事件的发生风险。同时，多靶点 SPC 能够提高高血压患者服药依从性，有利于血压达标。目前，国内上市的多靶点 SPC 仍然有限，如尚缺乏兼顾降血压和降血糖的 SPC，这可能与高血压患者发病机制复杂、危险因素和临床合并症较多、个体间治疗差异较大以及药物之间相互作用等因素相关。在未来，需要更多的药理学研究和临床研究验证多靶点 SPC 治疗的安全性、有效性和实用性。

（刘　蔚）

参考文献

[1] KANNEL W B. Risk stratification in hypertension: new insights from the Framingham Study[J]. American journal of hypertension, 2000, 13(1 Pt 2): 3S-10S.

[2] 汪国海，霍勇，王梦德，等. 中国六城市轻中度高血压患者血清叶酸水平的调查[J]. 卫生研究，2007，36(3): 305-307.

[3] 潘风瑜，周玲，木拉力别克•黑扎提，等. 新疆农牧区人群叶酸缺乏情况及与高血压的相关性[J]. 海南医学院学报，2019，25(23): 1780-1786.

[4] 李建平，卢新政，霍勇，等. H 型高血压诊断与治疗专家共识[J]. 中华高血压杂志，2016，24(2): 123-127.

[5] LEACHE L, GUTIÉRREZ-VALENCIA M, FINIZOLA R M, et al. Pharmacotherapy for hypertension-induced left ventricular hypertrophy[J]. The Cochrane database of systematic reviews, 2021, 10(10): CD012039.

[6] YANG C, GAO B X, ZHAO X J, et al. Executive summary for China kidney disease network(CK-NET) 2016 annual data report[J]. Kidney international, 2020, 98(6): 1419-1423.

[7] WANG W, MA L, ZHANG Y, et al. The combination of amlodipine and angiotensin receptor blocker or diuretics in high-risk hypertensive patients: rationale, design and baseline characteristics[J]. Journal of human hypertension, 2011, 25(4): 271-277.

[8] 胡大一，刘力生，余金明，等. 中国门诊高血压患者治疗现状登记研究[J]. 中华心血管病杂志，2010，28(3): 230-238.

[9] SEVER P S, DAHLÖF B, POULTER N R, et al. Prevention of coronary and stroke events with atorvastatin in hypertensive patients who have average or lower-than-average cholesterol concentrations, in the Anglo-Scandinavian Cardiac Outcomes Trial--Lipid Lowering Arm（ASCOT-LLA）: a multicentre randomised controlled trial [J]. Lancet, 2003, 361（9364）: 1149-1158.

[10] HUO Y, LI J P, QIN X H, et al. Efficacy of folic acid therapy in primary prevention of stroke among adults with hypertension in China: the CSPPT randomized clinical trial [J]. JAMA, 2015, 313（13）: 1325-1335.

[11] BAO H H, HUANG X, LI P, et al. Combined use of amlodipine and folic acid are significantly more efficacious than amlodipine alone in lowering plasma homocysteine and blood pressure among hypertensive patients with hyperhomocysteinemia and intolerance to ACEI: a multicenter, randomized, double-blind, parallel-controlled clinical trial[J]. Journal of clinical hypertension, 2023, 25（8）: 689-699.

[12] COCA A, CASTELLANO J M, CAMAFORT M, et al. Polypill in cardiovascular disease prevention: recent advances [J]. Polish archieves of internal medicine, 2023, 133（3）: 16460.

[13] THOM S, POULTER N, FIELD J, et al. Effects of a fixed-dose combination strategy on adherence and risk factors in patients with or at high risk of CVD: the UMPIRE randomized clinical trial[J]. JAMA, 2013, 310（9）: 918-929.

[14] YUSUF S, JOSEPH P, DANS A, et al. Polypill with or without aspirin in persons without cardiovascular disease [J]. The New England journal of medicine, 2021, 384（3）: 216-228.

4.6.1 钙通道阻滞剂+他汀类单片复方制剂

4.6.1.1 概述 高血压和血脂异常都是主要的心血管危险因素，许多患者同时存在高血压和血脂异常，导致发生严重心血管事件的风险成倍增高。在对我国的门诊患者调查中显示，高达 61.5% 的高血压患者伴有血脂异常，65.8% 的血脂异常患者伴有高血压。因此，我国有上亿患者需要同时服用抗高血压药和降血脂药。

使用单片复方制剂是提高患者治疗依从性的有效方法。2004 年氨氯地平阿托伐他汀钙片(amlodipine besilate and atorvastatin calcium tablets)上市，是第一个钙通道阻滞剂 + 他汀类单片复方制剂(CCB+ 他汀类药物)，开创了服用一片药物能改变两项主要危险因素的治疗新理念。澳大利亚医保药品福利方案对患者药物依从性的分析，证实这种复方制剂能显著改善治疗依从性：处方氨氯地平阿托伐他汀钙片后，患者服药的中值持续时间(median persistence time，MPT)为 35 个月，而处方氨氯地平和阿托伐他汀两种药物，患者的 MPT 仅为 7 个月($P<0.000\ 1$)。

4.6.1.2　分类　抗高血压药 + 他汀类单片复方制剂没有统一的分类方法。国外已经报道的这类制剂可根据其组方分成两类：①CCB+ 他汀类药物，包括氨氯地平阿托伐他汀钙片和氨氯地平瑞舒伐他汀片；②血管紧张素受体阻滞药 + 他汀类药物，包括厄贝沙坦阿托伐他汀片、奥美沙坦酯瑞舒伐他汀片、缬沙坦瑞舒伐他汀片和非马沙坦阿托伐他汀片。在这些制剂中，研究最多且已得到广泛应用的是氨氯地平阿托伐他汀钙片。

4.6.1.3　药物临床作用特点　氨氯地平阿托伐他汀钙片在我国国内已上市，其组分为苯磺酸氨氯地平和阿托伐他汀钙。随机双盲、安慰剂对照的临床试验显示，在高血压合并血脂异常的患者中，氨氯地平阿托伐他汀钙片降低血压的效果和安全性与同剂量的氨氯地平相似，降低低密度脂蛋白胆固醇(LDL-C)的效果和安全性与同剂量的阿托伐他汀相似。

大型随机临床试验已证实氨氯地平和阿托伐他汀联合治疗能显著降低主要心血管事件。从药理学角度来看，氨氯地平联合阿托伐他汀也非常合理。首先，这两种药物都是长效药。氨氯地平血浆浓度达峰时间为 6～12 小时，消除半衰期为 30～50 小时；阿托伐他汀服用后 1～2 小时血浆浓度达峰，阿托伐他汀和其活性代谢产物的消除半衰期分别为 14 小时和 20～30 小时。因此，氨氯地平阿托伐他汀钙片只需一天一次服用，且不受食物影响。其次，氨氯地平阿托伐他汀钙片具有良好的生物等效性。该药服用后，其两种组分的吸收速度、吸收程度、血药浓度时间曲线下面积、血浆峰值浓度和达峰时间等药代动力学参数均与同时服用氨氯地平和阿托伐他汀各 1 片高度相似。

4.6.1.4　合理用药原则　氨氯地平阿托伐他汀钙片的组

分为苯磺酸氨氯地平和阿托伐他汀钙，故其作用与同时使用这两种药物时相当：氨氯地平的主要适应证为高血压和冠心病（包括慢性稳定型心绞痛、血管痉挛性心绞痛和经血管造影证实的冠状动脉疾病），阿托伐他汀钙的主要适应证为血脂异常以及动脉粥样硬化性心血管疾病（atherosclerotic cardiovascular disease，ASCVD）的一级预防（用于无临床 ASCVD 表现但有多项危险因素的人群，目的是降低发生心肌梗死、卒中、心绞痛和冠状动脉血运重建的风险）和二级预防（用于已确诊的 ASCVD 患者，目的是降低发生心肌梗死、卒中、心绞痛、冠状动脉血运重建和心力衰竭住院的风险）。

基础和临床研究显示，氨氯地平和阿托伐他汀联合使用时，还有协同的抗动脉粥样硬化、增加一氧化氮释放、改善内皮功能、改善动脉顺应性和减轻胰岛素抵抗的作用。因此有专家提出，氨氯地平阿托伐他汀钙片还可作为心血管病高危患者的一种保护性治疗策略，不论患者是否存在血脂异常。

氨氯地平阿托伐他汀钙片有 5mg/10mg、5mg/20mg 和 5mg/40mg 三种规格，可酌情选用，并根据抗心绞痛、降血压或降血脂效果及患者的耐受性调整剂量，每日 1 片服用。

4.6.1.5 适用人群或适应证　氨氯地平阿托伐他汀钙片适用于需要氨氯地平和阿托伐他汀联合治疗的患者，主要适应证为：①作为初始治疗，用于合并高胆固醇血症或混合型高脂血症的高血压或心绞痛患者；②作为添加药物，用于已使用该药一种组分且需要增加另一种组分治疗的患者；③作为替换药物，用于已接受氨氯地平和阿托伐他汀两种单药治疗的患者。

4.6.1.6 不良反应、慎用及禁忌证　氨氯地平阿托伐他汀钙片的不良反应来自其组分氨氯地平和阿托伐他汀，如头痛、踝部水肿、肌痛和转氨酶升高，两种组分的合用不增加新的不良反应。在随机对照试验中，氨氯地平阿托伐他汀钙片治疗组患者的肌痛发生率和不良反应导致的停药率均与安慰剂对照组患者相同。

该药含有阿托伐他汀，故活动性肝病和不明原因转氨酶持续升高的患者禁用，妊娠和哺乳期妇女禁用。治疗开始前、开始后，以及剂量上调后 6 周内应检查肝功能，以后定期复查（例如每半年一次）。对治疗期间出现转氨酶异常或肌肉症状的患者，应查明原因，进行个体化处理。

（施仲伟）

参考文献

[1] JOHNSON M L，PIETZ K，BATTLEMAN D S，et al. Prevalence of comorbid hypertension and dyslipidemia and associated cardiovascular disease［J］. The American journal of managed care，2004，10（12）：926-932.

[2] 刘军，王薇，刘静，等. 门诊高血压病患者合并心血管病危险因素及血压控制现况［J］. 中华心血管病杂志，2013，41（12）：1050-1054.

[3] 李勇，赵水平，叶平，等. 中国血脂异常门诊患者调脂治疗一级和二级预防达标现状：DYSIS-China 亚组分析［J］. 中华心血管病杂志，2016，44（8）：665-670.

[4] WIMETT L，LAUSTSEN G. Caduet treats two cardiovascular conditions at once［J］. The nurse practioner，2004，29（6）：56-57.

[5] SIMONS L A，ORTIZ M，CALCINO G. Persistence with a single pill versus two pills of amlodipine and atorvastatin：the Australian experience，2006-2010［J］. Med J Aust，2011，195（3）：134-137.

[6] KIM S H，JO S H，LEE S C，et al. Blood pressure and cholesterol-lowering efficacy of a fixed-dose combination with irbesartan and atorvastatin in patients with hypertension and hypercholesterolemia：a randomized，double-blind，factorial，multicenter Phase Ⅲ study［J］. Clinical therapeutics，2016，38（10）：2171-2184.

[7] PARK J S，SHIH J H，HONG T J，et al. Efficacy and safety of fixed-dose combination therapy with olmesartan medoxomil and rosuvastatin in Korean patients with mild to moderate hypertension and dyslipidemia：an 8-week，multicenter，randomized，double-blind，factorial-design study（OLSTA-D RCT：olmesartan rosuvastatin from daewoong）［J］. Drug design，development and therapy，2016，10：2599-2609.

[8] LEE K J，RYU J K，CHO Y H，et al. Effectiveness and Safety of a Fixed-Dose Combination of Valsartan and Rosuvastatin（Rovatitan® Tablet）in Patients with Concomitant Hypertension and Hyperlipidemia：An Observational Study［J］. Drug design，

development and therapy, 2023, 17: 1047-1062.

[9] GALLO G, SARZANI R, CICERO A F G, et al. An expert opinion on the role of the rosuvastatin/amlodipine single pill fixed dose combination in cardiovascular prevention [J]. High blood pressure and cardiovascular prevention, 2023, 30(2): 83-91.

[10] HWANG J G, YU K S, LEE S H. Comparison of the pharmacokinetics of highly variable drugs in healthy subjects using a partial replicated crossover study: a fixed-dose combination of fimasartan 120 mg and atorvastatin 40 mg versus separate tablets [J]. Drug design, development and therapy, 2020, 14: 1953-1961.

[11] PRESTON R A, HARVEY P, HERFERT O, et al. A randomized, placebo-controlled trial to evaluate the efficacy, safety, and pharmacodynamic interaction of coadministered amlodipine and atorvastatin in 1 660 patients with concomitant hypertension and dyslipidemia: the Respond trial [J]. Journal of clinical pharmacology, 2007, 47(12): 1555-1569.

[12] SEVER P, DAHLÖF B, POULTER N, et al. Potential synergy between lipid-lowering and blood-pressure-lowering in the anglo-scandinavian cardiac outcomes trial [J]. European heart journal, 2006, 27(24): 2982-2988.

[13] MCKEAGE K, SIDDIQUI M A A. Amlodipine/atorvastatin fixed-dose combination: a review of its use in the prevention of cardiovascular disease and in the treatment of hypertension and dyslipidemia [J]. American journal of cardiovascular drugs, 2008, 8(1): 51-67.

[14] CURRAN M P. Amlodipine/atorvastatin: a review of its use in the treatment of hypertension and dyslipidaemia and the prevention of cardiovascular disease [J]. Drugs, 2010, 70(2): 191-213.

[15] CHUNG M, CALCAGNI A, GLUE P, et al. Bioavailability of amlodipine besylate/atorvastatin calcium combination tablet [J]. Journal of clinical pharmacology, 2006 Sep, 46(9): 1030-1037.

[16] MASON R P. Scientific rationale for combination of a calcium channel antagonist and an HMG-CoA reductase inhibitor: a new

approach to risk factor management [J]. Drugs，2008，68(7)：885-900.

[17] 中国血脂管理指南修订联合专家委员会. 中国血脂管理指南(2023年)[J]. 中国循环杂志，2023，38(3)：237-271.

4.6.2 马来酸依那普利叶酸片

4.6.2.1 概述 高血压是导致卒中的最重要危险因素，中国高血压人群的特征之一是约75%的患者伴有同型半胱氨酸(homocysteine，Hcy)水平升高。我国人群研究显示，高血压合并Hcy水平升高显著增加卒中发病风险达11.7倍。亚甲基四氢叶酸还原酶(methylene-tetrahydrofolate reductase，MTHFR)是Hcy代谢过程关键酶之一，*MTHFR* 基因C677T位点突变导致酶的耐热性和活性下降，是导致人群Hcy中度升高的主要因素之一。荟萃分析结果显示，叶酸可以降低11%的卒中发病风险；叶酸0.8mg/d剂量疗效更佳。另有研究表明，ACEI与叶酸在降低心血管病风险方面存在协同作用。

4.6.2.2 药理学 口服吸收后其活性成分依那普利和叶酸分别发挥作用。其中，依那普利在体内快速而完全水解为依那普利拉，后者通过抑制RAAS发挥降血压作用。叶酸作用于甲硫氨酸循环，其一碳单位转化为甲基可使同型半胱氨酸再甲基化生成甲硫氨酸，降低血浆Hcy水平，同时升高体内叶酸水平。

4.6.2.3 适应证 用于治疗伴有血浆同型半胱氨酸水平升高的原发性高血压。马来酸依那普利降低高血压患者的血压，叶酸可以降低血浆同型半胱氨酸水平。

4.6.2.4 临床疗效和安全性 马来酸依那普利叶酸片10.8mg组、马来酸依那普利叶酸片10.4mg组、依那普利组降低血压或降低Hcy水平的有效率分别为65.1%、59.6%及45.8%，两个马来酸依那普利叶酸片治疗组的有效率均显著优于依那普利组；同时，马来酸依那普利叶酸片各种不良事件发生率与依那普利类似，表明马来酸依那普利叶酸片可以安全、有效地降低轻、中度原发性高血压患者的血压和Hcy水平。

4.6.2.5 循证证据

(1) 卒中：CSPPT研究表明，与以依那普利片为基础的降血压治疗方案相比，以马来酸依那普利叶酸片为基础的降血压治疗方案可进一步显著降低21%的首发卒中风险(HR：0.79；95%CI：0.69～0.93；P=0.003)、20%的复合心血管事件风险

（心血管死亡、心肌梗死及卒中 3 项之和）（HR：0.80；95%CI：0.69～0.92；P=0.002）和 24% 的缺血性卒中风险（HR：0.76；95%CI：0.64～0.91；P=0.002）；两组间不良事件发生率无显著差异。同时，马来酸依那普利叶酸片较单纯抗高血压药可以降低合并高胆固醇水平者卒中风险 31%（HR：0.69；95%CI：0.56～0.84），降低合并糖尿病患者卒中风险 34%（HR：0.66；95%CI：0.46～0.97），降低低血小板计数（$<210\times10^9$/L）人群卒中风险 58%（HR：0.39；95%CI：0.26～0.68）。

（2）肾脏疾病：与单纯降血压治疗相比，马来酸依那普利叶酸片能够降低高血压患者 21% 的肾脏疾病进展风险（OR：0.79；95%CI：0.62～1.00），降低基线合并 CKD 患者 56% 的肾脏疾病进展风险（OR：0.44；95%CI：0.26～0.75）；降低 51% 的蛋白尿导致死亡风险；降低基线合并糖尿病患者 52% 新发蛋白尿风险（OR：0.48；95%CI：0.29～0.81）。

（3）高尿酸血症：与单纯降血压治疗相比，马来酸依那普利叶酸片可以显著降低高血压患者尿酸水平，降低 11% 新发高尿酸血症的发病风险（OR：0.89；95%CI：0.79～0.99），提高 31% 高尿酸血症的控制率（OR：1.31；95%CI：1.01～1.70）。

4.6.2.6 药物规格与用法用量

（1）药物规格：10mg/0.8mg、10mg/0.4mg。

（2）用法用量：根据血压控制情况选择不同规格的马来酸依那普利叶酸片。通常推荐起始剂量为每日 5mg/0.4mg，根据患者的反应调整给药剂量，可逐渐调至每日 10mg/0.8mg。肝肾功能异常患者和老年患者酌情减量或遵医嘱。

高血压伴高同型半胱氨酸患者应用马来酸依那普利叶酸片的推荐见表 4-10。

表 4-10 高血压伴高同型半胱氨酸患者应用马来酸依那普利叶酸片的推荐

推荐建议	推荐等级	证据质量
高血压血管并发症：降低脑血管病的发生风险，减少复合心脑血管事件；减缓肾脏疾病进展	I	A
降低尿酸水平	I	B

（李 萍）

参考文献

[1] 李建平，卢新政，霍勇，等. H 型高血压诊断与治疗专家共识[J]. 中国医学前沿杂志（电子版），2016，8（5）：23-28.

[2] LI J P，JIANG S Q，ZHANG Y，et al. H-type hypertension and risk of stroke in Chinese adults：A prospective，nested case-control study[J]. Journal of translational internal medicine，2015，3（4）：171-178.

[3] Homocysteine Lowering Trialists' Collaboration. Dose-dependent effects of folic acid on blood concentrations of homocysteine：a meta-analysis of the randomized trials[J]. The American journal of clinical nutrition，2005，82（4）：806-812.

[4] WANG X B，QIN X H，DEMIRTAS H，et al. Efficacy of folic acid supplementation in stroke prevention：a meta-analysis[J]. Lancet，2007，369（9576）：1876-1882.

[5] HUO Y，QIN X，WANG J，et al. Efficacy of folic acid supplementation in stroke prevention：new insight from a meta-analysis[J]. International journal of clinical practice，2012，66（6）：544-551.

[6] ZHAO M，WU G L，LI Y B，et al. Meta-analysis of folic acid efficacy trials in stroke prevention：insight into effect modifiers[J]. Neurology，2017，88（19）：1830-1838.

[7] LI Y P，HUANG T Y，ZHENG Y，et al. Folic acid supplementation and the risk of cardiovascular diseases：a meta-analysis of randomized controlled trials[J]. Journal of the American Heart Association，2016，5（8）：e003768.

[8] ALBERT C M，COOK N R，GAZIANO J M，et al. Effect of folic acid and B vitamins on risk of cardiovascular events and total mortality among women at high risk for cardiovascular disease：a randomized trial[J]. JAMA，2008，299（17）：2027-2036.

[9] 李建平，霍勇，刘平，等. 马来酸依那普利叶酸片降压、降同型半胱氨酸的疗效和安全性[J]. 北京大学学报（医学版），2007，39（6）：614-618.

[10] HUO Y, LI J P, QIN X H, et al. Efficacy of folic acid therapy in primary prevention of stroke among adults with hypertension in China: the CSPPT randomized clinical trial[J]. JAMA, 2015, 313(13): 1325-1335.

[11] QIN X H, LI J P, SPENCE J D, et al. Folic acid therapy reduces the first stroke risk associated with hypercholesterolemia among hypertensive patients[J]. Stroke, 2016, 47(11): 2805-2812.

[12] XU R B, KONG X, XU B P, et al. Longitudinal association between fasting blood glucose concentrations and first stroke in hypertensive adults in China: effect of folic acid intervention[J]. American journal of clinical nutrition, 2017, 105(3): 564-570.

[13] KONG X Y, HUANG X, ZHAO M, et al. Platelet count affects efficacy of folic acid in preventing first stroke[J]. Journal of the American College of Cardiology, 2018, 71(19): 2136-2146.

[14] XU X, QIN X H, LI Y B, et al. Efficacy of folic acid therapy on the progression of chronic kidney disease: the renal substudy of the china stroke primary prevention trial[J]. JAMA internal medicine, 2016, 176(10): 1443-1450.

[15] LI Y B, QIN X H, LUO L, et al. Folic acid therapy reduces the risk of mortality associated with heavy proteinuria among hypertensive patients[J]. Journal of hypertension, 2017, 35(6): 1302-1309.

[16] LI Y B, LIANG M, WANG G B, et al. Effects of folic acid therapy on the new-onset proteinuria in Chinese hypertensive patients: a post-hoc analysis of the renal sub-study of China Stroke Primary Prevention Trial[J]. Hypertension, 2017, 70(2): 300-306.

[17] QIN X H, LI Y B, HE M L, et al. Folic acid therapy reduces serum uric acid in hypertensive patients: a substudy of the China Stroke Primary Prevention Trial(CSPPT)[J]. American journal of clinical nutrition, 2017, 105(4): 882-889.

[18] QIN X H, LI J P, CUI Y M, et al. MTHFR C677T and MTR A2756G polymorphisms and the homocysteine lowering efficacy of different doses of folic acid in hypertensive Chinese adults[J]. Nutrition journal, 2012, 11: 2.

4.6.3 氨氯地平叶酸片

4.6.3.1 药理学 氨氯地平叶酸片口服吸收后其活性成分氨氯地平和叶酸分别发挥作用。其中，氨氯地平通过阻断细胞膜钙离子内流，扩张血管而发挥降血压作用。叶酸作用于甲硫氨酸循环，其一碳单位转化为甲基可使 Hcy 再甲基化生成甲硫氨酸，降低血 Hcy 水平，同时升高叶酸水平。

4.6.3.2 适应证 用于治疗伴有血浆 Hcy 水平升高的原发性高血压。氨氯地平降低血压，叶酸可以降低血浆 Hcy 水平、升高血叶酸水平。

4.6.3.3 循证证据 CSPPT 研究亚组分析结果显示，以依叶片或叶酸治疗的基础上加上 CCB 与不加 CCB 比较，加 CCB 的治疗方案在降血压达标的基础上，可进一步降低 19% 的脑卒中风险；注册临床试验结果显示，氨氯地平叶酸片在降低血压的同时，可以升高血叶酸水平，降低血浆 Hcy 水平。氨氯地平叶酸片与同等剂量的氨氯地平片单药比较，降血压疗效没有差异。此外，对于 Hcy 水平升高（血浆 Hcy 水平≥10μmol/L）且对血管紧张素转换酶抑制药类抗高血压药不耐受的原发性高血压患者，氨氯地平叶酸片降低血压和降低 Hcy 与普通原发性高血压患者观察到的结果一致。安全性方面，研究药物相关的不良事件的发生率，氨氯地平叶酸片组与氨氯地平片组一致，无组间显著性差异。

机制研究表明，Hcy 升高激活 *N*- 甲基 -D- 天冬氨酸受体，增加细胞内的钙离子，进而增加活性氧的生成、激活基质金属蛋白酶和诱导胶原合成，导致内膜下肌细胞的成分改变，造成血管损伤和高血压。因此，氨氯地平叶酸片作为多效复方药，在机制上有协同作用，可同时降低血压和降低 Hcy，进一步降低心血管事件的风险。

4.6.3.4 药物规格与用法用量

（1）药物规格：5mg/0.8mg、5mg/0.4mg。

（2）用法用量：根据血压控制情况选择不同规格。通常推荐起始剂量为 5.8mg 或 5.4mg，每日一次，推荐维持剂量为

5.8mg，每日一次，最大日剂量为5.4mg×2片。用药剂量根据个体需要进行调整，通常调整期不少于7～14日，以便医生充分评估患者对该剂量的反应。

高血压伴高同型半胱氨酸患者应用氨氯地平叶酸片的推荐见表4-11。

表4-11 高血压伴高同型半胱氨酸患者应用氨氯地平叶酸片的推荐

推荐建议	推荐等级	证据质量
高血压血管并发症：降低脑血管病的发生风险	Ⅱa	B

（李 萍）

参考文献

[1] HUO Y，LI J P，QIN X H，et al. Efficacy of folic acid therapy in primary prevention of stroke among adults with hypertension in China：the CSPPT randomized clinical trial[J]. JAMA，2015，313（13）：1325-1335.

[2] BANGALORE S，KUMAR S，MESSERLI F H. Angiotensin-converting enzyme inhibitor associated cough：deceptive information from the Physicians' Desk Reference[J]. American journal of medicine，2010，123（11）：1016-1630.

[3] HUANG X，LI Y，LI P，et al. A multicentered，randomized，doubleblind，parallel-controlled clinical trial on the homocysteine and blood pressure-lowering effects of amlodipine-folic acid versus amlodipine among H-type hypertensive patients intolerant to ACEI：principles and methods. Precis Nutr，2022，1（3）：e00019.doi：10.1097/PN9.0000000000000019 Downloaded.

[4] BAO H H，HUANG X，LI P，et al. Combined use of amlodipine and folic acid are significantly more efficacious than amlodipine alone in lowering plasma homocysteine and blood pressure among hypertensive patients with hyperhomocysteinemia and intolerance to ACEI：a multicenter，randomized，double-blind，parallel-controlled clinical trial[J]. Journal of clinical hypertension，2023，25（8）：689-699.

[5] BEHERA J，BALA J，NURU M，et al. Homocysteine as a

pathological biomarker for bone disease[J]. Journal of cellular physiology, 2017, 232(10): 2704-2709.

[6] SEN U, MISHRA P K, TYAGI N, et al. Homocysteine to hydrogen sulfide or hypertension[J]. Cell biochemistry and biophysics, 2010, 57(2-3): 49-58.

5 特殊人群高血压的药物治疗

5.1 儿童高血压

5.1.1 流行病学现状和影响因素

儿童（18 岁以下）原发性高血压患病率主要基于单一时点血压测量的人群流行病学调查数据，如 2019 年全国学生体质调研结果显示，6～17 岁学龄儿童的高血压患病率为 13.0%，呈现农村高于城市，中、东、西部依次降低的特点。儿童继发性高血压患病现状数据基本来自对住院病例的回顾性分析。在一项 2010—2020 年住院病例的统计分析中，18 岁以下住院儿童高血压以继发性为主（占 57.4%），其中学龄前儿童（<6 岁）占比为 91.7%；随年龄增长，原发性高血压比例上升，12 岁及以上，原发性高血压占比为 51.7%。在儿童原发性高血压的诸多影响因素中，肥胖是第一位危险因素，对高血压患病风险的独立贡献近 20%，其他危险因素包括父母高血压史、低出生体重、早产、不良生活习惯（如糖、盐摄入过多、蔬菜摄入不足、睡眠和身体活动缺乏）以及心理与精神压力等。继发性高血压病因比较明确，如肾脏疾病、肾动脉狭窄、风湿免疫疾病、内分泌疾病、血液肿瘤及服用药物等，其中肾脏疾病是继发性高血压的首位病因，占继发性高血压的 40% 以上。

5.1.2 诊断和评估

血压测量方法：通常测量儿童坐位右上臂肱动脉血压。但对于初次测量血压的儿童，应测量四肢血压以排除主动脉狭窄；同时测量不同体位（坐、卧、立）血压以发现直立性高血压。选择合适尺寸袖带对准确测量儿童血压至关重要，表 5-1 为血压计袖带的型号、对应的上臂围及儿童年龄范围。每次血压测量应至少连续测量三次，首次血压测量可适当增加次数，两次间隔 1 分钟，相邻两次读数相差 10mmHg 及以上，应再次测量，取后两次读数的平均值记录。

表 5-1　儿童血压计袖带型号、上臂围及年龄参照表

袖带型号	上臂围 /cm	年龄段 / 岁
SS	12～<18	3～5
S	18～<22	6～11
M	22～<32	≥12
L	32～<42	≥12
XL	42～<50	≥12

诊断和评估：判断儿童血压水平应考虑年龄、性别和身高因素。其中，3～15 岁参照“中国 3～17 岁男、女年龄别和身高别血压参照标准”中对应年龄、性别和身高的血压第 95 百分位（P_{95}）为判断界值，即收缩压和 / 或舒张压≥P_{95} 定义为高血压，P_{90}～P_{95} 或≥120/80mmHg 为正常高值血压；16～17 岁，由于身高及性发育与成年人接近，可直接采用成年人高血压标准判断，即收缩压和 / 或舒张压≥140/90mmHg 定义为高血压，120～139/80～89mmHg 为正常高值血压。临床实践中，也可首先通过简化标准进行初步判断（表 5-2），对筛查出的可疑高血压患儿，再进一步采用年龄、性别和身高的血压百分位值确定诊断。对儿童高血压的诊断性评估包括下述四方面：血压水平的真实性与血压水平分级、高血压病因、靶器官损害及程度、其他心血管病及并发症。在评估基础上制订合理的治疗计划。儿童高血压的个体诊断需要根据连续三个时点的血压水平进行，两个时点间隔 2 周以上。一般情况下，只有经过非同日 3 次测量方可诊断为高血压。但是，如果第 1 次（偶次测量）的血压水平达到中重度高血压，即 3～15 岁收缩压和 / 或舒张压≥P_{99}+5mmHg，16～17 岁收缩压和 / 或舒张压≥160/100mmHg，则可直接诊断为高血压。儿童“白大衣高血压”和“直立性高血压”较为常见，可通过 ABPM 或直立倾斜试验予以鉴别。

表 5-2 中国 3～17 岁儿童高血压筛查的简化标准

年龄 / 周岁	性别	SBP/mmHg	DBP/mmHg
3～15	男	100+2× 周岁	65+ 周岁
	女	100+1.5× 周岁	65+ 周岁
16～17	男 女	140	90

注：SBP，收缩压（systolic blood pressure）；DBP，舒张压（diastolic blood pressure）。

5.1.3 综合干预

血压控制目标：对于 16 岁以下儿童，无论是原发性高血压还是继发性高血压，均应将其血压降至 P_{95} 以下；当合并肾脏疾病、糖尿病或出现靶器官损害时，应将血压降至 P_{90} 以下，以减少对靶器官的损害，降低远期心血管病发病风险。对于 16～17 岁儿童，相关降血压目标与成年人保持一致，即对心血管风险高危 / 很高危的高血压患者以及有糖尿病等合并症的高血压患者，推荐诊室血压降至 <130/80mmHg，而对一般高血压患者推荐血压降至 <140/90mmHg，以降低远期心血管病发病风险。

降血压治疗：儿童继发性高血压应优先考虑针对病因治疗。改善生活方式并贯穿始终，包括：

①肥胖儿童应控制体重，在保证身高发育同时，延缓身体质量指数（body mass index，BMI）上升趋势，降低体脂肪含量。

②增加有氧和抗阻力运动，减少静态活动时间。

③调整膳食结构及品种多样化，控制总能量及脂肪供能比；按照 WHO 针对儿童的建议标准，控制膳食盐和含糖饮料摄入，养成健康饮食习惯。

④避免持续性精神紧张状态。

⑤保证足够睡眠时间等。

多数患儿经过生活方式干预后，其血压可达到控制目标。

当高血压合并下述任一或多种情况，或达到中重度高血压时，应考虑启动药物治疗：①出现高血压的临床症状；②糖尿病；③继发性高血压；④靶器官的损害。

药物治疗原则是从小剂量、单一用药开始，同时兼顾个体化，视疗效和血压水平变化调整治疗方案和治疗时限，必要时联合用药。

儿童用药选择主要参考药品说明书。目前，我国经国家药品监督管理局批准的药品说明书中标注明确儿童用法推荐的抗高血压药品种有限，具体如下①CCB：氨氯地平；②ACEI，卡托普利和福辛普利；③利尿剂：氨苯蝶啶、氯噻酮、氢氯噻嗪和呋塞米。④肾上腺素受体拮抗剂：普萘洛尔、阿替洛尔和哌唑嗪。⑤ARB：氯沙坦。

已有许多研究证实，ACEI、ARB等不同种类抗高血压药均可降低儿童血压，且实施严格的血压控制目标可使慢性肾功能不全患儿获得长期的肾脏保护，并逆转左心室肥大、改善心脏结构和功能。然而，目前暂无针对儿童的以心血管事件为终点的临床试验，儿童抗高血压药安全性及其对未来长期影响也有待进一步研究。

治疗注意事项：为既能达到疗效又尽量减少药物不良反应，最好使用药效持续时间长（可持续24小时作用）的药物。经治疗血压控制满意后可逐步减少抗高血压药剂量直至停药，不可骤停，并注意治疗过程中定期监测血压及评价治疗效果。

（米　杰　董虹孛）

参考文献

[1] 陈力，张奕，马涛，等. 2010-2019年中国7～17岁汉族儿童青少年正常高值血压和血压偏高的流行趋势［J］. 中华预防医学杂志，2023，57（4）：499-507.

[2] DONG J，DONG H B，YAN Y K，et al. Prevalence of hypertension and hypertension phenotypes after three visits in Chinese urban children［J］. Journal of hypertension，2022，40（7）：1270-1277.

[3] LIU K，LI C，GONG H B，et al. Prevalence and risk factors for hypertension in adolescents aged 12 to 17 years：a school-based study in China［J］. Hypertension，2021，78（5）：1577-1585.

[4] CHEN Y J，YE P Y，DONG H B，et al. Clinical characteristics of pediatric hypertension：a multicenter study in China［J］. Journal of hypertension，2023，41（11）：1753-1759.

[5] DONG Y H，MA J，SONG Y，et al. Secular trends in blood

pressure and overweight and obesity in Chinese boys and girls aged 7 to 17 years from 1995 to 2014［J］. Hypertension，2018，72（2）：298-305.

[6] 国家心血管病中心．中国心血管健康与疾病报告 2024［M］. 北京：中国协和医科大学出版社，2025.

[7] 中国血压测量工作组．中国血压测量指南［J］. 中华高血压杂志，2011，19（12）：1101-1115.

[8] 范晖，闫银坤，米杰，等．中国 3～17 岁儿童性别、年龄别和身高别血压参照标准［J］. 中华高血压杂志，2017，25（5）：428-435.

[9] 王晰，高利旺，王霞，等．中国青春发育成熟儿童采用成人高血压诊断界值的研究［J］. 中华高血压杂志，2023，31（11）：1011-1016.

[10] 范晖，闫银坤，米杰．中国 3～17 岁儿童血压简化标准的研制［J］. 中华高血压杂志，2017，25（5）：436-440.

[11] 中国高血压防治指南修订委员会，高血压联盟（中国），中国医疗保健国际交流促进会高血压病学分会，等．中国高血压防治指南（2024 年修订版）［J］. 中华高血压杂志（中英文），2024，32（7）：603-700.

[12] 董虹孛，陈奕君，叶佩玉，等．住院高血压儿童用药现状：一项多中心研究［J］. 中华高血压杂志（中英文），2024，32（8）：753-762.

[13] BURRELLO J，ERHARDT E M，SAINT-HILARY G，et al. Pharmacological treatment of arterial hypertension in children and adolescents：a network meta-analysis［J］. Hypertension，2018，72（2）：306-313.

[14] WÜHL E，TRIVELLI A，PICCA S，et al. Strict blood-pressure control and progression of renal failure in children［J］. The New England journal of medicine，2009，361：1639-1650.

[15] SINHA M D，GU H T，DOUIRI A，et al. Intensive compared with less intensive blood pressure control to prevent adverse cardiac remodelling in children with chronic kidney disease（HOT-KID）：a parallel-group，open-label，multicentre，randomized，controlled trial［J］. The lancet. Child and adolescent health，2023，7（1）：26-36.

5.2 老年高血压

5.2.1 概述

我国已逐渐进入老龄化社会，2012—2015 年全国营养调查显示，我国年龄≥60 岁老年人高血压患病率为 53.2%，2004—2018 年，无论男性、女性，60～69 岁人群，高血压患病率随时间呈缓慢上升。60 岁以上老年高血压患者中有 57.0% 为单纯收缩期高血压，而只有 1.3% 为单纯舒张期高血压。老年高血压患者心脑血管病风险显著增加，而降血压治疗获益也十分明确。治疗的最终目标是最大限度地降低心血管并发症和死亡的总体风险。除强调血压达标外，需要干预所有可逆转的心血管危险因素、靶器官损害及并存的临床疾病。由于老年高血压的病理生理与临床表现均有其特点，因此抗高血压药的选择与使用应充分考虑其特殊性。

5.2.2 患者临床特点及降血压获益

5.2.2.1 患者临床特点 随着年龄的增长，老年高血压患者外周血管阻力升高，心输出量逐渐减少；其次，老年患者大血管僵硬度增加，弹性功能下降，血管顺应性降低，导致脉压增大。随着年龄的增长，老年人肾血流量和肾小球滤过率降低，而高血压患者这一变化更为明显。肾排钠功能下降，盐敏感性增强。血浆 RAAS 活性随年龄增长呈下降趋势，而儿茶酚胺水平则呈升高趋势。此外，随着年龄的增长，老年人糖耐量降低，胰岛素抵抗增加。

老年高血压患者临床上有其特殊表现：①以收缩压增高为主，脉压增大。与舒张压相比，收缩压与心、脑、肾和血管等靶器官损害的关系更为密切，是心血管事件更为重要的独立预测因素。因此，老年患者降血压治疗更应强调收缩压达标。②老年高血压患者的血压波动大，晨峰现象明显，昼夜节律异常，非勺型或超勺型改变增多。③老年高血压患者多合并冠心病、卒中、左心室肥大 / 心力衰竭、糖尿病、肾功能损害等多种并发症，临床上多器官受损多见，常见多重用药情况。④老年人易发生直立性低血压和餐后低血压。

5.2.2.2　患者降血压获益　近年来，大量临床试验证明，老年高血压经降血压治疗后可显著降低卒中、心力衰竭及心肌梗死的发生率以及心血管病的总死亡率。因此，国内外指南均强调了对老年高血压降血压治疗的意义。非洛地平降血压治疗临床试验（FEVER）亚组显示，在 65 岁以上的老年高血压患者中，将 SBP 降至约 139mmHg 相比于 145mmHg，发生脑卒中危险降低 44%。2015 年公布的美国收缩压干预试验（SPRINT），将 SBP 降至 120mmHg 以下与将 SBP 降至 140mmHg 对心血管终点事件的影响，结果显示，血压降至 130mmHg 以下心血管事件发生率更低。其亚组分析显示，对≥75 岁高血压患者（平均年龄为 79.8 岁）强化收缩压控制（<120mmHg）可以降低心血管事件和全因死亡率。中国 2021 年完成的老年高血压干预试验（STEP）也得出类似结果。但这两项研究存在的主要问题是标准治疗组存在放松治疗而使血压上升，从而放大了事件的差异。因此，是否需要对所有老年高血压患者均采取强化降血压措施，仍应基于个体化的考量。

《中国高血压防治指南（2024 年修订版）》和 2023 年欧洲高血压学会指南建议，对于 65～79 岁的老年患者，将血压控制到 140/90mmHg 以下，如能耐受，应降至 130/80mmHg 以下。强调应重视收缩压达标。对于衰弱老年高血压的患者，不宜过度降低血压。

5.2.3　降血压治疗原则

5.2.3.1　降血压目标值　65～79 岁患者血压应降至<140/90mmHg，如能耐受可进一步降至<130/80mmHg。≥80 岁高龄患者，初步降至<150/90mmHg，如能耐受，可进一步降至<140/90mmHg。

5.2.3.2　达标流程　①2 级以上高血压或血压高于目标血压 20/10mmHg 的 65～79 岁非衰弱状态的高血压患者，起始和维持治疗可采用两药联合治疗，优先推荐单片复方制剂，以提高治疗依从性；②起始单药治疗适用于下列患者：血压<150/95mmHg；老年衰弱高血压患者。根据起始治疗的疗效决定是否需要第二步和第三步治疗措施。

5.2.4　药物推荐

老年高血压抗高血压药的选择应遵循平稳、有效、安全、不良反应少、服用简单方便、依从性好的原则。目前常用的抗高血压药，包括利尿剂、二氢吡啶类CCB、β受体拮抗剂、ACEI、ARB和ARNI都可以作为初始和联合降血压治疗的选择。

（1）利尿剂：多项临床研究均证明利尿剂能够有效降低老年高血压患者的心血管并发症发生率和死亡率。作为一线抗高血压药，利尿剂特别适用于老年高血压患者。临床上主要包括噻嗪样利尿剂（如氯噻酮、吲达帕胺）和噻嗪型利尿剂（如氢氯噻嗪等），以小剂量和联合用药为主。

（2）二氢吡啶类CCB：特别适用于老年高血压患者。由于老年高血压患者多数为低肾素、盐敏感性，CCB有利尿、排钠作用；同时通过其直接扩血管作用以对抗增高的外周血管阻力。此外，CCB有抗动脉粥样硬化作用，尤其长效CCB平稳降血压，减少血压波动。

（3）β受体拮抗剂：β受体拮抗剂具有逆转心肌重塑、保护心脏功能、改善心肌供血等作用。主要适用于合并心绞痛、心力衰竭及有心肌梗死既往史的老年高血压患者。MRC研究结果表明，老年高血压患者单纯使用β受体拮抗剂在降血压的同时并不能有效降低心血管事件发生率，一项系统分析的结果也支持这一结论。

（4）ACEI、ARB、ARNI：可逆转左心室肥大，改善心脏功能；减少蛋白尿，保护肾脏；抑制血管重塑，改善血管内皮功能和动脉顺应性，保护血管等作用。特别适用于合并冠心病、心力衰竭、糖尿病及肾脏疾病等的老年高血压患者。

（5）老年高血压患者药物联合治疗，宜选择RASI（ARB/ACEI/ARNI）加二氢吡啶类CCB或利尿剂，也可以采用二氢吡啶类CCB+利尿剂或二氢吡啶类CCB+β受体拮抗联合治疗。

5.2.5 老年高血压合并心脑血管病等的降血压策略

（1）合并卒中：①降血压目标，急性期血压持续升高至≥200/110mmHg，缓慢降血压（24小时降血压幅度<25%）；②慢性期血压目标值为<140/90mmHg，如可耐受，可降至<130/80mmHg；③推荐药物，慢性期ACEI/ARB/ARNI、利尿剂、长效CCB。

（2）合并冠心病：①降血压目标，血压控制目标为<140/90mmHg，如可耐受，可降至<130/80mmHg；②推荐药物，β受体拮抗剂和ACEI、ARB或ARNI治疗后血压难以控制，或

并发血管痉挛性心绞痛时联合长效二氢吡啶类 CCB。

（3）合并慢性心力衰竭：①降血压目标，血压控制目标为 <140/90mmHg，如可耐受，可降至 <130/80mmHg；②推荐药物，若无禁忌证，选择利尿剂、β 受体拮抗剂、ACEI、ARB、ARNI 及醛固酮受体拮抗剂；③血压不达标时联合氨氯地平或非洛地平。

（4）合并心房颤动：推荐首选 ACEI/ARB/ARNI，对持续性快速心房颤动患者可选用 β 受体拮抗剂或非二氢吡啶类 CCB 控制心室率。

（5）合并肾功能不全：①降血压目标，血压控制目标为 <140/90mmHg，有蛋白尿且可耐受者可进一步降低至 <130/80mmHg；②推荐药物，若无禁忌证首选 ACEI、ARB 或 ARNI；降血压未达标时可联合二氢吡啶类 CCB；有液体潴留可联用袢利尿剂。

（6）合并糖尿病：①降血压目标，血压控制目标为 <130/80mmHg；②推荐药物，首选 ACEI、ARB 或 ARNI，可联合长效二氢吡啶类 CCB 或噻嗪类利尿剂。

（7）合并带状疱疹：老年人是带状疱疹的高风险人群，罹患带状疱疹后，炎症和疼痛会诱发血压的增高，使得血压控制不良。因此，需积极进行抗病毒和镇痛治疗。老年人可接种重组带状疱疹疫苗以预防带状疱疹，带状疱疹后稳定期接种也可预防再发生。血压持续控制在 140mmHg 之内高龄老年血压可控制在 140～150mmHg，如能耐受 <140mmHg。

5.2.6 老年单纯收缩期高血压的治疗

老年单纯收缩期高血压的治疗应以改善血管顺应性、保护内皮功能及减轻靶器官损害为出发点，在降低收缩压的基础上尽量不影响或少影响舒张压，从而最大限度地降低心脑血管风险。改善大动脉顺应性治疗，老年单纯收缩期高血压患者宜选择长效 CCB、ARB、ACEI 或利尿剂。

5.2.7 临床用药注意事项

（1）老年高血压降血压应强调个体化，结合患者年龄、体质、靶器官功能状态、合并症等选择合理的药物和剂量。

（2）老年单纯收缩期高血压的治疗，一方面强调收缩压达标，另一方面应避免过度降低舒张压，同时兼顾组织器官灌注。

在患者能耐受降血压治疗的前提下，逐步、平稳降血压，对于衰弱老年患者和 1 级高血压患者，起始抗高血压药剂量宜小，递增时间需更长，应避免过快降血压。

（3）血压变异大、易波动是老年高血压的临床特点。老年患者心血管反射功能降低，对容量不足和交感神经抑制剂敏感。因此，应重视防治低血压包括直立性低血压，禁用易导致直立性低血压的药物（哌唑嗪、拉贝洛尔等）；同时也应注意控制老年高血压患者的血压晨峰现象。

（4）老年高血压患者禁用影响认知功能的药物，如可乐定等。

（张宇清）

参考文献

[1] 李苏宁，陈祚，王增武，等. 我国老年人高血压现状分析[J]. 中华高血压杂志，2019，27（2）：140-148.

[2] ZHANG M，SHI Y，ZHOU B，et al. Prevalence，awareness，treatment，and control of hypertension in China，2004-18：findings from six rounds of a national survey[J]. British medical journal，2023，380：e071952.

[3] 中国老年医学学会高血压分会，北京高血压防治协会，国家老年疾病临床医学研究中心. 中国老年高血压管理指南 2023[J]. 中华高血压杂志，2023，31（6）：508-538.

[4] 中国高血压防治指南修订委员会，高血压联盟（中国），中国医疗保健国际交流促进会高血压病学分会，等. 中国高血压防治指南（2024 年修订版）[J]. 中华高血压杂志（中英文），2024，32（7）：603-700.

[5] ZHANG Y，ZHANG X，LIU L，et al. Is a systolic blood pressure target <140mmHg indicated in all hypertensives? Subgroup analyses of findings from the randomized FEVER trial[J]. European heart journal，2011，32（12）：1500-1508.

[6] LEWIS C E，FINE L J，BEDDHU S，et al. Final report of a trial of intensive versus standard blood-pressure control[J]. The New England journal of medicine，2021，384（20）：1921-1930.

[7] ZHANG W，ZHANG S，DENG Y，et al. Trial of intensive blood-pressure control in older patients with hypertension[J]. The New England journal of medicine，2021，385（14）：1268-1279.

[8] MANCIA G，KREUTZ R，BRUNSTRÖM M，et al. 2023 ESH guidelines for the management of arterial hypertension the task force for the management of arterial hypertension of the European Society of Hypertension：endorsed by the International Society of Hypertension（ISH）and the European Renal Association（ERA）[J]. Journal of hypertension，2023，41（12）：1874-2071.

5.3 妊娠或哺乳期合并高血压

5.3.1 妊娠合并高血压

5.3.1.1 概述 妊娠合并高血压发病率近 10%。近年来随着孕妇平均年龄的增加，其发病率也不断升高。

5.3.1.2 患者临床特点及降血压获益 妊娠合并高血压可增加胎儿生长受限、胎盘早剥、产妇弥散性血管内凝血、急性心力衰竭及卒中等并发症风险，适当控制血压可降低母婴并发症及死亡率。

5.3.1.3 降血压治疗原则 因妊娠合并高血压的特殊性，涉及母婴双方的安全性，抗高血压药选择等方面应特别慎重。

（1）降血压目标值：妊娠合并高血压当血压≥140/90mmHg，应考虑启动药物治疗。血压控制目标值<140/90mmHg。

（2）降血压启动时机及达标流程：妊娠合并高血压应在生活方式干预同时启动抗高血压药治疗，推荐选择指南推荐的抗高血压药，逐渐增加剂量，必要时联合治疗。如合并高血压急症（血压明显升高和 / 或合并严重并发症，如心力衰竭、卒中及急性肾功能衰竭等）需要急诊入院，静脉给予抗高血压药。

5.3.1.4 药物推荐 药物选择原则：在有效控制血压的同时应充分考虑药物对母婴的安全性。ACEI、ARB、ARNI 及直接肾素抑制剂有致畸等不良反应，禁用于妊娠高血压患者。

对有妊娠计划的高血压患者，如患者血压≥ 140/100mmHg，或合并靶器官损害，建议尽早在高血压专科进行血压水平、靶器官损害状况以及高血压的病因评估，并需进行抗高血压药治疗。一般在计划妊娠 6 个月前停用 ACEI、ARB、ARNI 及直接肾素抑制剂等抗高血压药，换用拉贝洛尔、甲基多巴及硝苯地平等。妊娠早期原则上尽可能采用少的药物种类和剂量，同时应充分告知患者妊娠早期用药对胎儿重要脏器发育影响的不确定性。妊娠 20 周后，胎儿器官已形成，抗高血压药对胎儿的影响可能减弱，同时血压可能进一步升高，应根据血压情况在妊娠不同时期及时调整抗高血压药的种类。根据国内外指南推荐可选药物：①甲基多巴，0.5～3g/d，2～4 次 /d；②拉贝洛尔，100mg/ 次，2 次 /d，可逐渐增加至 200～400mg/d，最大剂量为 1 200mg/d；③硝苯地平，5～20mg/ 次，每 8 小时 1 次；或缓释制剂，10～20mg/ 次，每 12 小时 1 次；控释片 30～60mg/d，1 次 /d；④美托洛尔，25～100mg/ 次，每 12 小时 1 次；⑤氢氯噻嗪，6.25～25mg/d；⑥肼屈嗪，10mg/ 次，3～4 次 /d，最大剂量为 300mg/d。

（1）重度妊娠合并高血压：可选择静脉用药①拉贝洛尔，20mg，静脉注射；1～2mg/min 静脉滴注。②乌拉地尔，10～15mg，缓慢静脉注射；静脉滴注最大药物浓度为 4mg/ml，推荐初始速度为 2mg/min，并根据血压情况调整。③尼卡地平，0.5～1.0μg/(kg•min)，5～10 分钟起效。因硝普钠可增加胎儿氰化物中毒风险，因此不建议使用，除非其他药物疗效不佳时可以考虑使用，即使必须应用，也不应超过 3 天。对重度先兆子痫，建议硫酸镁 5g 稀释至 20ml，缓慢静脉注射（5 分钟），维持量为 1～2g/h；或 5g 稀释至 20ml，深部肌内注射，每 4 小时 1 次，总量为 25～30g/d。注意中毒反应。密切观察患者血压、腱反射及不良反应，并确定终止妊娠的时机。

（2）联合用药：若效果不理想，可联合应用拉贝洛尔与硝苯地平、硝苯地平与甲基多巴、拉贝洛尔与肼屈嗪，或甲基多巴与肼屈嗪。

5.3.1.5 临床用药注意事项

（1）妊娠合并高血压患者，近期证据表明血压≥140/90mmHg 开始药物降血压治疗可降低母亲及胎儿不良事件，降低死亡率。

（2）目前没有任何一种抗高血压药对妊娠高血压患者是绝对安全的。除甲基多巴和氢氯噻嗪在美国 FDA 的安全性评价中属于 B 级证据外，多数抗高血压药均属于 C 类证据，而氢氯噻嗪也有降低胎盘血流量的不良反应。因此，为妊娠高血压患者选择药物应权衡利弊，并在给药前对患者进行充分说明。

妊娠合并高血压患者可应用的口服抗高血压药见表 5-3。

表 5-3 妊娠合并高血压患者可应用的口服抗高血压药

药物	安全性分级	剂量	副作用
甲基多巴	B	0.5～3g/d，b.i.d.	外周水肿、焦虑、噩梦、嗜睡、口干、低血压、孕妇肝损害，对胎儿无严重不良影响
拉贝洛尔	C	200～1 200mg/d，b.i.d.～t.i.d.	持续的胎儿心动过缓，低血压，新生儿低血糖
氢氯噻嗪	B	12.5～25mg/d，q.d.	胎儿畸形、电解质紊乱、血容量不足
硝苯地平控释片	C	30～60mg/d，q.d.	低血压，抑制分娩（尤其与硫酸镁联用时）
肼屈嗪	—	50～300mg/d，b.i.d.～q.i.d.	低血压、新生儿血小板减少

妊娠高血压药物治疗推荐见表 5-4。

表 5-4 妊娠高血压药物治疗推荐

推荐建议	推荐等级	证据质量
推荐妊娠合并严重高血压，血压>160/110mmHg 时开始药物治疗	Ⅰ	C
推荐血压≥140/90mmHg，特别是合并蛋白尿时，应考虑启动药物治疗	Ⅱb	B
推荐甲基多巴、拉贝洛尔、硝苯地平用于妊娠合并高血压患者，高血压急症时可静脉应用拉贝洛尔	Ⅱa	B
妊娠和计划妊娠的妇女应避免使用 RASI，包括 ACEI、ARB 及直接肾素抑制剂及 RANI	Ⅲ	C

5.3.2 哺乳期合并高血压

既往研究表明抗高血压药在乳汁中会有一定的分泌，因此，哺乳期母亲如舒张压<100mmHg，可不服用抗高血压药，

如血压明显升高需服用抗高血压药时应停止哺乳。近年来有关乳汁中药物分泌的研究数据不断增多，认为有些抗高血压药在乳汁中分泌少（<10%），可以在哺乳期用药。通常认为ACEI在乳汁中分泌较少，可以用于哺乳期高血压女性。根据美国国立卫生研究院的数据报告，可以用于哺乳期的抗高血压药见表5-5。乳汁中药物浓度可于Human Lactation Center（University of Rochter Medical Center）网站查询。

表5-5 哺乳期高血压患者可应用的抗高血压药

药物种类	药物通用名	妊娠药物情报	美国国立卫生研究院（LactMed）	RID/%*
CCB	硝苯地平	可以	可以	1.9
	尼卡地平	可以	可以	0.07
	氨氯地平	可以	因为缺乏数据，建议用其他药物	1.4
	地尔硫䓬	可以	可以	0.87
α-β受体拮抗剂	拉贝洛尔	可以	可以	—
β受体拮抗剂	普萘洛尔	—	可以	0.28
中枢性抗高血压药	甲基多巴	可以	可以	0.11
血管扩张药	肼屈嗪	可以	可以	—
ACEI	卡托普利	可以	可以	0.02
	依那普利	—	—	0.17

注：RID（relative infant dose），乳汁中分泌比；RID<10% 哺乳期可以应用。

（姜一农）

参考文献

[1] MANCIA G，FAGARD R，NARKIEWICZ K，et al. 2013 ESH/ESC Guidelines for the management of arterial hypertension：the Task Force for the Management of Arterial Hypertension of the European Society of Hypertension（ESH）and of the European Society of Cardiology（ESC）[J]. European heart journal，2013，34（28）：2159-2219.

[2] UMEMURA S, ARIMA H, ARIMA S, et al. The Japanese Society of Hypertension guidelines for the management of hypertension (JSH 2019)[J]. Hypertension Research, 2019, 42 (9): 1235-1481.

[3] TITA A T, SZYCHOWSKI J M, BOGGESS K, et al. Treatment for mild chronic hypertension during pregnancy[J]. The New England journal of medicine, 2022, 386 (19): 1781-1792.

[4] WANG T D, CHIANG C E, CHAO T H, et al. 2022 guidelines of the Taiwan Society of Cardiology and the Taiwan Hypertension Society for the Management of Hypertension[J]. Acta cardiologica sinica, 2022, 38 (3): 225-325.

[5] PODYMOW T, AUGUST P. Hypertension in pregnancy[J]. Advances in chronic kidney disease, 2007, 14 (2): 178-190.

[6] MAGEE L A, DADELSZEN P, REY E, et al. Less-tight versus tight control of hypertension in pregnancy[J]. The New England journal of medicine, 2015, 372 (24): 407-417.

[7] COOPER W O, HERNANDEZ-DIAZ S, ARBOGAST P G, et al. Major congenital malformations after first-trimester exposure to ACE inhibitors[J]. The New England journal of medicine, 2006, 354 (3): 2443-2451.

[8] REDMAN C W, BEILIN L J, BONNAR J. Treatment of hypertension in pregnancy with methyldopa: blood pressure control and side effects[J]. British journal of obstetrics and gynaecology, 1977, 84 (6): 419-426.

[9] PLOUIN P F, BREART G, MAILLARD F, et al. Comparison of antihypertensive efficacy and perinatal safety of labetalol and methyldopa in the treatment of hypertension in pregnancy: a randomized controlled trial[J]. British journal of obstetrics and gynaecology, 1988, 95 (9): 868-876.

[10] KHAN K, ZAMORA J, LAMONT R F, et al. Safety concerns for the use of calcium channel blockers in pregnancy for the treatment of spontaneous preterm labour and hypertension: a systematic review and meta-regression analysis[J]. The journal of maternal-fetal and neonatal medicine, 2010, 23 (9): 1030-1038.

[11] MAGEE L A, CHAM C, WATERMAN E J, et al. Hydralazine for treatment of severe hypertension in pregnancy: meta-analysis

[J]. British medical journal, 2003, 327(7421): 955-960.
[12] NEWTON E R, HALE T W. Drug in breast milk[J]. Clinical obstetrics and gynecology, 2015, 58(4): 868-884.
[13] Joint Committee for Guideline Revision.2018 Chinese guidelines for prevention and treatment of hypertension—a report of the revision committee of Chinese guidelines for prevention and treatment of hypertension[J]. Journal of geriatric cardiology, 2019, 16(3): 182-241.

5.4 围手术期高血压

5.4.1 概述

围手术期高血压是指从确定手术治疗到与该手术有关的治疗基本结束的期间，患者的血压升高幅度大于基础血压的30%，或收缩压≥140mmHg 和 / 或舒张压≥90mmHg。围手术期高血压危象指的是围手术期出现短时间血压增高，并超过180/110mmHg。

5.4.2 患者临床特点及血压管理特点

5.4.2.1 易出现围手术期高血压的患者特点 既往有高血压病史；原有高血压（包括原发 / 继发性高血压）未诊断；术前血压控制不理想；有继发高血压或颅内高压者；有紧张、焦虑、恐惧、睡眠障碍等因素；存在白大衣效应；存在假性高血压。

5.4.2.2 易出现围手术期高血压的临床操作 不适当调整抗高血压药；清醒状态下有创操作；气管插管、导尿管、引流管等刺激；麻醉深度不当或镇痛不全；容量负荷增加；内环境紊乱（如电解质紊乱、酸碱失衡、低体温等）。

5.4.2.3 易发生围手术期高血压的手术类型 心脏或大血管手术（颈动脉内膜剥脱术等）、神经系统和头颈部手术、肾脏移植以及大的创伤（烧伤或头部创伤）手术等。

5.4.2.4 预防和控制围手术期高血压，一方面，有利于减少心脑血管及肾脏等高血压靶器官损害；另一方面，有利于减少术中、术后创面出血概率，减少麻醉及手术并发症。

5.4.3 降血压治疗原则

围手术期高血压的基本治疗原则是保证重要脏器灌注，降低心脏后负荷，维护心功能。

5.4.3.1 根据血压水平选择是否手术

（1）1、2 级高血压（<180/110mmHg）者可进行手术。

（2）术前 3 级高血压（≥180/110mmHg）者，如为高血压亚急症，不建议在数小时内紧急降血压治疗，否则易造成重要靶器官缺血及出现抗高血压药的副作用，择期手术者建议延后。

（3）对 3 级高血压合并威胁生命的靶器官损害（高血压急症）或临床情况，如高血压伴左心衰竭、不稳定型心绞痛或变异型心绞痛、少尿型肾衰竭、严重低钾血症（<2.9mmol/L）等，应在短时间内采取措施改善重要脏器功能，不建议手术。

5.4.3.2 根据手术时机选择是否手术

（1）对危及生命的紧急状况，为抢救生命，不论血压多高，都应急诊手术（图 5-1）。

（2）进入手术室后血压仍高于 180/110mmHg 的择期手术患者，建议推迟手术；如确有手术需要（如肿瘤伴少量出血），患者及家属同意可手术（图 5-1）。

（3）对于择期手术患者，宜于术前进行心血管风险和靶器官损害评估，优化血压管理后再行手术（图 5-1）。

5.4.3.3 降血压目标值　对于择期手术，原则上应于术前令血压达到以下目标值；与此同时，建议避免围手术期血压大幅度波动，术中血压波动幅度不超过基础血压的 30%。有研究表明，将麻醉过程中及术后数小时内血压波动幅度控制在基础血压的 10% 以内可能获益。

（1）年龄<60 岁患者血压应控制<140/90mmHg。

（2）年龄≥60 岁，如不伴糖尿病、慢性肾脏病，收缩压应<150mmHg。

（3）高龄患者（>80 岁），收缩压应维持在 140～150mmHg。

（4）如伴糖尿病、慢性肾脏病，血压控制目标<140/90mmHg。

（5）术中收缩压不应 <100mmHg，平均动脉压不应 <60mmHg，尤其是非心脏手术。

5.4.3.4 达标流程　在进行手术时机的判断后，如无法在术前进行口服抗高血压药的调整，则应在术中应用静脉抗高血压药控制血压。术后静脉抗高血压药逐步过渡为口服抗高血压药，其间注意监测血压（图 5-1）。

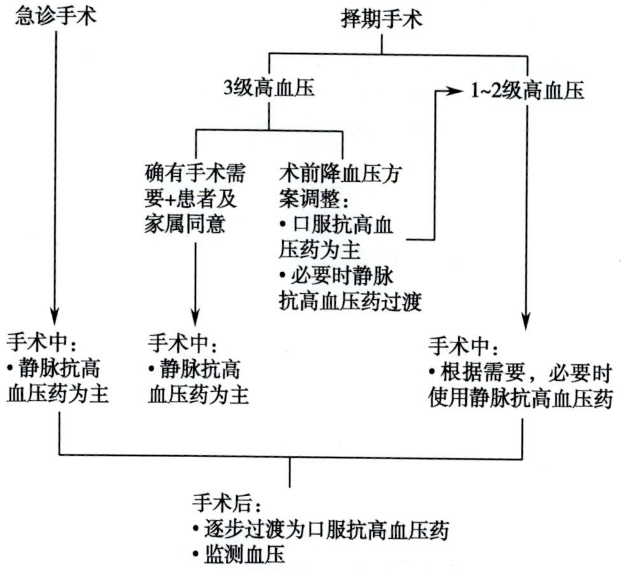

图 5-1　手术时机与抗高血压药的选择

由图 5-1 可见，首先对手术时机进行评估，对急诊手术或确有即刻手术需要的择期手术患者，立即手术并在术中应用静脉抗高血压药；其他择期手术患者以术前调整口服抗高血压药为主，必要时应用静脉抗高血压药，待血压控制平稳后，再行手术；术后逐步过渡为口服抗高血压药，期间注意监测血压。

5.4.4　药物推荐

5.4.4.1　口服抗高血压药

（1）术前服用 CCB，围手术期可继续维持使用。

（2）术前长期使用 β 受体拮抗剂者，围手术期不宜中断使用，尤其合并冠心病时；术前未使用 β 受体拮抗剂者，围手术期不建议在术前短时间内启用。中枢性抗高血压药亦不宜骤然停药（表 5-6）。

（3）术前服用 ACEI、ARB 或利尿剂不合并心力衰竭的高血压患者，可于非心脏手术前 24 小时暂停使用，术后可尽快重启使用，合并心力衰竭的高血压患者宜持续应用（表 5-6）。

（4）对于中高风险的非心脏手术，如不合并心力衰竭，建议 SGLT2 抑制剂在术前 3 日开始停用，术后尽快重启使用。

5.4.4.2 静脉抗高血压药　在需要尽快控制血压的情况下（根据前述降血压治疗原则），推荐选用起效迅速、作用时间短的静脉抗高血压药，包括硝普钠、硝酸甘油、乌拉地尔、尼卡地平、艾司洛尔、拉贝洛尔及酚妥拉明等。

表 5-6　围手术期高血压治疗推荐

推荐建议	推荐等级	证据质量
应避免高血压患者围手术期血压大幅度波动，建议将麻醉过程中及术后数小时内血压波动幅度控制在基础血压的 10% 以内	Ⅰ	A
对于择期的高风险手术，新诊断高血压的患者，建议在术前进行高血压靶器官损害和心血管风险的评估	Ⅰ	C
建议绝大多数患者保留既往所用抗高血压药，以避免引起围手术期血压大幅波动	Ⅰ	C
部分非心脏手术患者可能需要在围手术期短期停用 RASI 或利尿剂	Ⅱ	C

5.4.5 临床用药注意事项

围手术期影响血压的因素较多，血压出现波动时，应注意寻找引起血压波动的因素，尤其是可逆因素。根据影响血压的因素是否可逆、持续时间长短，决定抗高血压药的选择和应用时间。在此过程中，亦应注重血压的规范监测。

（马志毅）

参考文献

[1] KOUTSAKI M, PATOULIAS D, TSINIVIZOV P, et al. Evaluation, risk stratification and management of hypertensive patients in the perioperative period[J]. European journal of internal medicine, 2019, 69: 1-7.

[2] KOZAREK K, SANDERS R D, HEAD D. Perioperative blood

pressure in the elderly[J]. Current opinion in anaesthesiology, 2020, 33(1): 122-130.

[3] HARTLE A, MCCORMACK T, CARLISLE J, et al. The measurement of adult blood pressure and management of hypertension before elective surgery: joint guidelines from the Association of Anaesthetists of Great Britain and Ireland and the British Hypertension Society[J]. Anaesthesia, 2016, 71: 326-337.

[4] WHELTON P K, CAREY R M, ARONOW W S, et al. 2017 ACC/AHA/AAPA/ABC/ACPM/AGS/APhA/ASH/ASPC/NMA/PCNA guideline for the prevention, detection, evaluation, and management of high blood pressure in adults: executive summary: a report of the American College of Cardiology/American Heart Association task force on clinical practice guidelines[J]. Hypertension, 2018, 71: 1269-1324.

[5] MANCIA G, KREUTZ R, BRUNSTRÖM M, et al. 2023 ESH Guidelines for the management of arterial hypertension The Task Force for the management of arterial hypertension of the European Society of Hypertension: endorsed by the International Society of Hypertension (ISH) and the European Renal Association (ERA)[J]. Journal of hypertension, 2023, 41(12): 1874-2071.

[6] SMILOWITZ N R, BERGER J S. Perioperative cardiovascular risk assessment and management for noncardiac surgery: a review[J]. JAMA, 2020, 324(3): 279-290.

[7] HALLQVIST L, GRANATH F, BELL M. Myocardial infarction after non cardiac surgery in Sweden: a national, retrospective observational cohort study[J]. British journal of anaesthesia, 2020, 125(1): 47-54.

[8] INPRESS Study Group. Effect of individualized vs standard blood pressure management strategies on postoperative organ dysfunction among high risk patients undergoing major surgery: a randomized clinical trial[J]. JAMA, 2017, 318: 1346-1357.

[9] 中国高血压防治指南修订委员会，高血压联盟（中国），中国医疗保健国际交流促进会高血压病学分会，等. 中国高血压防治指南（2024 年修订版）[J]. 中华高血压杂志（中英文），

2024, 32(7): 603-700.

[10] HAJIBANDEH S, HAJIBANDEH S, ANTONIOU S A, et al. Effect of beta blockers on perioperative outcomes in vascular and endovascular surgery: a systematic review and meta-analysis[J]. British journal of anaesthesia, 2017, 118(1): 11-21.

[11] WINDLE S, STANNARD D. Perioperative beta-blockers for preventing surgery-related mortality and morbidity in adults undergoing non-cardiac surgery[J]. Journal of perianesthesia nursing, 2021, 36(6): 730-731.

[12] BLESSBERGER H, LEWIS S R, PRITCHARD M W, et al. Perioperative beta-blockers for preventing surgery-related mortality and morbidity in adults undergoing non-cardiac surgery[J]. The Cochrane database of systematic reviews, 2019, 9(9): CD013438.

[13] KERTAI M D, COOTER M, POLLARD R J, et al. Is Compliance With Surgical Care Improvement Project Cardiac (SCIP-Card-2) measures for perioperative beta-blockers associated with reduced incidence of mortality and cardiovascular related critical quality indicators after noncardiac surgery?[J] Anesthesia and analgesia, 2018, 126(6): 1829-1838.

[14] FALOYE A O, GEBRE M A, BECHTEL A J. Predicting cardiac risk in noncardiac surgery: a narrative review[J]. Journal of anesthesia, 2021, 35(1): 122-129.

[15] ROSHANOV P S, ROCHWERG B, PATEL A, et al. Withholding versus continuing angiotensin-converting enzyme inhibitors or angiotensin Ⅱ receptor blockers before noncardiac surgery: an analysis of the vascular events in noncardiac surgery patients cohort evaluation prospective cohort[J]. Anesthesiology, 2017, 126(1): 16-27.

[16] HOLLMANN C, FERNANDES N L, BICCARD B M. A systematic review of outcomes associated with withholding or continuing angiotensin-converting enzyme inhibitors and angiotensin receptor blockers before noncardiac surgery[J]. Anesthesia and analgesia, 2018, 127(3): 678-687.

[17] MCEVOY M D, GUPTA R, KOEPKE E J, et al. Perioperative quality initiative consensus statement on postoperative blood

pressure, risk and outcomes for elective surgery[J]. British journal of anaesthesia, 2019, 122(5): 575-586.

[18] SHIFFERMILLER J F, MONSON B J, VOKOUN C W, et al. Prospective randomized evaluation of preoperative angiotensin-converting enzyme inhibition(PREOP-ACEI)[J]. Journal of hospital medicine, 2018, 13(10): 661-667.

[19] KOUTSAKI M, THOMOPOULOS C, ACHIMASTOS A, et al. Perioperative SBP changes during orthopedic surgery in the elderly: clinical implications[J]. Journal of hypertension, 2019, 37: 1705-1713.

5.5 代谢性高血压

5.5.1 概述

高血压危险因素中，超过60%与代谢异常有关。高血压患者中，合并各种形式的代谢异常者占比超过80%，极大地增加了血压控制难度和心血管病风险。胃肠道功能失调和能量代谢失衡可能是代谢异常导致血压升高的关键环节。肥胖和糖脂代谢紊乱等代谢危险因素与高血压有明确的因果关系。此类高血压可称为“代谢性高血压”，属继发性高血压范畴。在排除内分泌疾病、妊娠、肾脏疾病、大动脉炎等继发因素后，通过控制代谢异常可有助于血压控制。

5.5.2 患者临床特点及干预策略

高血压早期可能无明显症状，或以头晕、头痛、疲劳、心悸等非特异症状作为首发症状，如合并心、脑、肾等器官的损害会出现相应靶器官损害表现；当高血压合并代谢紊乱时，则表现为相关代谢异常。临床常见的代谢性高血压类型包括肥胖相关性高血压、糖尿病相关性高血压、家族性血脂异常高血压综合征、高血压合并高尿酸血症、高血压合并代谢综合征等，这些不同类型的代谢性高血压均有其特征。高血压是影响心血管事件发生和预后的独立危险因素，但血压和代谢因素相互作用将显著促进心血管事件发生。代谢性高血压干预策略是既控制好血压，又改善代谢危险因素，最终减少心血管事件。

5.5.3 降血压治疗原则

目前尚无代谢性高血压的诊疗指南，国内外指南中关于高血压合并糖尿病、高血压合并肥胖、高血压合并高尿酸血症、高血压合并代谢综合征等的治疗建议可供参考。代谢性高血压的降血压治疗应兼顾血压控制和改善代谢紊乱两方面，在生活方式干预基础上，优先选择兼顾降血压与代谢控制的药物，全面降低远期心血管风险。

5.5.3.1 降血压目标值 目前认为，降血压治疗的获益主要与血压控制本身有关。近年来，SPRINT、ACCORDION、CSPPT 事后分析等研究表明在部分人群中更低的收缩压目标值（<130mmHg 或更低）也可能获益。不同指南推荐的高血压合并肥胖 / 糖脂代谢紊乱降血压目标值略有差异。《中国高血压防治指南（2024 年修订版）》建议高血压合并代谢综合征患者降血压目标可考虑<130/80mmHg，对于代谢性高血压，如患者年轻或能耐受，可将降血压目标设定为<130/80mmHg，65 岁以上老年人可综合考虑心血管风险控制、抗高血压药的潜在不良作用以及患者意愿设定血压目标。

5.5.3.2 达标流程 诊室血压超过 115/75mmHg 时，血压与心血管 / 肾脏疾病的发病率或死亡率呈持续线性关系。鉴于代谢性高血压多合并多重代谢紊乱，有较高的心血管风险，早期血压达标尤为重要。对于代谢性高血压患者，可于血压持续升高至≥130/80mmHg 时启动抗高血压药治疗。

5.5.4 药物推荐

降血压时通常优先选择 ACEI 或 ARB；如 ACEI 和 ARB 均不能耐受，可考虑使用二氢吡啶类 CCB。代谢性高血压一般合并多重代谢紊乱，单药治疗往往血压难以达标，需联合用药。如 ACEI 或 ARB 单药降血压不能达标，可联合使用 CCB 或其他抗高血压药。小剂量噻嗪类利尿剂与 RASI 联合可增加降血压效果。对心率加快或合并冠心病及心功能不全的患者，可联合使用 β 受体拮抗剂。α 受体拮抗剂有一定改善代谢作用，某些中枢性抗高血压药也可联合应用，但一般不作为首选。

《中国高血压防治指南（2024 年修订版）》对于高血压合并代谢综合征的抗高血压药主要推荐 ACEI 或 ARB，也可应用二氢吡啶类 CCB 和保钾利尿剂，慎用非选择性 β 受体拮抗剂和噻噻嗪类利尿剂。中华医学会心血管病学分会高血压学组制定的《肥胖相关性高血压管理的中国专家共识》也推荐 RASI 作为肥胖或糖尿病相关性高血压的一线用药。

代谢性高血压抗高血压药推荐建议见表 5-7。

表 5-7 代谢性高血压抗高血压药推荐建议

推荐建议	推荐等级	证据质量
首选 ACEI 或 ARB 单药应用	Ⅰ	B
长效二氢吡啶类 CCB 作为二线药物联合使用	Ⅰ	B
小剂量噻嗪类利尿剂或醛固酮受体拮抗剂用于难治性高血压	Ⅱa	B
高选择性 β 受体拮抗剂或 α-β 受体拮抗剂	Ⅱb	B
α 受体拮抗剂	Ⅱa	B

5.5.5 临床用药注意事项

（1）RASI：ACEI/ARB 是代谢性高血压的首选药，血管紧张素受体 - 脑啡肽酶抑制剂（沙库巴曲缬沙坦）也因改善代谢作用有望成为代谢性高血压的治疗选择，但建议避免 ACEI/ARB/ARNI/ 肾素抑制剂中的任何两种联合应用。

（2）β 受体拮抗剂：尽管 β 受体拮抗剂可能会降低胰岛素敏感性，对于高血压合并糖尿病患者可能掩盖其低血糖症状，一般不作为一线用药，但联合用药控制血压很有效，特别是在同时合并冠心病或心功能不全患者的治疗中仍建议使用。高选择性 β 受体拮抗剂（美托洛尔、阿替洛尔、比索洛尔等）及兼具 α、β 受体双重阻断作用（对糖脂代谢影响较小）的阿罗洛尔、卡维地洛，可考虑优先使用。

（3）利尿剂：噻嗪类利尿剂是降血压治疗的基础，可显著增加降血压疗效，但噻嗪类利尿剂可能影响电解质代谢、糖代谢及嘌呤代谢，因此应注意避免长期、大量使用该类药物。氢氯噻嗪的使用剂量不超过 25mg/d。噻嗪类利尿剂联合 ACEI/ARB 可降低其导致的低钾血症及影响糖代谢的不良作用。醛固酮受体拮抗剂与 ACEI/ARB 联用可导致高钾血症，应慎用。非选择性醛固酮受体拮抗剂（螺内酯）长期使用可能导致男性乳腺增生等与性激素相关的不良反应，而选择性醛固酮受体拮抗剂（依普利酮）与性激素相关的不良反应则相对较少，但相应的降血压作用也是减弱的。新型非甾体类醛固酮受体拮抗剂（非奈利酮）以其高选择性对合并糖尿病肾病的代谢性高血压可能更具优势。

（4）代谢异常的老年患者：应注意缓慢降血压，避免过度降血压造成意外，一般选用长效或缓释剂型抗高血压药，服用方便，依从性好，而且降血压作用温和，血压波动小，有利于减少心血管不良事件。α 受体拮抗剂对血脂紊乱、糖代谢、胰岛素抵抗均具有改善作用，但应用于老年患者时更易出现直立性低血压，应特别注意。

（5）相关代谢紊乱的处理：所有代谢性高血压患者均应进行积极、持续的生活方式干预。多食果蔬、低盐摄入、低升糖指数饮食、低嘌呤饮食、增加体力活动、限制酒精摄入，有助于降低体重、改善伴随的代谢紊乱。对肥胖性高血压患者，生活方式干预无法减重 3% 以上者，可考虑使用减肥药物。其他一些具有减轻体重作用的降血糖药，如二甲双胍、肠促胰素类药物（胰高血糖素样肽 -1 受体激动剂、二肽基肽酶 -4 抑制剂）、钠 - 葡萄糖耦联转运体 2 抑制剂（SGLT2 抑制剂）等显示出一定的减肥、改善糖脂代谢及协同降血压作用，可以在合并糖尿病、肥胖的代谢性高血压治疗中选择使用。对于合并血脂紊乱的代谢性高血压患者，应用他汀类药物持续控制胆固醇水平。对于合并痛风或虽无痛风，但血尿酸水平 >9mg/dl 的代谢性高血压患者，应给予降尿酸药物治疗，别嘌醇和非布司他具有一定协同降血压作用。高血压合并高同型半胱氨酸血症者，可补充叶酸，有助于降低 Hcy 水平及具有一定的降低卒中风险作用。对难治性代谢性高血压，在药物干预的基础上，可采用腹腔镜胃旁路转流术、腹腔镜袖状胃切除术等代谢手术治疗。代谢手术具有明确的减肥、改善糖脂代谢紊乱、降低血压及改善远期心血管病风险的作用。

（祝之明　何洪波）

参考文献

[1] XIONG S Q，LI Q，LIU D Y，et al. Gastrointestinal tract：a promising target for the management of hypertension［J］. Current hypertension reports，2017，19（4）：31.

[2] ZHU Z M，WANG P J，MA S T. Metabolic hypertension：

concept and practice[J]. Frontiers of medicine, 2013, 7(2): 201-206.

[3] 祝之明. 代谢性高血压的概念提出与临床实践：我的探索之路[J]. 中华糖尿病杂志，2017，9(1)：9-13.

[4] 祝之明. 代谢性高血压的多重危险因素干预[J]. 中国医学前沿杂志(电子版)，2009，1(1)：12-15.

[5] MCMANUS R, CONSTANTI M, FLOYD C N, et al. Managing cardiovascular disease risk in hypertension[J]. Lancet, 2020, 395(10227): 869-870.

[6] SPRINT Research Group. A Randomized Trial of Intensive versus Standard Blood-Pressure Control[J]. The New England journal of medicine, 2015, 373(2): 2103-2116.

[7] CUSHMAN W C, EVANS G W, CUTLER J A.Long-term cardiovascular effects of 4.9 years of intensive blood pressure control in type 2 diabetes mellitus: the action to control cardiovascular risk in diabetes follow-on blood-pressure study[J]. Circulation, 2015, 132(23): 2281.

[8] FAN F F, YUAN Z W, QIN X H, et al. Optimal systolic blood pressure levels for primary prevention of stroke in general hypertensive adults: findings from the CSPPT (China Stroke Primary Prevention Trial)[J]. Hypertension, 2017, 69(4): 697-704.

[9] ELSAYED N, ALEPPO G, ARODA V, et al. 10. Cardiovascular disease and risk management: standards of care in diabetes-2023 [J]. Diabetes Care, 2023, 46(Suppl 1): S158-S190.

[10] MANCIA G, KREUTZ R, BRUNSTRÖM M, et al.2023 ESH Guidelines for the management of arterial hypertension The Task Force for the management of arterial hypertension of the European Society of Hypertension Endorsed by the European Renal Association (ERA) and the International Society of Hypertension (ISH)[J]. Journal of hypertension, 2023, 41(12): 1874-2071.

[11] 中国高血压防治指南修订委员会，高血压联盟(中国)，中国医疗保健国际交流促进会高血压病学分会，等. 中国高血压防治指南(2024 年修订版)[J]. 中华高血压杂志(中英文)，2024，32(7)：603-700.

[12] 中华医学会心血管病学分会高血压学组．肥胖相关性高血压管理的中国专家共识[J]．中华心血管病杂志，2016，44(3)：212-219.

[13] OWEN J G，REISIN E. Anti-hypertensive drug treatment of patients with and the metabolic syndrome and obesity：a review of evidence，meta-analysis，post hoc and guidelines publications [J]．Current hypertension reports，2015，17(6)：558.

[14] REDÓN J，TRENKWALDER P R，BARRIOS V. Efficacy of combination therapy with angiotensin-converting enzyme inhibitor and calcium channel blocker in hypertension[J]．Expert opinion on pharmacotherapy，2013，14(2)：155-164.

[15] SERAVALLE G，BRAMBILLA G，PIZZALLA D P，et al. Differential effects of enalapril-felodipine versus enalapril-lercanidipine combination drug treatment on sympathetic nerve traffic and metabolic profile in obesity-related hypertension[J]．Journal of the American Society of Hypertension，2016，10(3)：244-251.

[16] ALLHAT Officers and Coordinators for the ALLHAT Collaborative Research Group. Major outcomes in high-risk hypertensive patients randomized to angiotensin-converting enzyme inhibitor or calcium channel blocker vs diuretic：The Antihypertensive and Lipid-Lowering Treatment to Prevent Heart Attack Trial (ALLHAT)[J]．JAMA，2002，288(23)：2981-2997.

[17] COSTA M B，ANDRADE EZEQUIEl D G，MORAIS LOVIS J C，et al. Aldosterone antagonist decreases blood pressure and improves metabolic parameters in obese patients with the metabolic syndrome[J]．Journal of clinical hypertension，2010，12(9)：753-755.

[18] SOWERS J R，RAIJ L，JIALAL I，et al. Angiotensin receptor blocker/diuretic combination preserves insulin responses in obese hypertensives[J]．Journal of hypertension，2010，28(8)：1761-1769.

[19] WOFFORD M R，ANDERSON D C JR，BROWN C A，et al. Antihypertensive effect of alpha-and beta-adrenergic blockade in obese and lean hypertensive subjects[J]．Ameican journal of hypertension，2001，14(7 Pt 1)：694-698.

[20] KELLY A S，GONZALEZ-CAMPOY J M，RUDSER K D，et al. Carvedilol-lisinopril combination therapy and endothelial function in obese individuals with hypertension[J]. Journal of clinical hypertension，2012，14(2)：85-91.

[21] KAGEYAMA S，YAMAMOTO J，MIMURA A，et al. Effect of arotinolol on insulin sensitivity in obese hypertensive patients[J]. Clinical therapeutics，1994，16(6)：981-988.

[22] GIORDA C，APPENDINO M，MASON M G，et al. Alpha 1-blocker doxazosin improves peripheral insulin sensitivity in diabetic hypertensive patients[J]. Metabolism，1995，44(5)：673-676.

[23] JORDAN J，STINKENS R，JAX T，et al. Improved insulin sensitivity with angiotensin receptor neprilysin inhibition in individuals with obesity and hypertension[J]. Clinical Pharmacology and therapeutics，2017，101(2)：254-263.

[24] AGARWAL R，FILIPPATOS G，PITT B，et al. Cardiovascular and kidney outcomes with finerenone in patients with type 2 diabetes and chronic kidney disease：the FIDELITY pooled analysis[J]. European heart journal，2022，43(6)：474-484.

[25] BERRA C，MANFRINI R，REGAZZOLI D，et al. Blood pressure control in type 2 diabetes mellitus with arterial hypertension. The important ancillary role of SGLT2-inhibitors and GLP1-receptor agonists[J]. Pharmacological research，2020，160：105052.

[26] SHI Q Y，NONG K L，VANDVIK P O，et al. Benefits and harms of drug treatment for type 2 diabetes：systematic review and network meta-analysis of randomised controlled trials[J]. British medical journal，2023，381：e074068.

[27] HUO Y，LI J P，QIN X H，et al. Efficacy of folic acid therapy in primary prevention of stroke among adults with hypertension in China：the CSPPT randomized clinical trial[J]. JAMA，2015，313(13)：1325-1335.

[28] WANG L C，LIN M H，YU J J，et al. The Impact of bariatric surgery versus non-surgical treatment on blood pressure：systematic review and meta-analysis[J]. Obesity surgery，2021，31(11)：4970-4984.

[29] VAN VELDHUISEN S，GORTER T M，VAN WOERDEN G，et al. Bariatric surgery and cardiovascular disease：a systematic review and meta-analysis［J］. European heart journal，2022，43（20）：1955-1969.

5.6 高盐负荷或盐敏感性高血压

5.6.1 概述

高盐摄入是高血压发病的重要危险因素，限盐可以有效降低血压，减少心脑血管事件的风险。盐敏感性是关联盐与高血压的遗传基础，盐敏感者血压水平与食盐摄入量正相关，临床实践中对盐敏感性高血压患者应积极采取“限入促排”的减盐措施。

5.6.2 患者临床特点及降血压获益

尽管血压的盐敏感性测定在临床难以实施，但日常诊疗中可以根据患者血压的临床特点判断是否为盐敏感性。

（1）盐负荷后血压明显升高，而限盐或利尿后血压明显降低。

（2）血压昼夜差值缩小，血压曲线呈非勺型。

（3）血压的应激反应增强且持续时间较长。

（4）靶器官损害出现早，盐敏感性高血压患者较早出现微量白蛋白尿、左心室肥大等。

（5）胰岛素抵抗：盐敏感者血浆胰岛素水平高于盐不敏感者，胰岛素敏感性指数降低。

5.6.3 降血压治疗原则

降血压治疗的总体原则与一般原发性高血压一致，治疗的根本目标是降低患者的心脑肾与血管并发症发生和死亡的总风险。治疗性生活方式干预是基础，限盐补钾尤为重要。根据患者合并的心血管危险因素、靶器官损害和临床疾病情况，决定抗高血压药治疗的时机与强度，选择以利尿剂为基础的药物治疗方案。

5.6.3.1 降血压目标值　一般患者血压目标为 <140/90mmHg，可耐受者可控制到 <130/80mmHg，合并糖尿病、蛋白尿等高危

患者尽量降低到 130/80mmHg 以下。老年高血压患者盐敏感者比例更大，≥65 岁患者血压应降至<150/90mmHg，如能耐受可进一步降至<140/90mmHg。≥80 岁高龄患者，血压降低至<150/90mmHg。对于老年人群的降血压目标，应注意年龄增高并不是设定更高降血压目标的充分条件，应根据患者合并症的严重程度，对治疗耐受性及坚持治疗的可能因素进行评估，综合决定患者的降血压目标。

5.6.3.2 达标流程 根据患者的临床特点初步评估是否为盐敏感性高血压，有条件者可以采用盐负荷试验评估患者血压的盐敏感性。应尽可能对所有高血压患者评估食盐摄入量，可采用评估问卷、盐阈片或点尿公式等简易方法初步评估患者的食盐量，对血压较难控制者，建议采用多次 24 小时尿钠测量评估食盐量。没有条件的可以采用估算的点尿钠公式粗算。

对于高盐摄入的盐敏感性高血压患者，首先应强化生活方式干预，措施包括减少钠盐摄入（每日食盐摄入量应 <5g）、使用低钠富钾替代盐以及增加钾的摄入。血压水平≥160/100mmHg 或高危、极高危患者在生活方式干预基础上立即启动抗高血压药治疗。

5.6.4 药物推荐（表 5-8）

盐敏感性高血压是由遗传或获得性因素导致机体排钠异常，通过升高血压来降低盐负荷的病理生理状态。因此，对于盐敏感性高血压的治疗，首先就是限制钠盐的摄入以及促进钠盐的排出，同时依据患者的具体情况，联合其他机制的抗高血压药。

5.6.4.1 利尿剂 利尿剂降血压机制首先是“缩容排钠”，因此对高盐摄入、盐敏感性高血压具有良好治疗效果。小剂量利尿剂作为老年高血压、单纯收缩期高血压首选药物，其疗效已得到广泛证实。

5.6.4.2 钙通道阻滞剂 钙通道阻滞剂降低细胞内钙浓度，松弛血管平滑肌，扩张外周血管而降低血压，其疗效不受食盐量影响，同时通过增加肾血流量和肾小球滤过率，降低肾血管阻力，产生排钠、利尿作用。因此，钙通道阻滞剂对盐敏感性高血压具有良好的降血压效果。

5.6.4.3 肾素 - 血管紧张素 - 醛固酮系统抑制剂 肾素 - 血管紧张素 - 醛固酮系统对高盐摄入的钝化反应，以及组织中肾素-血管紧张素-醛固酮系统激活也是血压盐敏感性的机制之一。因此，血管紧张素转换酶抑制药或血管紧张素受体阻滞药也可用于盐敏感性高血压，尤其是合并心肌肥大、尿蛋白等靶器官损害时，可延缓或逆转靶器官损害，降低临床心血管事件和脑卒中发病风险。

5.6.4.4 血管紧张素受体-脑啡肽酶抑制剂 ARNI同时作用于利尿钠肽系统和RAAS，排钠利尿、扩张血管、抑制RAAS和交感神经活性，从多种机制起到降血压和靶器官保护作用。网络荟萃分析显示，与其他种类抗高血压药以及ARB相比，ARNI可更有效地降低24小时动态血压，降低氨基末端脑利尿钠肽水平，适用于盐敏感性高血压患者。

5.6.4.5 钠-葡萄糖耦联转运体2抑制剂 SGLT2i在抑制肾脏对葡萄糖重吸收的同时排出相同比例的氯化钠，因此从机制上有利于高盐摄入患者排钠降血压。临床研究数据也显示应用SGLT2i后尿钠排泄增加，血压轻度降低。

5.6.4.6 联合药物治疗 对没有合并症的高盐摄入、盐敏感性高血压，CCB联合利尿剂疗效最佳。其他有效的联合用药是钙通道阻滞剂或利尿剂联合RASI。合并交感神经兴奋可以使用钙通道阻滞剂或利尿剂联合β受体拮抗剂。

表5-8 高盐负荷或盐敏感性高血压治疗推荐

推荐建议	推荐等级	证据质量
限制钠盐摄入是高盐负荷或盐敏感性高血压治疗的基础	I	A
小剂量噻嗪类利尿剂是高盐负荷或盐敏感性高血压的首选抗高血压药	I	A
中等量盐摄入的盐敏感性高血压可以选择以CCB为基础的联合治疗方案	I	C
利尿剂或CCB的联合或二者与RASI的联合是盐敏感性高血压推荐的联合治疗方案	I	C
合并交感神经兴奋的盐敏感性高血压可以选择钙通道阻滞剂或利尿剂联合β受体拮抗剂	I	C
低钠富钾盐有利于血压的下降和心脑血管事件的降低以及全因死亡的降低	I	A

5.6.5 临床用药注意事项

（1）老年单纯收缩期高血压往往是盐敏感性高血压，联合钙通道阻滞剂和利尿剂往往获得最佳的降血压疗效，但要注意在用药后化验血钾水平，注意高龄老年人的低血钠问题，在服用低钠富钾盐时需评估肾功能，在 eGFR < 60ml/（min•1.73m^2）要慎用。

（2）合并痛风或高尿酸血症的患者选择以钙通道阻滞剂为基础的治疗方案，尽量避免应用增高血尿酸的噻嗪类利尿剂，必要时可以联合应用具有利尿排钠作用的 ARNI 或 SGLT2 抑制剂。

（3）盐敏感性高血压患者高盐摄入更容易发生心脑肾和血管的损害，在积极限盐降血压的同时，要充分评估患者合并的其他危险因素、靶器官损害和合并疾病，并给予综合治疗。

（王鸿懿）

参考文献

[1] Intersalt Cooperative Research Group.Intersalt: an international study of electrolyte excretion and blood pressure. Results for 24 hour urinary sodium and potassium excretion. [J]. British medical journal, 1988, 297(6644): 319-328.

[2] MORIMOTO A, UZU T, FUJII T, et al. Sodium sensitivity and cardiovascular events in patients with essential hypertension[J]. Lancet, 1997, 350(9093): 1734-1737.

[3] WEINBERGER M H, FINEBERG N S, FINEBERG S E, et al. Salt sensitivity, pulse pressure, and death in normal and hypertensive humans[J]. Hypertension, 2001, 37(2 Pt 2): 429-432.

[4] HE F J, MACGREGOR G A. Salt reduction lowers cardiovascular risk: meta-analysis of outcome trials[J]. Lancet, 2011, 378(9789): 380-382.

[5] COOK N R, APPEL L J, WHELTON P K. Lower levels of sodium intake and reduced cardiovascular risk[J]. Circulation, 2014, 129(9): 981-989.

[6] 刘治全. 盐敏感性高血压[M]. 北京：人民卫生出版社，2011.

[7] ELIJOVICH F, WEINBERGER M H, ANDERSON C A M, et al. Salt sensitivity of blood pressure: a scientific statement from the American Heart Association[J]. Hypertension, 2016, 68(3): e7-e46.

[8] 中华医学会心血管病学分会，中华心血管病杂志编辑委员会. 盐敏感性高血压管理的中国专家共识[J]. 中华心血管病杂志，2023，51(4): 364-376.

[9] China Salt Substitute Study Collaborative Group.Salt substitution: a low-cost strategy for blood pressure control among rural Chinese. A randomized, controlled trial[J]. Journal of hypertension, 2007, 25(10): 2011-2018.

[10] JIN A, XIE W X, WU Y F. Effect of salt reduction interventions in lowering blood pressure in Chinese populations: a systematic review and meta-analysis of randomised controlled trials[J]. British medical journal open, 2020, 10(2): e032941.

[11] NEAL B, WU Y F, FENG X X. Effect of salt substitution on cardiovascular events and death[J]. The New England journal of medicine, 2021, 385(12): 1067-1077.

[12] 中国高血压防治指南修订委员会，高血压联盟(中国)，中国医疗保健国际交流促进会高血压病学分会，等. 中国高血压防治指南(2024 年修订版)[J]. 中华高血压杂志(中英文)，2024，32(7): 603-700.

[13] 王鸿懿，孙宁玲. 咀嚼盐阈值片与食盐摄入量的关系探讨[J]. 中华老年心脑血管病杂志，2022，24(6): 579-582.

[14] SUN Y, WANG H, LIANG H, et al. A method for estimating 24-hour urinary sodium excretion by casual urine specimen in Chinese hypertensive patients [J]. American journal of hypertension, 2021, 34(7): 718-728.

[15] MESSERLI F H, GROSSMAN E, GOLDBOURT U.Are beta-blockers efficacious as first-line therapy for hypertension in the elderly? A systematic review [J]. JAMA, 1998, 279(23): 1903-1907.

[16] FLACK J M, SICA D A, BAKRIS G, et al. Management of high blood pressure in Blacks: an update of the International Society on Hypertension in Blacks consensus statement [J]. Hypertension, 2010, 56(5): 780-800.

[17] UMEMURA S，ARIMA H，ARIMA S，et al. The Japanese Society of Hypertension guidelines for the management of hypertension（JSH 2019）[J]. Hypertension Research，2019，42（9）：1235-1481.

[18] HAN Q，ZHENG L，HAN C，et al. Comparative efficacy of antihypertensive agents in salt-sensitive hypertensive patients：a network meta-analysis [J]. American journal of hypertension，2018，31（7）：835-846.

[19] MISHRA S，INGOLE S，JAIN R. Salt sensitivity and its implication in clinical practice [J]. Indian heart journal，2018，70（4）：556-564.

[20] LIN D S，WANG T D，BURANAKITJAROEN P，et al. Angiotensin receptor neprilysin inhibitor as a novel antihypertensive drug：evidence from Asia and around the globe[J]. Journal of clinical hypertension，2021，23（3）：556-567.

[21] 孙宁玲，王鸿懿，喜杨. 沙库巴曲缬沙坦对比血管紧张素受体阻滞药治疗原发性高血压的疗效：网状荟萃分析 [J]. 中华高血压杂志，2021，29（8）：748-756.

[22] YUAN Y F，JIN A M，NEAL B，et al. Salt substitution and salt-supply restriction for lowering blood pressure in elderly care facilities：a cluster-randomized trial [J]. Nature medicine，2023，29（4）：973-981.

[23] 中华预防医学会健康风险评估与控制专业委员会，中国营养学会，中国疾病预防控制中心营养与健康所，等. 中国低钠盐推广应用指南. 中国预防医学杂志，2024，25（8）：957-973.

5.7 药源性高血压

5.7.1 概述

既往无高血压或者有高血压在非抗高血压药的治疗中出现了血压增高或进一步升高，收缩压≥140mmHg 和 / 或舒张压≥90mmHg 时，即考虑药源性高血压（drug-induced hypertension）。

5.7.2 药源性高血压的病理生理机制

药物导致高血压的机制涉及许多方面，主要包括如下几点：①直接增强心肌收缩力；②增强交感神经活性；③促进 Na^+ 重吸收，引起水钠潴留，激活肾素 - 血管紧张素 - 醛固酮系统（renin angiotensin aldosterone system，RAAS）；④增加外周血管阻力，包括促进血管平滑肌收缩；减少一氧化氮（NO）、前列腺素（prostaglandin，PG）等血管舒张因子的合成与释放；促进血管收缩因子，如血栓素（thromboxane A2，TXA_2）、内皮素（endothelin-1，ET-1）等合成；上调血管紧张素受体 1（AT_1）的表达等。许多治疗性药物或化学物质可能通过上述机制导致血压持续或短期升高。

5.7.3 引起高血压的药物种类（表 5-9）

导致血压升高的常见药物包括：非甾体抗炎药、激素类、儿茶酚胺类药物、免疫抑制剂等。

5.7.4 降血压治疗原则及处理流程

5.7.4.1 降血压治疗原则

第一，评估药物的风险和获益，在疾病允许的情况下尽量停用、减量使用、换用其他药物或及时启动抗高血压药治疗。

第二，目前没有统一的抗高血压药，应根据药源性高血压相关药物导致血压升高的机制，有针对性地采取适当处理措施，包括可能有效的抗高血压药。

5.7.4.2 药物推荐及处理流程（表 5-9、图 5-2）

对于血压不稳定的高血压患者应避免长期大剂量使用非甾体抗炎药，包括吲哚美辛、布洛芬、保泰松、塞来昔布、双氯芬酸等。非甾体抗炎药所致高血压建议选择 CCB 或中枢性抗高血压药治疗，其次考虑 ACEI 或 ARB。容量负荷增加可考虑利尿剂治疗。性激素所致高血压可选择 ACEI/ARB 类抗高血压药。对于交感神经兴奋性增高或钙调磷酸酶抑制剂所致高血压可考虑 ACEI/ARB 或 CCB 治疗。血管内皮生长因子抑制剂所致高血压，建议选择 ACEI 或二氢吡啶类 CCB 治疗（具体内容详见“抗肿瘤药物治疗后高血压”）。

表 5-9　引起高血压的药物种类、作用机制及治疗药物

药物种类		常见药物	作用	治疗药物	注意事项
非甾体抗炎药		对乙酰氨基酚、布洛芬、吲哚美辛、保泰松、塞来昔布、双氯芬酸	①水钠潴留 ②减少循环中前列腺素的含量 ③导致肾脏损伤 ④拮抗抗高血压药疗效	CCB（首选） ACEI/ARB	血压不稳定的高血压患者应避免长期大剂量使用
激素类	盐皮质激素	9α- 氟氢皮质素 醋酸脱氧皮质酮油剂	增加钠的重吸收和促进钾的排泄	利尿剂（首选）或联合应用利尿剂+ACEI 或 ARB	注意血钾变化
	糖皮质激素	泼尼松、甲泼尼龙、氢化可的松等	皮质醇和皮质酮均有盐皮质激素活性	利尿剂（首选）或联合应用利尿剂+ACEI 或 ARB	注意血钾变化
	雌激素	雌二醇、尼尔雌醇、结合雌激素软膏、孕三烯酮、去氧孕烯炔雌醇	①水钠潴留 ②RAAS 激活 ③胰岛素抵抗	利尿剂或联合应用利尿剂 +ACEI 或 ARB β 受体拮抗剂	—
	孕激素	炔雌醇环丙孕酮、炔诺酮、醋酸甲羟孕酮	大剂量用药会产生肾上腺皮质激素反应	—	应立即停用口服避孕药，一般在停药后 3～6 个月后血压可以恢复

续表

药物种类		常见药物	作用	治疗药物	注意事项
激素类	雄激素	甲睾酮、苯丙酸诺龙、司坦唑醇	①诱发红细胞增多症 ②影响钾离子通道和雄激素受体的调节，导致氮、钠、钾、磷的潴留和胰岛素抵抗	—	—
	催产素	—	大剂量使用时出现抗利尿作用	—	—
	垂体后叶素	—	①收缩小动脉 ②促使肾脏对水的重吸收增加	—	—
	甲状腺素	左甲状腺素钠	交感神经系统兴奋性增高	—	—
影响交感神经兴奋的药物	麻醉药	氯胺酮、地氟烷、七氟醚、盐酸纳洛酮	交感神经兴奋性增高	α 受体拮抗剂可乐定、地尔硫䓬	—
	兴奋剂	①盐酸哌甲酯 ②苯丙胺 ③莫达非尼 ④可卡因	①中枢兴奋药，直接兴奋延髓呼吸中枢 ②中枢神经系统激动剂，增加人的机敏性，长期服用会产生依赖性，使人上瘾 ③新型 α_1 受体激动剂，用于治疗自发性嗜睡症和发作性睡病 ④局部麻醉药或血管收缩剂及天然中枢神经系统激动剂，毒品之一	α 受体拮抗剂 维拉帕米 硝酸甘油	—

续表

药物种类		常见药物	作用	治疗药物	注意事项
影响交感神经兴奋的药物		⑤甲基苯丙胺等	⑤极强的人体中枢神经系统刺激剂，毒性强烈。促使多巴胺和去甲肾上腺素从神经末梢释放并阻断其回收，使相应的突触部位含量增高、作用时间延长		
	抗帕金森病药	左旋多巴	刺激突触后膜的多巴胺受体发挥抗震颤麻痹作用，同时有升压作用	—	—
	β_2受体激动剂	硫酸沙丁胺醇、盐酸班布特罗、硫酸特布他林、氯丙那林	激活腺苷酸环化酶，增加细胞内环磷酸腺苷的合成	—	慎用于嗜铬细胞瘤或甲状腺功能亢进
	茶碱类	氨茶碱、多索茶碱、二羟丙茶碱	促进内源性肾上腺素和去甲肾上腺素释放的增加	—	—
中草药	甘草类	甘草酸二铵 甘珀酸	①抑制 11β- 羟类固醇脱氢酶的活性，皮质醇介导的盐皮质激素产生过多而发生血压升高 ②阻止前列腺素的合成 ③抑制组胺的合成及释放	利尿剂 CCB ACEI/ARB 醛固酮受体拮抗剂	停用后一般可自行恢复，使用过程中需严密监测血压

续表

药物种类		常见药物	作用	治疗药物	注意事项
中草药	麻黄碱类	麻黄素滴鼻剂 麻黄素与氯苯那敏、苯海拉明等配伍	①直接激动肾上腺素 α 和 β_2 受体 ②间接促进去甲肾上腺素神经递质的释放 ③较显著的中枢兴奋作用	α 受体拮抗剂 β 受体拮抗剂	—
免疫抑制剂	钙调磷酸酶抑制剂	环孢素 他克莫司等	①交感神经系统的激活 ②血容量扩张时利尿反应迟钝 ③一氧化氮介导的血管舒张功能受损和内皮素释放增加 ④阻断神经钙蛋白后肾交感神经传入神经被激活	CCB（可能增加血环孢素浓度） ARB 或多种抗高血压药联合使用	—
促红细胞生成素		重组人促红素注射液等	①血管收缩与细胞内的钙稳态；交感神经兴奋性增加 ②刺激血管内皮细胞内皮素合成 ③红细胞增多症 ④遗传学机制	CCB 或 α 受体拮抗剂（首选） 利尿剂和 ACEI 降血压不敏感	延长促红细胞生成素应用间隔
单胺氧化酶抑制剂		异烟肼、呋喃唑酮；利血平；三环类抗抑郁药	拮抗单胺氧化酶及其他酶类，不利于细胞内外的儿茶酚胺的灭活而使血管收缩作用增强	α 受体拮抗剂	—

续表

药物种类	常见药物	作用	治疗药物	注意事项
选择性去甲肾上腺素再摄取抑制剂	地昔帕明、马普替林、米安色林、去甲替林等	地昔帕明：三环类抗抑郁药丙米嗪的代谢物，能干扰或阻止 5- 羟色胺、多肽的再摄取 马普替林：四环类抗抑郁药，疗效特点和副作用与三环类抗抑郁药类似 米安色林：抗抑郁药，与三环类抗抑郁药不同，抗胆碱作用不明显 去甲替林：二苯环庚二烯三环类抗抑郁药，阿米替林的主要活性代谢产物	—	—
噻唑烷二酮类降血糖药	罗格列酮、吡格列酮	水钠潴留	—	严重心力衰竭患者慎用
抗肿瘤药（血管内皮生长因子抑制剂）	贝伐珠单抗 雷珠单抗 索拉非尼等	①减少一氧化氮、前列环素的产生以及促进内皮素 -1 受体的激活，从而引起血管收缩 ②药物的抗血管生成作用可导致毛细血管稀疏，外周血管阻力显著增加	CCB ACEI/ARB	当患者发生高血压急症或抗高血压药难以控制血压时，应考虑停用这类药物或减量

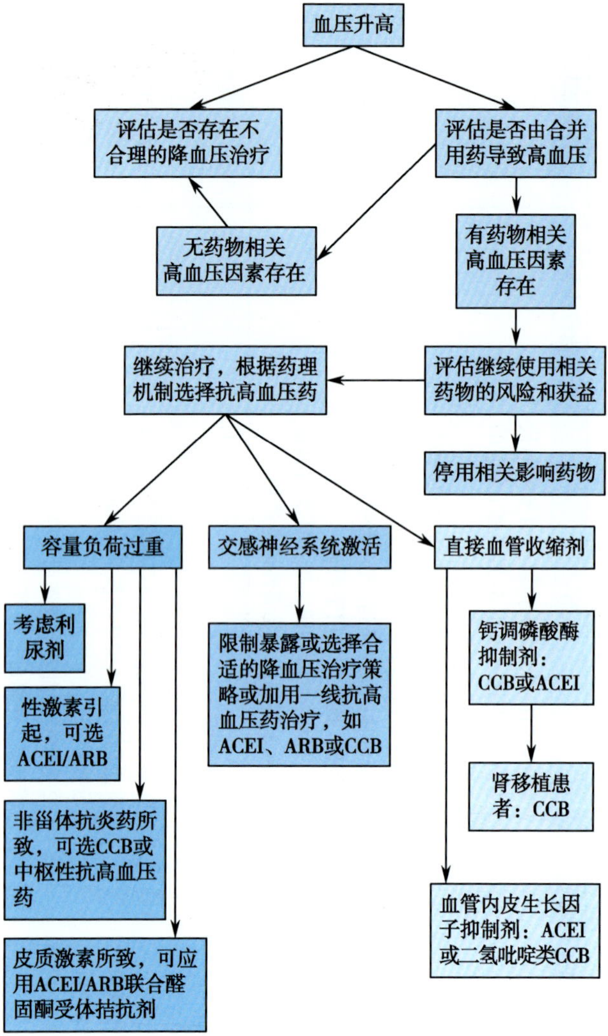

图 5-2　药物导致高血压的评估及处理流程

（王翔凌　汪　芳）

参考文献

[1] VIRDIS A, GHIADONI L, TADDEI S. Clinical management of drug-induced hypertension: 2013 practical recommendations

of the Italian Society of Hypertension（SIIA）[J]. High blood pressure and cardiovascular prevention，2014，21（1）：77-79.

[2] GROSSMAN E，MESSERLI F H. Drug-induced hypertension：an unappreciated cause of secondary hypertension[J]. American journal of medicine，2012，125（1）：14-22.

[3] 高血压患者药物治疗管理路径编写委员会. 高血压患者药物治疗管理路径专家共识[J]. 临床药物治疗杂志，2022，20（1）：1-24.

[4] WHITE W B. Cardiovascular effects of the cyclooxygenase inhibitors[J]. Hypertension，2007，49（3）：408-418.

[5] SUDANO I，FLAMMER A J，PERIAT D，et al. Acetaminophen increases blood pressure in patients with coronary artery disease [J]. Circulation，2010，122（18）：1789-1796.

5.8 抗肿瘤药物治疗后高血压

5.8.1 概述

高血压是许多抗肿瘤药的心血管不良反应之一，特别是以血管内皮生长因子抑制剂为代表的靶向抗肿瘤药。皮质类固醇、钙调磷酸酶抑制剂、非甾体抗炎药，以及治疗前列腺癌的抗雄激素治疗等辅助治疗，也会进一步影响这些患者的血压。最新的研究发现，一氧化氮生成减少、氧化应激增强、内皮素 -1 生成增多、盐敏感性增加、微血管稀疏等可能是其主要机制。抗肿瘤治疗过程中和结束后引起高血压的诊断、管理和随访需要肿瘤学专家、心血管病专家、高血压专家、初级保健专业人员和药剂师的共同合作管理，以确保抗肿瘤治疗的最佳疗效，同时最大限度地减少高血压导致的心血管并发症对患者的影响。

5.8.2 患者临床特点及降血压获益

抗肿瘤治疗引起的高血压部分呈可逆性，在撤去相关抗肿瘤药后可逐渐恢复至治疗前血压水平，但部分患者的心血管损伤呈不可逆性。研究表明在儿童肿瘤幸存者中，高血压的患病率超过 70%，同时其心血管病死亡率也增加。在抗肿瘤治疗过程中，出现高血压，甚至高血压危象，可增加肿瘤患者的心血管风险及心血管病死亡风险，影响肿瘤患者的生活质量和抗肿瘤效果，导致肿瘤患者的生存期缩短。在接受抗肿瘤治疗的患者中，高血压管理的研究主要是小样本、单中心的，目前没有高质量的临床试验数据支持这一特殊人群的特定药物或治疗目标。

5.8.3 降血压治疗原则

肿瘤患者在抗肿瘤治疗过程中，如出现血压升高情况，应基于肿瘤患者一般情况、肿瘤进展情况及血压升高程度综合评估后启动降血压治疗及确立降血压目标。收缩压≥180mmHg或舒张压≥110mmHg时，建议立即停止抗肿瘤治疗，并马上开始降血压治疗，待血压降至安全范围（≤160/100mmHg）可考虑继续开始抗肿瘤治疗。最好在肿瘤学专家和心血管领域的高血压专家共同协商下决定治疗的利与弊。

5.8.3.1 降血压目标值 无心血管疾病等危险因素的肿瘤患者，建议降至140/90mmHg以下，而对于合并心血管疾病、糖尿病或蛋白尿的患者，如果血压超过130/80mmHg就应该开始降血压治疗。肿瘤患者血压降至140/90mmHg以下可能是安全的，对于无症状的转移癌患者可放宽到160/100mmHg。

5.8.3.2 血压管理流程 肿瘤患者进行抗肿瘤治疗前应先进行基线评估，血压<130/80mmHg的患者可进行抗肿瘤治疗。应评估血压≥130/80mmHg但是<140/90mmHg的患者是否有心血管病、糖尿病、蛋白尿等危险因素，若有应酌情开始降血压治疗，若无上述危险因素，可在抗肿瘤治疗过程中监测血压，当血压>140/90mmHg时，应前往医院进行降血压治疗。

5.8.4 药物推荐

这类患者的抗高血压药首选ACEI/ARB，必要时联用二氢吡啶类CCB。难治性高血压患者可视情况加用噻嗪类利尿剂、盐皮质激素受体拮抗剂，若仍无法控制血压，可考虑加用硝酸酯类、血管扩张药或中枢α受体拮抗剂；房颤、近期心肌梗死、心力衰竭并射血分数降低等患者可视情况选用β受体拮抗剂。

非二氢吡啶类CCB（如地尔硫䓬、维拉帕米）在抗肿瘤治疗引起的高血压患者中不推荐使用，因为该类药物可与经由p-糖蛋白和细胞色素P450 3A4代谢的抗肿瘤药相互作用。

关于抗肿瘤药治疗后高血压的用药仍在探索中，如硝酸异山梨酯、内皮抑素、5型磷酸二酯酶抑制剂西地那非等，以及限盐饮食等生活方式干预，其降血压效果及安全性仍有待考证。抗肿瘤药相关高血压的药物治疗及相关流程见表5-10和图5-3。

表 5-10 抗肿瘤药相关高血压的药物临床应用推荐

推荐建议	推荐等级	证据等级
抗肿瘤治疗后高血压的药物首先推荐ACEI/ARB、二氢吡啶类CCB	Ⅰ	B
对于收缩压≥160mmHg和/或舒张压≥100mmHg的肿瘤患者，推荐ACEI或ARB和二氢吡啶类CCB联合治疗	Ⅰ	C
房颤、近期心肌梗死、心力衰竭并射血分数降低等患者可选用β受体拮抗剂	Ⅰ	C

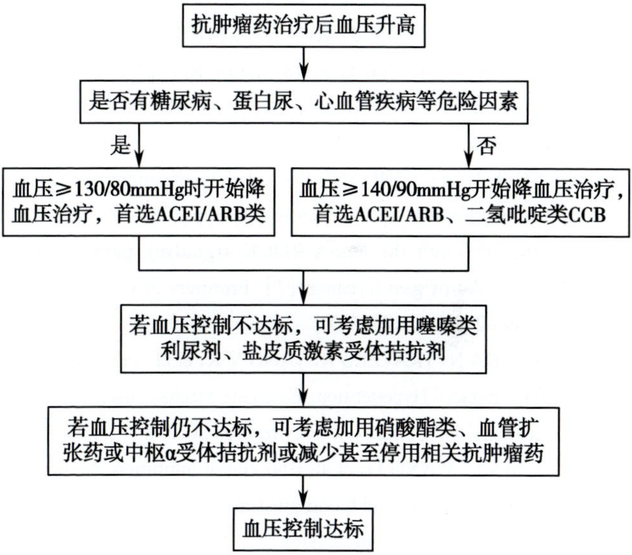

图 5-3 抗肿瘤药治疗后高血压药物治疗流程图

5.8.5 临床用药注意事项

从长期来看，肿瘤幸存者的高血压患病率高于一般人群，因此，与普通人群相比，肿瘤幸存者需在完成抗肿瘤治疗后，定期监测血压，以早期发现抗肿瘤治疗对血压和心血管系统的影响。接受抗肿瘤治疗后出现高血压的患者需要尽可能快地降低血压至安全范围，并且需要每天进行家庭血压监测。在使用已知可能升高血压的抗肿瘤药完成抗肿瘤疗程后，患者可能需要逐步降低降血压强度以避免反跳性低血压和缺血性事件。

（余　静）

参考文献

[1] VAN DORST D，DOBBIN S，NEVES K B，et al. Hypertension and prohypertensive antineoplastic therapies in cancer patients［J］. Circulation research，2021，128（7）：1040-1061.

[2] HERRMANN J，LENIHAN D，ARMENIAN S，et al. Defining cardiovascular toxicities of cancer therapies：an International Cardio-Oncology Society（IC-OS）consensus statement［J］. European heart journal，2022，43（4）：280-299.

[3] NEVES K B，RIOS F J，VAN DER MEY L，et al. VEGFR（Vascular Endothelial Growth Factor Receptor）Inhibition Induces Cardiovascular Damage via Redox-Sensitive Processes［J］. Hypertension，2018，71（4）：638-647.

[4] WANG W J，LI C，ZHUANG C C，et al. Corrigendum：Research on the mechanism and prevention of hypertension caused by apatinib through the RhoA/ROCK signaling pathway in a mouse model of gastric cancer［J］. Frontiers in cardiovascular medicine，2022，9：1070597.

[5] CAMARDA N，TRAVERS R，YANG V K，et al. VEGF Receptor Inhibitor-Induced Hypertension：Emerging Mechanisms and Clinical Implications［J］. Current oncology reports，2022，24（4）：463-474.

[6] LI C，MA L，WANG Q，et al. Rho kinase inhibition ameliorates vascular remodeling and blood pressure elevations in a rat model of apatinib-induced hypertension［J］. Journal of hypertension，2022，40（4）：675-684.

[7] BUTEL-SIMOES L E，HAW T J，WILLIAMS T，et al. Established and emerging cancer therapies and cardiovascular system：focus on hypertension-mechanisms and mitigation［J］. Hypertension，2023，80（4）：685-710.

[8] COHEN J B，BROWN N J，BROWN S A，et al. Cancer therapy-related hypertension：a scientific statement from the American Heart Association［J］. Hypertension，2023，80（3）：e46-e57.

[9] HASAN K M，PATHAK S，YADAV U，et al. Hypertension in cancer survivors［J］. Current hypertension reports，2022，24

(10): 435-443.

[10] BEAVERS C J, RODGERS J E, BAGNOLA A J, et al. Cardio-oncology drug interactions: a scientific statement from the American Heart Association[J]. Circulation, 2022, 145(15): e811-e838.

[11] MOSARLA R C, VADUGANATHAN M, QAMAR A, et al. Anticoagulation strategies in patients with cancer: JACC review topic of the week[J]. Journal of the American College of Cardiology, 2019, 73(11): 1336-1349.

[12] LYON A R, LÓPEZ-FERNÁNDEZ T, COUCH L S, et al. 2022 ESC guidelines on cardio-oncology developed in collaboration with the European Hematology Association (EHA), the European Society for Therapeutic Radiology and Oncology (ESTRO) and the International Cardio-Oncology Society (IC-OS)[J]. European heart journal, 2022, 43(41): 4229-4361.

[13] 孙涛. 2023 版 CSCO 肿瘤心脏病学指南中化疗及免疫治疗心脏毒性的更新要点解读[J]. 实用肿瘤杂志, 2023, 38(5): 434-439.

[14] LYON A R, DENT S, STANWAY S, et al. Baseline cardiovascular risk assessment in cancer patients scheduled to receive cardiotoxic cancer therapies: a position statement and new risk assessment tools from the Cardio-Oncology Study Group of the Heart Failure Association of the European Society of Cardiology in collaboration with the International Cardio-Oncology Society[J]. European journal of heart failure, 2020, 22(11): 1945-1960.

[15] PENTTILA P, RAUTIOLA J, POUSSA T, et al. Angiotensin inhibitors as treatment of sunitinib/pazopanib-induced hypertension in metastatic renal cell carcinoma[J]. Clinical genitourinary cancer, 2017, 15(3): 384-390.

[16] KIDOGUCHI S, SUGANO N, TOKUDOME G, et al. New concept of onco-hypertension and future perspectives[J]. Hypertension, 2021, 77(1): 16-27.

[17] PLUMMER C, MICHAEL A, SHAIKH G, et al. Expert recommendations on the management of hypertension in patients with ovarian and cervical cancer receiving bevacizumab in the UK[J]. British journal of cancer, 2019, 121(2): 109-116.

[18] MEILHAC A, CAUTELA J, THUNY F. Cancer therapies and vascular toxicities[J]. Current treatment options in oncology,

2022，23（3）：333-347.

[19] VIRANI S A，DENT S，BREZDEN-MASLEY C，et al. Canadian Cardiovascular Society guidelines for evaluation and management of cardiovascular complications of cancer therapy [J]. Canadian journal of cardiology，2016，32（7）：831-841.

5.9 血脂代谢异常高血压

5.9.1 概述

随着人们生活方式改变以及人口老龄化，高血压和脂代谢异常的患病率呈逐年上升趋势。高血压患者具有很高的脂代谢异常发生率。“十二五”血脂异常现况调查显示，我国≥35 岁高血压患者中合并至少一种血脂异常的高达 41.3%，合并高甘油三酯血症、高总胆固醇血症、高低密度脂蛋白胆固醇（LDL-C）和低高密度脂蛋白胆固醇（HDL-C）血症的患者分别为 18.0%、9.9%、7.8% 和 20.6%。

高血压与高胆固醇血症均是动脉粥样硬化发生发展的关键危险因素，血压的升高与波动造成动脉内皮细胞的损伤，促进致动脉粥样硬化脂蛋白颗粒（低密度脂蛋白、富含甘油三酯的脂蛋白残粒等）进入内皮下；内皮损伤同时促进血单核细胞进入内皮下并转变成巨噬细胞，后者在吞噬氧化的脂蛋白颗粒后形成泡沫细胞。由此可见，高血压是动脉粥样硬化发病的帮凶，与脂代谢异常（尤其是高胆固醇血症）共同促进斑块的形成和进展。

5.9.2 患者临床特点及降血压、降脂获益

与胰岛素抵抗相关的代谢异常是高血压和脂代谢异常发病的共同病理生理基础。这也是两者并存发生率高的主要原因。临床表现为高血压同时存在高脂血症。因此降血压的同时接受血脂的调整会获益更大。一项高血压与非高血压患者比较的荟萃分析显示，高血压患者接受他汀类药物治疗的临床获益不受血压水平的影响，高血压患者与正常血压患者接受他汀类药物治疗后心血管事件的发病风险分别降低 22.3% 和 23.8%。

同样，在高血压患者中的降脂治疗确立了控制高血压患者脂代谢异常的临床意义。ASCOT-LLA 试验纳入提示：高血压患者在接受降血压同时降脂与单一降血压治疗相比，降脂（阿

托伐他汀）治疗，总心血管事件发生率降低 21%，非致死性心肌梗死与致死性冠心病发病率降低 36%，卒中降低 27%。HOPE3 研究也同样证明：降血压联合他汀类药物治疗可以使心血管死亡、心肌梗死、脑卒中的风险降低 29%；使得心脏停搏复苏、心力衰竭和动脉血运重建术的风险降低 28%。在降血压治疗同时接受降脂治疗可以实现更大的心血管获益。

5.9.3 降血压治疗原则

鉴于我国高血压和脂代谢异常的流行趋势日益严重，联合降血压降脂治疗心血管获益的试验证据，血压血脂“双达标”已成为我国心血管病防控工作的重要目标。首先推荐健康生活方式，包括合理膳食、适度增加体力活动、控制体重、戒烟和限制饮酒等。

在降血压治疗方面，应着重强调限盐和降低体重对血压控制的有益作用。根据患者的临床特征确定降血压目标，尽量选择对血脂代谢负面影响较小的抗高血压药联合治疗，使患者血压尽早达标。

在降脂治疗方面，LDL-C 是高血压降脂治疗的首要目标，非 HDL-C 是治疗的次要目标。应着重强调对脂肪和胆固醇摄入的控制，以及增加活动对血脂的有益影响。根据患者的总体心血管风险及危险分层，确定高血压个体降脂（LDL-C 和非 HDL-C）治疗的目标值，予以积极降胆固醇治疗。

对严重高甘油三酯血症（≥ 5.6mmol/L）患者，应采取更严格的生活方式干预措施，除严格限制脂肪摄入外，应强调对精细碳水化合物的控制，并对每天的热卡摄入以及运动消耗给予有针对性的指导，同时采用贝特类药物与大剂量（2～4g/d）高纯度 ω-3 脂肪酸的联合应用以降低胰腺炎发病的风险。

5.9.3.1 降血压和降脂治疗的目标值（表 5-11、表 5-12）

表 5-11 高血压合并心血管危险因素患者的心血管危险分层

危险因素个数		血清胆固醇水平分层 /（mmol/L）		
		3.1≤TC<4.1 或 1.8≤LDL-C<2.6	4.1≤TC<5.2 或 2.6≤LDL-C<3.4	5.2≤TC<7.2 或 3.4≤LDL-C<4.9
有高血压	0	低危（<5%）	低危（<5%）	低危（<5%）
	1	低危（<5%）	中危（5%～9%）	中危（5%～9%）
	2	中危（5%～9%）	高危（≥ 10%）	高危（≥ 10%）
	3	高危（≥ 10%）	高危（≥ 10%）	高危（≥ 10%）

表 5-12　不同心血管危险分层高血压患者血脂、血压的目标值

危险分层	临床特征	血脂治疗目标值			血压治疗目标值
		LDL-C	非 HDL-C	推荐级别 / 证据水平	
超高危人群	● 高血压合并动脉粥样硬化性心血管疾病患者并存其他严重情况	<1.4mmol/L（55mg/dl）	<2.2mmol/L（85mg/dl）	Ⅰ/A	<140/90mmHg，如能耐受可<130/80mmHg
极高危人群	● 高血压合并动脉粥样硬化性心血管疾病 ● 高血压合并糖尿病	<1.8mmol/L（70mg/dl）	<2.6mmol/L（100mg/dl）	Ⅰ/A	
中、高危人群	● 高血压危险分层为高危者 ● 高血压合并 CKD（3 或 4 期） ● 高血压合并 LDL-C≥4.9mmol/L	<2.6mmol/L（100mg/dl）	<3.4mmol/L（130mg/dl）	Ⅰ/A	高危：<140/90mmHg，如能耐受可<130/80mmHg 低危、中危：<140/90mmHg，如果可以耐受，低至 130/80mmHg
低危人群	● 高血压不合并 ASCVD 其他危险因素	<3.4mmol/L（130mg/dl）	<4.1mmol/L（160mg/dl）	Ⅱa/B	

5.9.3.2　达标流程（图 5-4）　治疗的目的是获得血压和血脂的“双达标”。建议在积极生活方式调整的同时，开始降血压和降脂治疗。

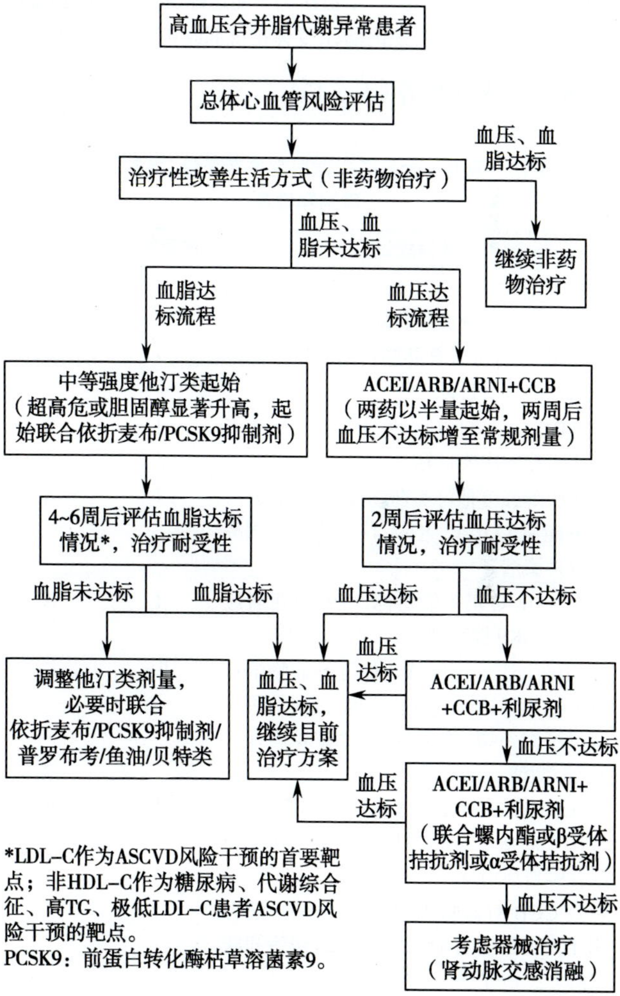

图 5-4　高血压合并脂代谢异常患者的达标流程

降脂治疗方面：应强调应用他汀类药物使降脂治疗首要目标 LDL-C 达标。单用他汀类药物治疗，胆固醇不能达标时，应考虑联合应用非他汀类降脂药物。在代谢综合征患者和高甘油三酯血症患者，LDL-C 达标、而非 HDL-C 仍未达标，应在加强生活方式干预的同时，予以贝特类或/和高纯度鱼油（2～4g/d）治疗。

降血压治疗方面：首先考虑 RASI 与 CCB 的联合，并根据血压的水平必要时调整至足量，如血压仍不能达标，再加用其他抗高血压药如噻嗪类利尿剂、螺内酯、α受体拮抗剂或β受体拮抗剂。

5.9.4 药物推荐（表 5-13）

表 5-13 高血压合并脂代谢异常患者降脂、降血压治疗的原则和推荐

推荐建议	推荐等级	证据质量
治疗性的生活方式干预是高血压合并脂代谢异常患者降血压和降脂治疗的基础	Ⅰ	B
LDL-C 是高血压合并脂代谢异常患者降脂治疗的首要目标	Ⅰ	A
非 HDL-C 是高血压合并脂代谢异常患者降脂治疗的次要目标	Ⅰ	B
采用中等强度他汀类药物作为起始治疗，如不能使 LDL-C 达标，首选联合胆固醇吸收抑制剂	Ⅰ	A
如果 LDL-C 仍不能达标，在高危患者应联合 PCSK9 抑制剂	Ⅰ	A
经积极生活方式调整及他汀类药物治疗 LDL-C 已经达标，TG 仍不能控制时，可联合贝特类药物、大剂量（2～4g/d）高纯度ω-3 脂肪酸	Ⅱb	C
ACEI/ARB/ARNI 可改善胰岛素抵抗，适合用于高血压合并脂代谢异常的初始和联合降血压治疗	Ⅰ	A
长效 CCB 对血脂代谢无不良影响，适合用于高血压合并脂代谢异常的初始和联合降血压治疗	Ⅰ	A
α受体拮抗剂改善血脂代谢，适合用于高血压合并脂代谢异常患者的联合降血压治疗	Ⅱa	B
不推荐β受体拮抗剂与噻嗪类利尿剂联合，用于高血压合并脂代谢异常患者的降血压治疗	Ⅱb	A

5.9.4.1 降脂药物推荐及临床用药注意事项

（1）他汀类药物：通过抑制胆固醇合成限速酶——3-羟基-3-甲基戊二酰辅酶A还原酶，减少胆固醇合成，同时加速血清LDL颗粒的分解代谢，是降脂治疗的首选药物。他汀类药物适用于高胆固醇血症、混合型高脂血症和ASCVD的防治。临床应用安全性总体良好，不存在明确的肝毒性，但在中度脂肪肝的患者给药后转氨酶轻度升高（低于正常上限的3倍）无须调整药物剂量。少数患者服药后出现肌肉症状（肌痛、乏力）、罕见肌酸激酶显著升高，通过更换他汀类药物的种类或减少他汀类药物的剂量有助于缓解他汀类药物对肌肉的影响。极少数对他汀类药物不能耐受的患者可以换用其他降脂药物。

（2）胆固醇吸收抑制剂：通过在肠黏膜刷状缘水平与尼曼匹克C1结合，可抑制饮食胆固醇的吸收和胆固醇的肠肝循环。常用药物包括依折麦布和海博麦布。需要与他汀类药物联用方可取得良好的协同降脂作用。治疗过程中偶见转氨酶升高，发生率很低。

（3）前蛋白转化酶枯草溶菌素9（PCSK9）抑制剂：常用的药物包括依洛尤单抗和阿利西尤单抗，PCSK9通过减少肝细胞表面LDL受体的表达影响LDL受体对血清LDL颗粒的清除。PCSK9抑制剂通过抑制LDL受体的降解，促进LDL颗粒和LDL-C的清除，在他汀类药物治疗的基础上，仍可以发挥强大的降胆固醇作用。现有的副作用很少，有人可出现注射局部的不适。

此外，PCSK9小干扰RNA英克司兰已在国内上市。依洛尤单抗140mg或阿利西尤单抗75mg，每两周一次皮下注射，总体安全性和耐受性良好，常见的副作用包括注射部位的疼痛、瘙痒和流感样症状。临床试验至今没有发现PCSK9抑制剂的治疗对肿瘤发病、认知功能、出血性卒中发病等存在不利影响，长期安全性的证据仍有待积累。

贝特类药物：通过激活PPARα和脂蛋白脂酶，促进体内甘油三酯水解从而降低血清TG，并可轻度升高HDL-C。常用药物包括非诺贝特、苯扎贝特等。贝特类药物与他汀类药物联用时，转氨酶、肌酶升高的发生率增加。

（4）高纯度ω-3脂肪酸：通过减少TG合成与分泌并增强VLDL颗粒中TG的清除降低血清TG。临床主要用于治疗高TG血症。对TG升高≥ 5.6mmol/L的患者，ω-3脂肪酸可以使TG水平降低超过30%。含DHA和EPA的ω-3脂肪酸及只含

EPA 的二十碳五烯酸乙酯(IPE),在欧美已经被批准用于严重高 TG 血症(≥ 5.6mmol/L)的治疗。REDUCE-IT 研究显示,在他汀类药物治疗的基础上,高纯度 IPE 4g/d 令心血管终点事件进一步降低 25%。

5.9.4.2 抗高血压药推荐及临床用药注意事项 针对血脂代谢异常的高血压患者,抗高血压药治疗的选择应兼顾其降血压疗效和对脂代谢异常的影响,尽可能做到在有效降血压的同时,对患者的脂代谢异常不产生负面影响,甚至产生有益作用。同样应强调在生活方式干预基础上,合理选择抗高血压药,与调脂治疗相得益彰,降低心脑血管事件发病的风险。

(1) ACEI/ARB/ARNI:由于 RASI 对糖脂代谢无不良影响,研究证据显示 RASI 具有改善胰岛素抵抗作用。在 ASCOT-BPLA 研究中,显示 CCB 联合 RASI 降血压治疗的同时,阿托伐他汀的应用具有最佳的协同心血管保护作用,优于 β 受体拮抗剂与噻嗪类利尿剂的降血压组合。《中国高血压防治指南(2024 年修订版)》明确指出合并血脂异常的高血压患者,RASI 具有治疗的强适应证。

(2) 钙通道阻滞剂:CCB 对血脂代谢无不良影响。即使在胰岛素抵抗合并的高甘油三酯、低 HDL-C 的高血压患者,CCB 的应用也不会造成对血脂代谢的负面影响。

(3) α 受体拮抗剂:该类药物的扩血管作用通过增加骨骼肌血流量促进肌肉组织对血糖和 TG 的利用,从而可改善胰岛素抵抗。在 RASI 联合 CCB 治疗血压仍然控制不良的患者,可以考虑加用 α 受体拮抗剂,但应注意观察和避免直立性低血压的发生,尤其在老年患者。因该类药物对心力衰竭发病的不良影响(ALLHAT 研究),不推荐作为高血压的初始治疗用药。

(4) 利尿剂和 β 受体拮抗剂:LIFE 研究和 ASCOT 研究均显示利尿剂 +β 受体拮抗剂的降血压联合与 RASI+CCB 的降血压联合相比,显著增加新发糖尿病的发病率。故目前国内外的指南均不将这两类药物联合作为优选的抗高血压药组合,尤其对合并脂代谢异常的患者更不推荐。当存在明确的用药适应证时,应在 RASI 和 CCB 治疗的基础上,以较低的有效剂量给药。

(严晓伟)

参考文献

[1] WANG Z W, CHEN Z, ZHANG L F, et al. Status of

hypertension in China: results from the China Hypertension Survey, 2012-2015 [J]. Circulation, 2018, 137(22): 2344-2356.

[2] 中国高血压调查研究组. 2012～2015 年我国≥35 岁人群血脂异常状况调查[J]. 中国循环杂志, 2019, 34(7): 681-687.

[3] BRUGTS J J, YETGIN T, HOEKS S E, et al. The benefits of statins in people without established cardiovascular disease but with cardiovascular risk factors: meta-analysis of randomised controlled trials[J]. British medical journal, 2009, 338: b2376.

[4] SEVER P, DAHLOF B, POULTER N, et al. Potential synergy between lipid-lowering and blood-pressure-lowering in the Anglo-Scandinavian Cardiac Outcomes Trial [J]. European heart journal, 2006, 27(24): 2982-2988.

[5] YUSUF S, LONN E, PAIS P, et al. Blood-pressure and cholesterol lowering in persons without cardiovascular disease [J]. The New England journal of medicine, 2016, 374(21): 2032-2043.

[6] 中国血脂管理指南修订联合专家委员会. 中国血脂管理指南(2023 年)[J]. 中国循环杂志, 2023, 38(3): 237-271.

[7] 中国高血压防治指南修订委员会, 高血压联盟(中国), 中国医疗保健国际交流促进会高血压病学分会, 等. 中国高血压防治指南(2024 年修订版)[J]. 中华高血压杂志(中英文), 2024, 32(7): 603-700.

[8] OWEN J G, REISIN E. Anti-hypertensive drug treatment of patients with and the metabolic syndrome and obesity: a review of evidence, meta-analysis, post hoc and guidelines publications [J]. Current hypertension reports, 2015, 17(6): 558.

[9] ABUISSA H, JONES P G, MARSO S P, et al. Angiotensin-converting enzyme inhibitors or angiotensin receptor blockers for prevention of type 2 diabetes: a meta-analysis of randomized clinical trials[J]. Journal of the American College of Cardiology, 2005, 46(5): 821-826.

[10] WANG Y, FENG L, ZENG G, et al. Effects of cuisine-based Chinese Heart-Healthy diet in lowering blood pressure among adults in China: multicenter, single-blind, randomized, parallel controlled feeding trial[J]. Circulation, 2022, 146(4): 303-315.

[11] GINSBERG H N, KARMALLY W, SIDDIQUI M, et al. A dose-

response study of the effects of dietary cholesterol on fasting and postprandial lipid and lipoprotein metabolism in healthy young men[J]. Arteriosclerosis, thrombosis, and vascular biology, 1994, 14(4): 576-586.

[12] NAVARESE E P, ROBINSON J G, KOWALEWSKI M, et al. Association between baseline LDL-C level and total and cardiovascular mortality after LDL-C lowering: a systematic review and mta-analysis[J]. JAMA, 2018, 319(15): 1566-1579.

[13] Cholesterol Treatment Trialists' Collaboration. Efficacy and safety of LDL-lowering therapy among men and women: meta-analysis of individual data from 174 000 participants in 27 randomised trials[J]. Lancet, 2015, 385(9976): 1397-1405.

[14] BOEKHOLDT S M, ARSENAULT B J, MORA S, et al. Association of LDL cholesterol, non-HDL cholesterol, and apolipoprotein B levels with risk of cardiovascular events among patients treated with statins: a meta-analysis[J]. JAMA, 2012, 307(12): 1302-1309.

[15] THANASSOULIS G, WILLIAMS K, YE K, et al. Relations of change in plasma levels of LDL-C, non-HDL-C and apoB with risk reduction from statin therapy: a meta-analysis of randomized trials[J]. Journal of the American Heart Association, 2014, 3(2): e000759.

[16] COLHOUN H M, BETTERIDGE D J, DURRINGTON P N, et al. Primary prevention of cardiovascular disease with atorvastatin in type 2 diabetes in the Collaborative Atorvastatin Diabetes Study(CARDS): multicentre randomised placebo-controlled trial[J]. Lancet, 2004, 364(9435): 685-696.

[17] SEVER P S, DAHLOF B, POULTER N R, et al. Prevention of coronary and stroke events with atorvastatin in hypertensive patients who have average or lower-than-average cholesterol concentrations, in the Anglo-Scandinavian Cardiac Outcomes Trial--Lipid Lowering Arm(ASCOT-LLA): a multicentre randomised controlled trial[J]. Lancet, 2003, 361(9364): 1149-1158.

[18] COLLINS R, ARMITAGE J, PARISH S, et al. MRC/BHF Heart

Protection Study of cholesterol-lowering with simvastatin in 5963 people with diabetes: a randomised placebo-controlled trial[J]. Lancet, 2003, 361(9374): 2005-2016.

[19] KIM B K, HONG S J, LEE Y J, et al. Long-term efficacy and safety of moderate-intensity statin with ezetimibe combination therapy versus high-intensity statin monotherapy in patients with atherosclerotic cardiovascular disease(RACING): a randomised, open-label, non-inferiority trial[J]. Lancet, 2022, 400(10349): 380-390.

[20] CANNON C P, BLAZING M A, GIUGLIANO R P, et al. Ezetimibe added to statin therapy after acute coronary syndromes [J]. The New England journal of medicine, 2015, 372(25): 2387-2397.

[21] SABATINE M S, GIUGLIANO R P, KEECH A C, et al. Evolocumab and clinical outcomes in patients with cardiovascular disease[J]. The New England journal of medicine, 2017, 376 (18): 1713-1722.

[22] SCHWARTZ G G, STEG P G, SZAREK M, et al. Alirocumab and cardiovascular outcomes after acute coronary syndrome[J]. The New England journal of medicine, 2018, 379(22): 2097-2107.

[23] KEECH A, SIMES R J, BARTER P, et al. Effects of long-term fenofibrate therapy on cardiovascular events in 9795 people with type 2 diabetes mellitus(the FIELD study): randomised controlled trial[J]. Lancet, 2005, 366(9500): 1849-1861.

[24] ACCORD Study Group. Effects of combination lipid therapy in type 2 diabetes mellitus[J]. The New England journal of medicine, 2010, 362(17): 1563-1574.

[25] HARRIS W S. ω-3 fatty acids and lipoproteins: comparison of results from human and animal studies[J]. Lipids, 1996, 31(3): 243-252.

[26] KHAN S U, LONE A N, KHAN M S, et al. Effect of omega-3 fatty acids on cardiovascular outcomes: a systematic review and meta-analysis [J]. The lancet eclinicalmedicine, 2021, 38: 100997.

[27] REDÓN J, TRENKWALDER P R, BARRIOS V. Efficacy

of combination therapy with angiotensin-converting enzyme inhibitor and calcium channel blocker in hypertension[J]. Expert Opinion on Pharmacotherapy，2013，14(2)：155-164.

[28] SERAVALLE G，BRAMBILLA G，PIZZALLA D P，et al. Differential effects of enalapril-felodipine versus enalapril-lercanidipine combination drug treatment on sympathetic nerve traffic and metabolic profile in obesity-related hypertension[J]. Journal of the American Society of Hypertension，2016，10(3)：244-251.

[29] PESSINA A C，CICCARIELLO L，PERRONE F，et al. Clinical efficacy and tolerability of alpha-blocker doxazosin as add-on therapy in patients with hypertension and impaired glucose metabolism[J]. Nutrition，metabolism and cardiovascular diseases，2006，16(2)：137-147.

[30] DELL'OMO G，PENNO G，DEL PRATO S，et al. Doxazosin in metabolically complicated hypertension[J]. Expert reviews in cardiovascular therapy，2007，5(6)：1027-1035.

[31] DAHLOF B，DEVEREUX R B，KJELDSEN S E，et al. Cardiovascular morbidity and mortality in the Losartan Intervention For Endpoint reduction in hypertension study (LIFE)：a randomized trial against atenolol[J]. Lancet，2002，359(9311)：995-1003.

[32] DAHLOF B，SEVER P S，POULTER N R，et al. Prevention of cardiovascular events with an antihypertensive regimen of amlodipine adding perindopril as required versus atenolol adding bendroflumethiazide as required，in the Anglo-Scandinavian Cardiac Outcomes Trial-Blood Pressure Lowering Arm (ASCOT-BPLA)：a multicenter randomized controlled trial[J]. Lancet，2005，366(9489)：895-906.

[33] CICERO A F，TARTAGNI E，ERTEK S. Safety and tolerability of injectable lipid-lowering drugs：a review of available clinical data[J]. Expert opinion on drug safety，2014，13(8)：1023-1030.

[34] BHATT D L，STEG P G，MILLER M，et al. Cardiovascular risk reduction with Icosapent Ethyl for hypertriglyceridemia[J]. The New England journal of medicine，2019，380(1)：11-22.

[35] DAVIS B R, CUTLER J A, GORDON D J, et al. Rationale and design for the Antihypertensive and Lipid Lowering Treatment to Prevent Heart Attack Trial(ALLHAT)[J]. American journal of hypertension, 1996, 9(4 Pt 1): 342-360.

5.10 肾上腺性高血压

5.10.1 概述

由肾上腺疾病引发的高血压称为肾上腺性高血压，属内分泌性高血压，是继发性高血压的常见类别。此类高血压一般均有明确病因，如能早期诊断、及时并正确治疗，部分可以治愈，大多数血压能得到有效控制，可明显减少高血压所致的靶器官(包括心、脑、肾)损害。本部分主要阐述几种常见肾上腺性高血压临床筛查及诊治过程中的用药问题。

5.10.2 原发性醛固酮增多症筛查中的药物推荐及治疗

原发性醛固酮增多症是因肾上腺皮质自主分泌过多醛固酮，醛固酮的保钠作用使机体钠潴留，血容量增多，导致肾素分泌受到抑制的盐敏感性高血压。国际指南及国内专家共识一致推荐测定血浆醛固酮与肾素浓度比值(aldosterone to renin ratio, ARR)作为筛查原发性醛固酮增多症的首要指标。由于血浆醛固酮和肾素活性受许多抗高血压药的影响，在筛查之前通常需要考虑患者当时使用的药物对肾素活性和醛固酮分泌的影响。

5.10.2.1 药物对 ARR 筛查的影响

(1) 抗高血压药：①β 受体拮抗剂，已知 β 受体拮抗剂抑制血浆肾素活性明显超过对血浆醛固酮浓度的抑制，因此可以升高血浆 ARR，导致假阳性可能。②利尿剂，噻嗪类利尿剂可导致低血钾及低容量，可激活 RAAS，增加血浆肾素活性和血浆醛固酮浓度；醛固酮受体拮抗剂螺内酯和依普利酮亦增加血浆肾素活性和血浆醛固酮浓度。但无论是保钾还是排钾利尿剂，对血浆肾素活性的激发均超过对血浆醛固酮浓度的激发，使 ARR 降低，导致假阴性可能。③RASI, ARB 和 ACEI 增加血浆肾素活性，降低血浆醛固酮浓度，导致 ARR 降低，导致假阴性可能。④CCB，二氢吡啶类 CCB，如硝苯地平(包括缓释制剂与控释制剂）增加血浆肾素活性，可减少醛固酮的合成，但也有报道对血浆醛固酮浓度影响不大，可能降低 ARR（假阴性可能）。而非二氢吡啶类 CCB 如缓释维拉帕米、地尔硫䓬基本不影响血浆肾素活性和醛固酮浓度，可用于需要检测 ARR 但不能停用抗高血压药的患者。⑤α_1 受体拮抗剂，如特拉唑嗪、多沙唑嗪等对 RAAS 影响较小，可用于需要检测 ARR 但不能停用抗高血压药的患者，但该类药物可增加心率，必要时可与缓释维拉帕米联合应用。⑥中枢 α_1 受体拮抗剂，可乐定是其代表药物，可抑制 RAAS，减少肾素分泌，且对血浆肾素活性的抑制程度明显超过对血浆醛固酮浓度的抑制程度，升高 ARR，导致假阳性可能。

（2）非抗高血压药：已知非甾体抗炎药对血浆肾素活性的抑制程度明显超过对血浆醛固酮浓度的抑制程度，升高 ARR，导致假阳性可能，故患者在测定 ARR 前应考虑停药。此外，新型降血糖药，如 SGLT2 抑制剂等对 ARR 也有影响，需注意。

5.10.2.2　*筛查过程中抗高血压药的选择*　门诊通常可以在不停药的基础上随机测定 ARR，若测定的血浆醛固酮绝对值增高，血浆肾素活性<1.0ng/（ml•h）（未使用 β 受体拮抗剂的情况下），则认为有意义，可不换药继续检查，但需重复确认。当检查结果受现有药物影响而又解释困难时，则停用相关抗高血压药。具体原则如下：

（1）如患者血压轻度升高，可以考虑停用正在使用的抗高血压药。由于药物的代谢及对 RAAS 激发或抑制程度不同，所以停药时间不尽相同。一般而言，β 受体拮抗剂、ACEI、ARB、二氢吡啶类 CCB 及可乐定等停用 2 周以上；利尿剂（无论保钾或非保钾利尿剂）需停用 4 周以上，包括醛固酮受体拮抗剂如螺内酯、依普利酮等。需注意的是停用可乐定和 β 受体拮抗剂时需缓慢减量，避免骤然撤药后引起血压反跳。

（2）如患者不宜停药，则需换用对 RAAS 影响较小的药物。推荐首选非二氢吡啶类 CCB（如缓释维拉帕米、地尔硫䓬）及 α_1 受体拮抗剂（如特拉唑嗪、多沙唑嗪等）将血压控制在安全范围。需要注意的是非二氢吡啶类 CCB 对心脏传导系统有抑制作用，给药前需行心电图检查，若有二度或三度房室传导阻滞或心功能不全表现，则禁用。α_1 受体拮抗剂有直立性低血压的不良反应，故需首剂减半，晚间入睡前服用，并嘱患者起身时动作需缓慢；心功能不全患者需慎用。如使用上述抗高血压药仍难以控制血压，可适当使用二氢吡啶类 CCB、ACEI 及 AT_1 受体拮抗剂，但不能使用利尿剂、β 受体拮抗剂及中枢 α_1 受体拮抗剂，原发性醛固酮增多症筛查药物应用评估见表 5-14。

表 5-14 原发性醛固酮增多症筛查药物应用推荐建议

选择药物	推荐建议	注意事项
非二氢吡啶类 CCB：维拉帕米，地尔硫䓬	优先推荐	二度或三度房室传导阻滞及心功能不全者禁用
α_1 受体拮抗剂：特拉唑嗪，多沙唑嗪等	优先推荐，可与非二氢吡啶类 CCB 联用	首剂减半，晚间入睡前服用。老年、直立性低血压、心功能不全者慎用
二氢吡啶类 CCB：氨氯地平	对非二氢吡啶类 CCB 不能耐受者可选择氨氯地平	筛查前已应用此类药，可不停药筛查，若 ARR 大于阈值则继续后续检查
RASI：ACEI，ARB	仍不能控制血压时可选用	筛查前已应用此类药，可不停药筛查，若 ARR 大于阈值则继续后续检查
醛固酮受体拮抗剂及保钾利尿剂：螺内酯，依普利酮，阿米洛利，氨苯蝶啶	不推荐 筛查前停药≥4 周	注意电解质和肾功能
非保钾利尿剂：噻嗪类利尿剂，袢利尿剂	不推荐 筛查前停药≥4 周	注意电解质和肾功能
β 受体拮抗剂：美托洛尔，比索洛尔，卡维地洛	不推荐 筛查前停药≥2 周	心功能不全、冠心病等强适应证患者不宜骤然停药
中枢 α_1 受体拮抗剂：可乐定，甲基多巴	不推荐 筛查前停药≥2 周	骤然停药易引起血压反跳，宜缓慢停药
其他：非甾体抗炎药，甘草制剂	筛查前停药≥2 周	—

5.10.2.3 血钾等对 ARR 筛查的影响 原发性醛固酮增多症患者常伴有低钾血症，而低钾虽对血浆肾素活性作用不大或轻度激发，但却抑制血浆醛固酮浓度，使 ARR 降低，引起假阴性

可能。所以在测定血浆肾素活性与醛固酮浓度之前需纠正低血钾，可以口服缓释氯化钾片，推荐纠正血钾>4.0mmol/L，至少应>3.5mmol/L。且检测 ARR 与血清钾同步进行。补钾前需注意患者的肾功能，补钾时定期复查血钾。因甘草制剂有降低血钾的作用，故患者在测定 ARR 前需停止使用此类制剂至少 2 周。

此外，患者的年龄、性别、体位、月经周期、采血时间、采血方法、饮食等对 RAAS 均有不同程度的影响，在测定 ARR 前应将影响因素控制于最低水平。

总之，由于 ARR 测定受多种因素的影响，因此在分析 ARR 测定结果时，应考虑患者当时所用抗高血压药的种类、电解质、饮食状态等，必要时控制影响因素后重复测定。上述抗高血压药的调整及纠正低血钾等措施，不仅适用于原发性醛固酮增多症筛查，也应贯穿于原发性醛固酮增多症确诊检查以及后续的肾上腺静脉取血检查。

5.10.2.4 *原发性醛固酮增多症药物治疗* 经肾上腺静脉取血确认为单侧醛固酮腺瘤或单侧肾上腺增生者建议手术治疗。如患者双侧肾上腺病变经肾上腺静脉取血确定无优势分泌，或者属于家族性醛固酮增多症患者［糖皮质激素可治性醛固酮增多症（FH-Ⅰ，FH-Ⅱ，FH-Ⅲ，FH-Ⅳ等）］、不愿手术或不能耐受手术者，需进行药物治疗。

（1）醛固酮受体拮抗剂：①螺内酯，结合盐皮质激素受体拮抗醛固酮作用，推荐首选。现有原发性醛固酮增多症诊治指南或共识推荐起始剂量从 20～40mg/d 起，依据控制情况，逐渐增加到最大 100mg/d。由于螺内酯可阻断睾酮合成产生抗雄激素作用，可导致勃起功能障碍、性欲减退、男性乳房发育或女性月经紊乱等不良反应。肾功能不全者慎用，严重肾功能不全者［eGFR<30ml/（min•1.73m^2）］禁用。②依普利酮，高选择性醛固酮受体拮抗剂，受体拮抗作用较醛固酮弱，由于不拮抗雄激素和孕激素受体，不良反应较螺内酯明显减少，可用于不能耐受螺内酯或长期维持治疗者，剂量为 25～50mg/d。肾功能不全者慎用，严重肾功能不全者［eGFR<30ml/（min•1.73m^2）］禁用。新型非甾体类盐皮质激素受体拮抗剂有更好的盐皮质激素受体选择性，但有待循证医学的验证。

（2）其他保钾利尿剂：①阿米洛利（amiloride），阻断肾远曲小管钠通道，促进钠、氢排泄，减少钾排泄。起始剂量 5mg/d，可用于不耐受螺内酯的患者，多能使血钾恢复正常并缓解血压。

不良反应有头痛、乏力、胃肠不适及勃起功能障碍等。②氨苯蝶啶，具有以上类似效应，起始剂量可为100～200mg/d。但目前国内市场无此类单片制剂。注意监测血钾及肾功能。

（3）排钾利尿剂：噻嗪类利尿剂由于排钾作用较强，不单独用于原发性醛固酮增多症的药物治疗。螺内酯与噻嗪类利尿剂联合可以加强降血压疗效，减少螺内酯用量以避免后者长期使用的不良反应。但必须先用螺内酯，待血钾正常后血压仍不达标者可考虑联用。此外，血钾正常的原发性醛固酮增多症患者单用螺内酯，血钾偏高时可与噻嗪类利尿剂联用，肾功能不全者考虑使用袢利尿剂如呋塞米。

（4）CCB：若醛固酮受体拮抗剂降血压效果不佳或手术后血压仍不能控制，需联合治疗时可选用CCB，包括二氢吡啶类CCB和非二氢吡啶类CCB。有报道二氢吡啶类CCB在高剂量时可抑制醛固酮诱导的盐皮质激素受体激活，如非洛地平、尼群地平、硝苯地平等，氨氯地平作用则较小；而非二氢吡啶类CCB如维拉帕米、地尔硫䓬则对盐皮质激素受体无影响。

（5）RASI：单独使用螺内酯后血压仍不能控制，可联合使用ACEI或ARB。注意监测血钾及肾功能。

（6）ARNI：单独使用螺内酯后血压仍不能控制，可联合使用ARNI。注意监测血钾及肾功能。

（7）其他类型抗高血压药：在上述各类联合治疗下血压仍不达标者，可联合选用β受体拮抗剂、α受体拮抗剂等其他种类抗高血压药。同时需要进一步检测血压难以控制的原因。此外，醛固酮合成酶抑制剂如baxdrostat在难治性高血压Ⅱ期临床试验中的疗效已得到证实，但能否用于原发性醛固酮增多症治疗尚有待临床试验结果。

（8）糖皮质激素：适用于FH-Ⅰ（糖皮质激素可治性醛固酮增多症），给予小剂量地塞米松（0.5～1.5mg/d），1～2周后可改善症状。建议起始剂量为0.125～0.25mg/d。长期糖皮质激素治疗可导致医源性库欣综合征，并影响儿童生长发育，应注意监测不良反应。

5.10.3 嗜铬细胞瘤/副神经节瘤术前准备用药及危象处理

嗜铬细胞瘤（pheochromocytoma，PCC）起源于肾上腺髓质，而副神经节瘤（paraganglioma，PGL）是起源于肾上腺外的交感神经链并具有激素分泌功能的神经内分泌肿瘤，PCC 和 PGL 合称为 PPGL。PPGL 临床症状和体征与儿茶酚胺分泌的性质及量有关。

5.10.3.1 PPGL 危象（pheochromocytoma and paraganglioma crisis）处理 PPGL 的发作频率、持续时间、严重程度以及伴随症状个体差异较大。可发生多种具有特征性的危急症状群，称为嗜铬细胞瘤危象，因其均与高儿茶酚胺血症有关，故其实质为儿茶酚胺危象，有几个临床表型特征。

（1）高血压危象（hypertension crisis）：高血压可以是自发性发作，亦常在某种诱因，如情绪激动、体位突然改变、腹部受压、妊娠分娩、手术探查等刺激下血压骤升，发作时血压可高达 250/150mmHg 或更高，重者可因此出现高血压脑病和／或脑血管病综合征，如脑出血、蛛网膜下腔出血等。可选用 α 受体拮抗剂酚妥拉明，作用迅速，持续时间短（5～10 分钟），易于控制。同时应尽快扩充血容量。根据血压下降情况和中心静脉压决定输液速度及补液量。应用 α 受体拮抗剂后应联用 β 受体拮抗剂，防止出现心律失常。

（2）高血压和低血压交替发作危象：由于嗜铬组织分泌大量儿茶酚胺致血压急剧升高，同时因小静脉和毛细血管前小动脉强烈收缩，局部组织缺血缺氧，血管通透性增加，血浆外渗，血容量减少，加之强烈收缩的小动脉对儿茶酚胺的敏感性降低，可使血压下降，后者又反射性引起儿茶酚胺进一步分泌，导致血压再度升高，如此反复，临床表现为高低血压交替出现，甚至可在短时间内血压频繁大幅度波动。对于此类患者，高血压时应用肾上腺素受体拮抗剂，低血压时以输液和补充血容量为主。总体原则为及早并恰当使用 α 受体拮抗剂和 β 受体拮抗剂，同时补充液体，行心电、血压监护及中心静脉压监测。

（3）发作性低血压危象或休克：由于肿瘤组织内的儿茶酚胺突然变化可造成肾上腺髓质功能衰竭而导致循环衰竭。患者可发生直立性低血压危象，突然直立时动脉血压下降甚至无法测得，出现晕厥。应快速补充液体，扩充血容量，待血压回升后应静脉给予适量的酚妥拉明。

（4）急性左心衰竭、肺水肿：通常由血压过高所致，治疗上主要应用 α 受体拮抗剂尽快控制血压，减轻心脏负荷。其他治疗措施同一般急性左心衰竭肺水肿治疗。

（5）心绞痛：应尽早使用 α 受体拮抗剂迅速解除冠状动脉痉挛，改善心肌供血。同时应用 β 受体拮抗剂防止心律失常。

（6）心律失常：β 受体拮抗剂效果良好，但应同时联用 α 受体拮抗剂，以免因 $β_2$ 受体拮抗后扩张小动脉作用消失，加重高血压。心力衰竭患者慎用。有支气管哮喘病史者宜选用选择性 β 受体拮抗剂。

（7）低血糖危象和酮症酸中毒：嗜铬细胞瘤导致的低血糖危象临床少见，偶见于恶性嗜铬细胞瘤患者，尤其已有转移者。低血糖发作危象易与“高血压和低血压交替发作危象”混淆，故对肾上腺危象患者应常规检测血糖。低血糖昏迷患者应立即静脉注射 50% 葡萄糖 40～60ml，并以 10% 葡萄糖静脉滴注，维持血糖在正常水平，切忌使用胰高血糖素或肾上腺素升高血糖。主要应用胰岛素治疗糖尿病酮症酸中毒，宜用小剂量胰岛素连续静脉滴注。

（8）其他对症治疗：维持酸碱平衡、纠正电解质紊乱及抗感染等。

5.10.3.2　*术前准备*　多数嗜铬细胞瘤为良性，预后良好，其导致的继发性高血压大多可治愈。所有 PPGL 都具有转移潜力，组织学无法区分“良性”与“恶性”，统称为“转移性”。手术是目前治疗 PPGL 的唯一有效方法，因此一旦确诊、定位，应尽快争取手术切除根治。嗜铬细胞瘤的术前准备非常重要，是保证术中及术后血压平稳、减少心血管并发症及降低死亡率的关键。术前准备一般需要 2～4 周以上，有个体差异。推荐：①持续性高血压患者血压≤140/90mmHg，坐位心率 60～70 次 /min，阵发性高血压患者减少发作频率，降低幅度；②恢复血容量，无明显直立性低血压发作；③改善异常高代谢及糖代谢。

（1）α 受体拮抗剂：传统非选择性 α 受体拮抗剂酚苄明产生持久的 α 受体拮抗作用。初始剂量为 10mg，每 12 小时 1 次。后续根据血压情况调整剂量，不良反应包括直立性低血压、反射性心动过速等。哌唑嗪、特拉唑嗪、多沙唑嗪等均为选择性突触后 $α_1$ 受体拮抗剂，且不作用于 $α_2$ 受体，不良反应相对较轻。但首次使用应于睡前服用，避免突然起立造成直立性低血压。哌唑嗪半衰期为 2～3 小时，作用时间为 6～10 小时，初始剂量为 1mg/d，根据血压水平逐渐增至 2～5mg/d；特拉唑嗪半衰期为 12 小时，初始剂量为 1mg/d，逐渐增量至 2～5mg/d；多沙唑嗪半衰期约为 11 小时，初始剂量为 2～4mg/d，逐渐增量至

2～8mg/d，最大剂量为12mg/d。

（2）β受体拮抗剂：使用α受体拮抗剂后，β受体兴奋性增强而致心动过速、心肌收缩力增强、心肌氧耗量增加，因此使用β受体拮抗剂可改善症状。但应在使用有效的α受体拮抗剂的前提下（通常4～7天）使用，否则由于未拮抗α受体介导的血管收缩，β受体拮抗剂可能诱发高血压危象等。建议β受体拮抗剂从低剂量开始，逐渐递增剂量。使用α-β受体拮抗剂进行术前准备至少要求达到部分阻断作用为宜，如无明显直立性低血压，阵发性高血压发作减少减轻，持续性高血压降至接近正常。

（3）补充血容量：由于瘤体分泌大量儿茶酚胺，使血管处于收缩状态，不仅升高血压且血容量不足，因此，需充分认识低血容量性高血压是嗜铬细胞瘤的病理生理特点。除饮食上给予充分的钠盐摄入及大量补充水分外，必要时进行药物扩容。酚苄明是非选择性α受体拮抗剂，拮抗α_1受体作用较α_2受体强，不仅控制血压，还可以扩张血管，在血容量充足的情况下发挥扩容作用。一般由20mg/d开始，根据血压情况逐渐加量，连续至少2周。术前还可给予低分子右旋糖酐、平衡液等。此外，术中也应充分扩容，因嗜铬细胞瘤摘除后，儿茶酚胺的周围效应被解除，血管扩张，血压下降，易出现低血容量性休克。

（4）同时也可酌情联合使用其他抗高血压药如CCB，可用于术前和术中处理，阻滞细胞内钙离子信号，不引起低血压。另外，ACEI、血管扩张药硝普钠等亦可使用。

PPGL术前药物应用见表5-15。

表5-15 PPGL术前药物应用

中文药名	剂量	注意事项和使用时间
α受体拮抗剂：酚苄明	起始剂量为10mg，每日2次。后续根据血压情况调整剂量	2周以上
特拉唑嗪	初始剂量为1mg/d，逐渐增量为2～5mg/d，常用终剂量为20mg/d	同上

续表

中文药名	剂量	注意事项和使用时间
多沙唑嗪	初始剂量为 1mg/d，逐渐增量至 2～8mg/d，视血压情况逐渐增加剂量，常用终剂量为 32mg/d	同上
β 受体拮抗剂（包括α、β受体拮抗剂）	低剂量开始，逐渐递增剂量，如琥珀酸美托洛尔 25mg，每日 1 次起，可逐渐加量，常用终剂量为 25mg，每日 2 次	必须在使用 α 受体拮抗剂后（4～7 日）使用
充分钠盐摄入及补充水分	—	术前，术中扩容注意容量负荷
酚妥拉明	2.5～5mg，1mg/min 静脉注射，根据血压水平可每 5 分钟重复	如有低血压，需先扩容
低分子右旋糖酐、平衡液	出现低血压时使用	扩容后可使用 α 受体拮抗剂

PPGL 患者术后 24～48 小时应密切监测血压和心率，随时调整抗高血压药。通常终身随访，有 PPGL 家族史、基因突变及转移性患者应加强随访，实现个体化管理。近年来针对不同突变引起的 PPGL 治疗的各靶点药物已经涌出，这为未来 PPGL 的精准治疗带来了希望。

5.10.4　库欣综合征的非手术治疗适宜人群及药物选择

库欣综合征又称皮质醇增多症，是由多种病因引起肾上腺皮质长期分泌过量皮质醇产生的一组综合征，也称为内源性库欣综合征；而长期应用外源性肾上腺糖皮质激素或饮用大量酒精饮料引起的类似库欣综合征的临床表现，称为外源性、药源性或类库欣综合征。近年来将仅有实验室检查异常而无明显临床表现的类型称为亚临床库欣综合征，早期干预非常必要。

库欣综合征的分型是制订最佳治疗方案的关键，因此病因鉴别至关重要。根据血浆促肾上腺皮质激素（adrenocorticotropic hormone，ACTH）浓度可将皮质醇增多症分为ACTH依赖性库欣综合征（主要包括垂体ACTH腺瘤和异位ACTH增多症）和非ACTH依赖性库欣综合征（主要为肾上腺腺瘤）。

5.10.4.1 库欣综合征的病因治疗

包括手术、放疗及药物治疗。药物治疗是手术治疗的重要补充，药物用于术前存在危及生命的严重并发症的患者、术后没有缓解或者复发的患者、放射外科治疗后的过渡阶段，以期控制皮质醇水平和改善临床症状，获得临床症状缓解。2021年国际垂体协会推荐库欣综合征的治疗药物主要包括以下三类：①直接抑制肾上腺皮质类固醇合成的药物[包括奥唑司他（osilodrostat）、甲吡酮、米托坦、依托咪酯等]；②作用于生长抑素受体的药物和多巴胺受体的药物（前者如帕瑞肽，后者有卡麦角林）；③阻断糖皮质激素受体的药物（米非司酮等）。

库欣综合征药物治疗及不良反应见表5-16。

表5-16 库欣综合征药物治疗汇总

种类	剂量	特点和不良反应
肾上腺皮质类固醇合成抑制剂		
甲吡酮	口服，3～4次/d，总剂量0.5～6.0g/d	特点：口服制剂中起效迅速，女性长期使用时需要监测高雄激素血症 不良反应：增加雄激素和盐皮质激素前体（多毛症、高血压、低血钾），胃肠功能紊乱，肾上腺皮质功能不全
奥唑司他	口服，维持剂量为2～3次/d，总剂量4～14mg/d；部分患者需要从2mg/d的小剂量开始使用；最多2次/d，总剂量不超过30mg	特点：耐受性好，口服制剂中起效迅速，注意监测女性雄激素过多症 不良反应：增加雄激素和盐皮质激素前体（多毛症、高血压、低血钾），胃肠道功能紊乱，无力，肾上腺皮质功能不全

续表

种类	剂量	特点和不良反应
米托坦	口服，3 次 /d，总剂量 0.5～4.0g/d，对于库欣病的患者，总剂量不超过 5.0g/d	特点：治疗窗窄，易致畸致流产，起效慢，较少用于库欣病的治疗 不良反应：胃肠道功能紊乱、头晕、认知功能改变、肾上腺皮质功能不全；肝酶升高，如果升高 >5 倍参考范围，应停止治疗
依托咪酯	静脉使用，对于重症监护室内的患者，0.04～0.10mg/(kg•h)；对于非重症监护室内的患者，0.025mg/(kg•h)	特点：静脉制剂，起效迅速，用于在 ICU 需要紧急控制高皮质醇血症且不能口服的危重患者中；需要使用高剂量氢化可的松以避免肾上腺皮质功能不全 不良反应：镇静或麻醉；高剂量麻醉时，可能出现肾上腺皮质功能不全、肌阵挛、恶心、呕吐及张力异常反应
生长抑素受体配体		
帕瑞肽	皮下使用，2 次 /d，总剂量 0.6～1.8mg/(ml•d)	特点：已获美国食品药品管理局批准用于不适合垂体手术或尚未治愈的库欣病患者；可减少肿瘤体积 不良反应：高血糖、2 型糖尿病、腹泻、恶心、腹痛、胆石症、疲劳
帕瑞肽长效制剂	肌内注射，10～30mg/ 月	特点：已获美国食品药品管理局批准用于不适合垂体手术或尚未治愈的库欣病患者，减少肿瘤体积 不良反应：高血糖、2 型糖尿病、腹泻、恶心、腹痛、胆石症、疲劳

续表

种类	剂量	特点和不良反应
多巴胺受体激动剂		
卡麦角林	口服，0.5～7.0mg/周	特点：虽未批准，已临床用于妊娠患者中，减少肿瘤体积 不良反应：头痛、鼻塞、低血压、抑郁、头晕，可能诱发冲动控制障碍
糖皮质激素受体拮抗剂		
米非司酮	口服，1次/d，总剂量300～1 200mg/d	

5.10.4.2　库欣综合征的对症治疗

（1）高血压治疗：库欣综合征患者中高血压较常见，多为轻中度高血压，少数也可高达200/120mmHg以上，血压波动虽较PPGL小，但库欣综合征如果得不到及时治疗，高血压引起的心血管损害和相关疾病（如心肌梗死、心律失常及脑血管事件）是导致患者死亡的重要原因。与库欣综合征相关的高血压在手术治愈前应予以治疗。用于治疗原发性醛固酮增多症的螺内酯剂量可以有效逆转低钾血症，需在手术前应用。在进行手术前需逐渐停用噻嗪类利尿剂、β受体拮抗剂、ACEI、ARNI及CCB等原有的抗高血压药。

（2）纠正电解质紊乱：库欣综合征患者因长期持续的高皮质醇血症使电解质紊乱表现明显，且ACTH依赖性库欣综合征患者肾上腺皮质不仅分泌过多的皮质醇，还分泌作用较强的盐皮质激素，如去氧皮质酮、皮质酮及18-羟去氧皮质酮，使水电解质代谢紊乱加重，因此治疗中需要注意纠正电解质紊乱，主要是低钾血症和低钠血症。

（高平进　朱理敏）

参考文献

[1] MULATERO P, RABBIA F, MILAN A, et al. Drug effects on aldosterone/plasma renin activity ratio in primary aldosteronism [J]. Hypertension, 2002, 40(6): 897-902.

[2] PARTHASARATHY H K, MÉNARD J, WHITE W B, et al. A double-blind, randomized study comparing the antihypertensive effect of eplerenone and spironolactone in patients with hypertension and evidence of primary aldosteronism[J]. Journal of hypertension, 2011, 29(5): 980-990.

[3] FUNDER J W, CAREY R M, MANTERO F, et al. The management of primary aldosteronism: case detection, diagnosis, and treatment: an endocrine society clinical practice guideline[J]. Journal of clinical endocrinology and metabolism, 2016, 101(5): 1889-1916.

[4] 中华医学会内分泌学分会肾上腺学组. 原发性醛固酮增多症诊断治疗的专家共识(2020 版)[J]. 中华内分泌代谢杂志, 2020, 36(9): 727-735.

[5] MULATERO P, MONTICONE S, DEINUM J, et al. Genetics, prevalence, screening and confirmation of primary aldosteronism: a position statement and consensus of the Working Group on Endocrine Hypertension of The European Society of Hypertension[J]. Journal of Hypertension, 2020, 38(10): 1919-1928.

[6] YOUNG W F, WILLIAM M S. Endocrine hypertension[M/OL]. Textbook of endocrinology. 12th Ed. Philadelphia: Saunders, 2011: 545-577.

[7] KAPLAN N M, VICTOR R G. 卡普兰临床高血压[M]. 张维忠, 译. 10 版. 北京: 人民卫生出版社, 2012.

[8] DIETZ J D, DU S, BOLTEN C W, et al. A number of marketed dihydropyridine calcium channel blockers have mineralocorticoid receptor antagonist activity[J]. Hypertension, 2008, 51(3): 742-748.

[9] TAN S T, BOYLE V, ELSTON M S. Systematic review of therapeutic agents and long-term outcomes of familial hyperaldosteronism type 1 [J]. 2023, 80(7): 1517-1525.

[10] WHITELAW B C, PRAGUE J K, MUSTAFA O G, et al. Phaeochromocytoma crisis[J]. Clinical dndocrinology, 2014, 80(1): 13-22.

[11] LENTSCHENER C, GAUJOUX S, TESNIERE A, et al. Point of controversy: perioperative care of patients undergoing

pheochromocytoma removal-time for a reappraisal?[J]. European journal of endocrinology, 2011, 165(3): 365-373.

[12] PRYS-ROBERTS C, FARNDON J R. Efficacy and safety of doxazosin for perioperative management of patients with pheochromocytoma[J]. World Journal of Surgery, 2002, 26(8): 1037-1042.

[13] LENDERS J W, DUH Q Y, EISENHOFER G. Pheochromocytoma and paraganglioma: an endocrine society clinical practice guideline[J]. Journal of clinical endocrinology and metabolism, 2014, 99(6): 1915-1942.

[14] 中华医学会内分泌学分会. 嗜铬细胞瘤和副神经节瘤诊断治疗专家共识(2020 版)[J]. 中华内分泌代谢杂志, 2020, 36(9): 737-750.

[15] PACAK K. Preoperative management of the pheochromocytoma patient[J]. Journal of clinical endocrinology and metabolism, 2007, 92(11): 4069-4079.

[16] FLESERIU M, AUCHUS R, BANCOS I, et al. Consensus on diagnosis and management of Cushing's disease: a guideline update[J]. The lancet. Diabetes and endocrinology, 2021, 9(12): 847-875.

[17] 唐宇, 谭惠文, 李建薇, 等. 国际垂体协会《库欣病的诊断和管理共识(更新版)》解读——药物篇[J]. 中国全科医学, 2022, 25(36): 4483-4490.

5.11 阻塞性睡眠呼吸暂停相关性高血压

5.11.1 概述

阻塞性睡眠呼吸暂停低通气综合征(obstructive sleep apnea hypopnea syndrome, OSAS)是较为重要的高血压继发性原因。由于上气道和下气道的阻力增加，睡眠期间咽部肌肉塌陷，反复出现呼吸暂停或口鼻气流量明显减少(口鼻气流中断 ≥10 秒或口鼻气流量减少≥50%，并伴血氧饱和度下降≥4%)，主要临床表现为睡眠时打鼾、频繁的呼吸中断以及白天嗜睡和精神恍惚。

5.11.2 发病机制及降血压获益

OSAS 导致血压升高的机制不清，多认为是睡眠分裂、呼吸暂停期间胸膜腔内压升高所致的机械效应、交感神经系统活动增强、血浆儿茶酚胺水平增加及低氧血症刺激血管内皮细胞释放内皮素、肠道生态失调、水钠潴留及液体转移、咽萎陷、夜间能量消耗和代谢紊乱等因素共同作用的结果。治疗包括改变生活方式、口腔矫正器、五官科手术及持续气道正压通气（continuos positive airway pressure，CPAP），其中CPAP是目前治疗OSAS首选和最有效降低诊室血压、动态血压、心率的方法，坚持使用CPAP可改善代谢紊乱并降低心血管疾病的死亡率。

5.11.3 降血压治疗原则

改善和纠正因睡眠呼吸暂停所致的间歇性低氧血症和高碳酸血症，有效控制血压，减少心脑血管事件发生，提高患者生活质量。

5.11.3.1 降血压目标值

一般要求控制在140/90mmHg以下。

5.11.3.2 高血压目标血压的管理

持续气道正压通气（CPAP）是有症状的OSAS患者最有效的治疗方法，但其对降血压的治疗效果仍存在较大争议，似乎单纯CPAP治疗不足以控制血压，必须联合抗高血压药治疗。

5.11.4 药物推荐

OSAS患者可选用的抗高血压药详见表5-17。

（1）ACEI：西拉普利可降低OSAS合并高血压患者的诊室血压和动态血压，尤其对夜间血压有较好的效果，能够降低快速动眼期和非快速动眼期的平均动脉压，但心率无明显变化，同时可减少呼吸紊乱指数，是较理想的抗高血压药。

（2）ARB：氯沙坦钾可有效合并OSAS高血压患者的血压，但不改善通气功能、交感神经兴奋及心率情况。

（3）β受体拮抗剂：阿替洛尔可有效降低OSAS合并高血压患者的舒张压，且与氨氯地平、依那普利、氯沙坦相似，降低平均夜间收缩压和舒张压。奈必洛尔、美托洛尔对OSAS合并高血压有显著降血压作用且能减慢心率。卡维地洛可降低因睡眠时缺氧诱发的收缩压升高。

（4）CCB：硝苯地平对血压和平均睡眠收缩压的降血压作用均大于卡维地洛。米贝替拉是一种有效且耐受性良好的长效

CCB 制剂，可降血压且减慢心率。针对合并 OSAS 的高血压患者，氨氯地平与美托洛尔降血压疗效相似。

（5）利尿剂：抗高血压药治疗可在一定程度上缓解 OSAS 的严重程度，其中利尿剂的效果更明显，尤其是盐皮质激素受体拮抗剂。

表 5-17　OSAS 相关性高血压的抗高血压药临床应用推荐

药物种类	推荐等级	证据质量
ACEI	Ⅱa	B
ARB	Ⅱa	B
CCB	Ⅱa	C
β 受体拮抗剂	Ⅱa	B
利尿剂	Ⅱa	B

5.11.5　临床用药注意事项

（1）OSAS 患者睡眠时经常发生心动过缓甚至心搏骤停，故选择可导致心率减慢和心脏传导阻滞作用的抗高血压药时须慎重。

（2）可乐定等中枢性抗高血压药可加重睡眠呼吸障碍，不宜选用。

（3）OSAS 患者普遍存在高血红蛋白使血黏度增高，选用利尿剂时应谨慎，建议小剂量，并联合阿司匹林使用。

（4）已确诊中重度 OSAS 患者，睡眠时已行 CPAP 治疗后方可使用睡眠诱导剂或改善深度睡眠 / 睡眠结构的药物。

（5）较多学者推荐 OSAS 合并高血压患者傍晚服用一次抗高血压药。

（王梦卉　李南方）

参考文献

[1] WANG L，LI N F，YAO X G，et al. Detection of secondary causes and coexisting diseases in hypertensive patients：OSA and PA are the common causes associated with hypertension[J]. BioMed research international，2017，2017：8295010.

[2] 李南方，王磊，周克明，等. 新疆维吾尔自治区人民医院住院高血压患者病因构成特点[J]. 中华心血管病杂志，2007，35(9)：865-868.

[3] 国家卫生健康委高血压诊疗研究重点实验室学术委员会. 2023 阻塞性睡眠呼吸暂停相关性高血压临床诊断和治疗专家共识[J]. 中华高血压杂志，2023，31(12)：1142-1155.

[4] SALMAN L A，SHULMAN R，COHEN J B. Obstructive sleep apnea，hypertension，and cardiovascular risk：Epidemiology，pathophysiology，and management[J]. Current cardiology reports，2020，22(2)：6-10.

[5] SHANG W L，ZHANG Y Y，LIU L，et al. Benefits of continuous positive airway pressure on blood pressure in patients with hypertension and obstructive sleep apnea：a meta-analysis[J]. Hypertension research，2022，45(11)：1802-1813.

[6] LIU J N，XU J H，GUAN S B，et al. Effects of different treatments on metabolic syndrome in patients with obstructive sleep apnea：a meta-analysis[J]. Frontiers in medicine，2024，11：1354489.

[7] GREWAL N，GORDON D，BAJAJ S，et al. Impact of obstructive sleep apnea treatment on cardiovascular disease associated mortality and morbidity：a systematic review[J]. Current Problems in cardiology，2024，49(1 Pt C)：102139.

[8] HU X Y，FAN J Q，CHEN S J，et al. The role of continuous positive airway pressure in blood pressure control for patients with obstructive sleep apnea and hypertension：a meta-analysis of randomized controlled trials[J]. Journal of clinical hypertension，2015，17(3)：215-222.

[9] SERINEL Y，YEE B J，GRUNSTEIN R R，et al. Chronotherapy for hypertension in obstructive sleep apnoea(CHOSA)：a randomised，double-blind，placebo-controlled crossover trial[J]. Thorax，2017，72(6)：550-558.

[10] GROTE L，WUTKEWICZ K，KNAACK L，et al. Association between blood pressure reduction with antihypertensive treatment and sleep apnea activity[J]. American journal of hypertension，2000，13(12)：1280-1287.

[11] GROTE L，HEITMANN J，KÖHLER U，et al. Effect of

angiotensin converting enzyme inhibition [cilazapril] on blood pressure recording in hypertensive obstructive sleep apneic patients [J]. Blood Pressure, 1997, 6(4): 235-241.

[12] THUNSTRÖM E, MANHEM K, ROSENGREN A, et al. Blood pressure response to losartan and continuous positive airway pressure in hypertension and obstructive sleep apnea [J]. American Journal of Respiratory And Critical Care Medicine, 2016, 193(3): 310-320.

[13] THUNSTRÖM E, MANHEM K, YUCEL-LINDBERG T, et al. Neuroendocrine and inflammatory responses to losartan and continuous positive airway pressure in patients with hypertension and obstructive sleep apnea. a randomized controlled trial [J]. Annals of the American Thoracic Society, 2016, 13(11): 2002-2011.

[14] KRAICZI H, HEDNER J, PEKER Y, et al. Comparison of atenolol, amlodipine, enalapril, hydrochlorothiazide, and losartan for antihypertensive treatment in patients with obstructive sleep apnea [J]. American Journal of Respiratory And Critical Care Medicine, 2000, 161(5): 1423-1428.

[15] HEITMANN J, GREULICH T, REINKE C, et al. Comparison of the effects of nebivolol and valsartan on bp reduction and sleep apnoea activity in patients with essential hypertension and osa [J]. Current medical research and opinion, 2010, 26(8): 1925-1932.

[16] SHI J, YUAN Y, DENG X Z, et al. Metoprolol has a similar therapeutic effect as amlodipine on BP lowering in hypertensive patients with obstructive sleep apnea [J]. Sleep and breathing, 2019, 23(1): 227-233.

[17] KARIO K, KUWABARA M, HOSHIDE S, et al. Effects of nighttime single-dose administration of vasodilating vs sympatholytic antihypertensive agents on sleep blood pressure in hypertensive patients with sleep apnea syndrome [J]. Journal of clinical hypertension, 2014, 16(6): 459-466.

[18] HEITMANN J, GROTE L, KNAACK L, et al. Cardiovascular effects of mibefradil in hypertensive patients with obstructive sleep apnea [J]. European journal of clinical pharmacology,

1998, 54(9-10): 691-696.

[19] KHURSHID K, YABES J, WEISS P M, et al. Effect of antihypertensive medications on the severity of obstructive sleep apnea: a systematic review and meta-analysis[J]. Journal of clinical sleep medicine, 2016, 12(8): 1143-1151.

[20] YANG L R, ZHANG H M, CAI M G T Y, et al. Effect of spironolactone on patients with resistant hypertension and obstructive sleep apnea[J]. Clinical and experimental hypertension, 2016, 38(5): 464-468.

[21] KRASIŃSKA B, MIAZGA A, COFTA S, et al. Effect of eplerenone on the severity of obstructive sleep apnea and arterial stiffness in patients with resistant arterial hypertension[J]. Polish archives of internal medicine, 2016, 126(5): 330-339.

5.12 焦虑合并高血压

5.12.1 概述

焦虑是客观刺激引起的一种生理性防御反应，表现为紧张不安、心神不宁或恐惧等情绪体验。焦虑症是以广泛和持续性焦虑或反复发作的惊恐不安为特征的神经症。伴有明显的自主神经系统症状、肌肉紧张和运动性不安，包括急广泛性焦虑障碍、惊恐障碍、社交焦虑障碍、特定恐惧症，还有分离焦虑症、广场恐惧症等。焦虑可引起高血压，导致血压控制不良。中国高血压患者焦虑发生率为 11.6%～38.5%。而且，焦虑是高血压的独立危险因素之一，可增加高血压患者的心血管病死亡率。焦虑和高血压有共同危险因素，包括年龄、性别、吸烟、饮酒、肥胖和交通噪声等，并相互促进形成恶性循环。焦虑合并高血压发病机制复杂，涉及下丘脑 - 垂体 - 肾上腺皮质轴功能紊乱、交感神经系统兴奋、肾素 - 血管紧张素 - 醛固酮系统激活、性格行为、社会心理因素及基因生物学等。

5.12.2 患者临床特点及降血压获益

焦虑合并高血压患者常诉头晕、头痛、乏力及心悸，可出现失眠、兴趣降低、注意力下降、紧张、担心害怕及脾气急躁，严重时出现对声音、空间和 / 或温度的敏感表现。焦虑改变血压的昼夜节律，形成夜间性高血压和清晨性高血压；增加白大衣性高血压和应激性高血压发生率，也可引发难治性高血压。因此，需重视并使用诊室外血压测量（包括家庭血压测量和动态血压监测）全面评估焦虑合并高血压的血压状态。焦虑合并高血压患者出现的情感症状、躯体症状及运动症状等，推荐采用“90 秒 4 问题询问法”快速筛查焦虑症状（表 5-18），对于快速筛查阳性的患者，建议至精神专科诊治。

表 5-18 “90 秒 4 问题询问法”快速筛查焦虑症状

问题	阳性
你认为你是一个容易焦虑或紧张的人吗？	是（了解是否有焦虑性人格或特质）
最近一段时间，你是否比平时更感到焦虑或忐忑不安？	是（了解是否有广泛性焦虑）
是否有一些特殊场合或情景更容易使得你紧张、焦虑？	是（了解是否有恐惧）
你曾经有过惊恐发作吗，即突然发生的强烈不适感或心慌、眩晕、感到憋气或呼吸困难等症状？	有（了解是否有惊恐）

注：如果回答阳性有 2 项或以上，则需进一步作精神检查。

高血压患者伴发焦虑可影响其血压水平和服药依从性，增加心血管疾病风险。最新一项纳入 6 项小样本随机对照临床研究（n=729）的荟萃分析表明，与单用抗高血压药相比较，抗焦虑药联合抗高血压药治疗可使患者收缩压 / 舒张压降低 11.42/6.23mmHg，提高血压控制率和达标率。但目前研究异质性大，相关证据欠佳且不足，需要高质量临床研究验证降血压合并抗焦虑治疗对高血压患者的影响，探讨其临床获益。

5.12.3 降血压治疗原则

焦虑合并高血压治疗应遵循“病因优先”基本原则，以高血压专科、精神专科构成的多学科诊疗模式，识别焦虑相关高血压，减少抗高血压药和抗焦虑药间的不良影响，进行抗焦虑和降血压优化方案的个体化治疗。对于焦虑相关高血压患者，应积极进行抗焦虑心理疗法、运动疗法及药物治疗，效果欠佳时辅以抗高血压药的联合方案。

心理治疗是焦虑治疗的基础措施，可作为焦虑合并高血压的初始和维持策略，包括支持心理治疗、认知行为治疗、人际关系治疗、精神动力学心理治疗、生物反馈治疗、家庭治疗及运动治疗等。而且，心内科医生应对患者进行健康宣教，构建医患治疗联盟，以提高患者对疾病的自我管理能力和治疗的依从性。

焦虑合并高血压降血压目标依据目前国内外相关领域的指南和专家共识实施情况及我国国情特点，血压宜控制在140/80mmHg以下，如能耐受且合并冠心病、心力衰竭、糖尿病及慢性肾脏病等，可进一步控制在130/80mmHg以下。但缺乏大规模高质量临床研究验证。

5.12.4 药物推荐

心血管科患者抗抑郁焦虑药物选择主要包括：苯二氮䓬类药物、单胺氧化酶抑制剂、三环类抗抑郁药及四环类抗抑郁药、选择性5-羟色胺再摄取抑制剂（selective serotonin reuptake inhibitor，SSRI）、5-羟色胺受体拮抗和再摄取抑制剂（serotonin antagonist and reuptake inhibitor，SARI），5-羟色胺去甲肾上腺素再摄取抑制剂（serotonin-noradrenalin reuptake inhibitor，SNRI）、去甲肾上腺素及特异性5-羟色胺能抗抑郁药（noradrenaline and specific serotonin antidepressant，NaSSA）、多巴胺和去甲肾上腺素再摄取抑制剂以及氟哌噻吨美利曲辛复合制剂等。

各国焦虑指南均推荐证据最多的SSRI是目前治疗焦虑、抑郁障碍的一线用药，包括氟西汀、帕罗西汀、舍曲林及西酞普兰等。研究表明，SSRI用于心血管病患者相对安全（Ⅱa）。焦虑合并高血压的抗高血压药治疗推荐见表5-19。

抗焦虑药宜从小剂量（一般是1/4～1/2剂量）开始，逐渐增加剂量。SSRI治疗早期可联合苯二氮䓬类药物，有助于快速控制焦虑，改善睡眠和提高患者依从性，时间通常是4周以内。抗焦虑药目前没有明确服药时程推荐，但通常宜在3个月以上。优先选择安全性高且疗效确切的抗焦虑药，如SSRI、SNRI、NaSSA、选择性5-HT1 A受体激动剂以及其他药物（如氟哌噻吨美利曲辛）等。SNRI（如文拉法辛和度洛西汀）可增加高血压发生风险，但因其具有良好的抗焦虑和抗抑郁作用仍建议用于焦虑合并高血压治疗（Ⅱa）。

研究发现，RAAS 激活在焦虑合并高血压发病中发挥重要作用，而且 RASI 如 ACEI、ARB 及醛固酮受体拮抗剂对焦虑合并高血压患者有效。尽管如此，ACEI、ARB 及醛固酮受体拮抗剂作为焦虑合并高血压的首选药物仍有待大型临床试验验证。β 受体拮抗剂能够拮抗外周交感神经活性，但有研究发现脂溶性 β 受体拮抗剂可增加焦虑症发生风险。CCB 和噻嗪类利尿剂缺乏在焦虑合并高血压中应用的临床数据，但考虑到 CCB 具有良好降血压作用，建议Ⅱb 类应用。适用于焦虑相关性高血压的抗焦虑干预（包括心理干预和药物治疗），同样也适用于焦虑合并高血压治疗，并可减少抗高血压药的使用剂量，增强降血压效果，提高患者生活质量和改善预后。因此，应个体化合理选择焦虑合并高血压的治疗药物，避免药物间不良影响，最大限度地发挥治疗作用和减少不良反应。

中药在焦虑合并高血压治疗中发挥辅助作用。对于气虚患者，建议人参总皂苷类制剂以益气宁心安神。对于气滞血瘀患者，建议银杏内酯类制剂以活血化瘀行气。对气血亏虚患者，建议采用益气活血通脉和镇静安神方药进行联合治疗。

表 5-19　焦虑合并高血压的抗高血压药治疗推荐

推荐建议	推荐等级	证据质量
以氟西汀、帕罗西汀、舍曲林及西酞普兰等为代表的 SSRI 是目前抗焦虑的一线用药，在心血管病患者中应用相对安全	Ⅱa	C
以文拉法辛、度洛西汀为代表的 SNRI 可增加高血压发生风险，但具有良好抗焦虑效果	Ⅱa	C
ARB、ACEI 及 CCB 适用于焦虑合并高血压患者	Ⅱb	C
高亲脂性 β 受体拮抗剂不建议用于焦虑合并高血压患者	Ⅱb	C
中枢神经抑制剂类抗高血压药不推荐用于焦虑合并高血压患者	Ⅲ	C

5.12.5 临床用药注意事项

（1）苯二氮䓬类药物是广泛应用的经典抗焦虑药，但长期应用会产生依赖性。氟哌噻吨美利曲辛是一种含有神经松弛剂和抗抑郁药的复方制剂，适用于轻中度焦虑患者，禁用于急性心肌梗死、循环衰竭、房室传导阻滞和未治疗的闭角型青光眼患者。

（2）以曲唑酮为代表 SARI 可用于轻中度抑郁或焦虑合并失眠者，因可导致直立性低血压，建议睡前应用（Ⅱb）。以文拉法辛、度洛西汀为代表的 SNRI 可增加高血压发生风险，但具有较好抗焦虑和抗抑郁效果（Ⅱa）。

（3）以丁螺环酮和坦度螺酮为代表的多巴胺和去甲肾上腺素再摄取抑制剂可作为焦虑合并高血压的治疗用药，但对其他心血管病的安全性尚不明确（Ⅱb）。

（4）单胺氧化酶抑制剂、三环类和四环类抗抑郁药因其包括升高血压在内的不良反应多，目前已不作为抗焦虑的一线用药。因此，不推荐用于焦虑合并高血压患者（Ⅲ）。

（5）中枢性抗高血压药如可乐定、利血平和甲基多巴可引起抑郁等精神心理问题，不推荐用于焦虑合并高血压患者（Ⅲ）。

（尹新华　刘　越）

参考文献

[1] 吴文源，魏镜，陶明. 综合医院焦虑抑郁诊断和治疗的专家共识[J]. 中华医学杂志，2012，92（31）：2174-2181.

[2] 吴宪明，孙跃民. 焦虑抑郁与高血压[J]. 中华高血压杂志，2016，24（2）：188-192.

[3] 严梦祺，黄雨晴，冯颖青. 高血压伴焦虑抑郁障碍的研究进展[J]. 中华老年多器官疾病杂志，2022，21（5）：375-378.

[4] 国家卫生计生委合理用药专家委员会，中国医师协会高血压专业委员会. 高血压合理用药指南[M]. 2 版. 北京：人民卫生出版社，2017.

[5] GINTY A T，CARROLL D，ROSEBOOM T J，et al. Depression and anxiety are associated with a diagnosis of hypertension 5 years later in a cohort of late middle-aged men and women[J]. Journal of human hypertension，2013，27（3）：187-190.

[6] MENG L，CHEN D M，YANG Y，et al. Depression increases the risk of hypertension incidence：a meta-analysis of prospective cohort studies［J］. Journal of hypertension，2012，30（5）：842-851.

[7] HO A K，THORPE C T，PANDHI N，et al. Association of anxiety and depression with hypertension control：a US multidisciplinary group practice observational study［J］. Journal of hypertension，2015，33（11）：2215-2222.

[8] 汪紫妍，诸国华，华琦. 高血压患者抑郁焦虑共病的研究进展［J］. 中华保健医学杂志，2021，23（3）：307-310.

[9] QIU T T，JIANG Z M，CHEN X C，et al. Comorbidity of anxiety and hypertension：common risk factors and potential mechanisms［J］. International journal of hypertension，2023，2023：9619388.

[10] 中国医师协会心血管内科医师分会双心学组，中华医学会心血管病学分会高血压学组. 成年人精神压力相关高血压诊疗专家共识［J］. 中华内科杂志，2021，60（8）：716-723.

[11] 许兰萍. 对慢性病高血压诊治现状的点滴思考［J］. 医学与哲学，2016，37（1A）：11-14.

[12] COHEN B E，EDMONDSON D，KRONISH I M. State of the art review：depression，stress，anxiety，and cardiovascular disease［J］. American journal of hypertension，2015，28（11）：1295-1302.

[13] ABOYANS V，RICCO J B，BARTELINK M，et al. 2017 ESC guidelines on the diagnosis and treatment of peripheral arterial diseases，in collaboration with the European Society for Vascular Surgery（ESVS）：document covering atherosclerotic disease of extracranial carotid and vertebral，mesenteric，renal，upper and lower extremity arteries endorsed by：the European Stroke Organization（ESO）The Task Force for the Diagnosis and Treatment of Peripheral Arterial Diseases of the European Society of Cardiology（ESC）and of the European Society for Vascular Surgery（ESVS）［J］. European heart journal，2018，39（9）：763-816.

[14] 钱辉，陶枫，周浩亮. 氨氯地平与枸橼酸坦度螺酮联合治疗对原发性高血压伴焦虑症患者血压昼夜节律的影响［J］. 中华高

血压杂志，2021，29(2)：180-183.

[15] 袁敏，许伟源，徐佳，等. 老年非杓形高血压患者合并焦虑状态的阶梯式临床药物干预[J]. 中国老年学杂志，2019，39(14)：3345-3348.

[16] 曾国庆，刘忠镗，高晶，等. 综合干预对高血压合并焦虑抑郁患者血压的影响[J]. 中华高血压杂志，2015，23(9)：880-882.

[17] 邢红云，徐新娟，王伟. 帕罗西汀对高血压伴焦虑抑郁患者血压和心率变异性影响[J]. 中国现代应用药学，2009，26(S1)：1188-1191.

[18] 林海英，胡申江. 氟西汀及共情技术对老年高血压伴抑郁患者生活质量及焦虑抑郁情绪的影响[J]. 中国老年学杂志，2015，35(6)：1455-1456.

[19] 段书，肖晶，赵水平，等. 抗焦虑治疗对高血压病伴焦虑症状患者血压和生活质量的影响[J]. 中国临床心理学杂志，2008，16(2)：205-207.

[20] 中国康复学会心血管病专业委员会，中国老年学学会心脑血管病专业委员会. 在心血管科就诊患者的心理处方中国专家共识[J]. 中华心血管病杂志，2014，42(1)：6-13.

[21] JORDAN J，MESSERLI F H，LAVIE C J，et al. Reduction of weight and left ventricular mass with serotonin uptake inhibition in obese patients with systemic hypertension[J]. American journal of cardiology，1995，75(10)：743-744.

[22] FU W J，MA L N，ZHAO X L，et al. Antidepressant medication can improve hypertension in elderly patients with depression[J]. Journal of clinical neuroscience，2015，22(12)：1911-1915.

[23] 陈琦玲. 特殊类型高血压临床诊治要点专家建议[J]. 中国全科医学，2020，23(10)：1202-1228.

[24] BRASZKO J J，KUŁAKOWSKA A，WINNICKA M M. Effects of angiotensin Ⅱ and its receptor antagonists on motor activity and anxiety in rats[J]. Journal of physiology and Pharmacology，2003，54(2)：271-281.

[25] NAYAK V，PATIL P A. Antidepressant activity of fosinopril，ramipril and iosartan，but not of lisinopril in depressive paradigms of albino rats and mice[J]. Indian journal of experimental biology，2008，46(3)：180-184.

[26] GARD P R，RUSTED J M. Angiotensin and alzheimer's disease：therapeutic prospects[J]. Expert review of neurotherapeutics，2004，4(1)：87-96.

[27] KUBZANSKY L D，ADLER G K. Aldosterone：a forgotten mediator of the relationship between psychological stress and heart disease[J]. Neuroscience and biobehavioral reviews，2010，34(1)：80-86.

[28] 中国医师协会全科医师分会双心学组，心血管疾病合并失眠诊疗中国专家共识组. 心血管疾病合并失眠诊疗中国专家共识[J]. 中华内科杂志，2017，56(4)：310-315.

[29] 赵明娟，马琳璐，李柄辉，等. 银杏叶滴丸联合降压药治疗原发性高血压有效性的系统评价与 Meta 分析[J]. 中国循证心血管医学杂志，2019，11(8)：910-918.

[30] LIU M Y，ZHANG L J，ZHOU Y X，et al. 5-Hydroxytryptamine changes under different pretreatments on rat models of myocardial infarction and/or depression[J]. Chinese Medical Journal，2017，130(18)：2219-2225.

[31] GOLDSTEIN D J，LU Y，DETKE M J，et al. Duloxetine in the treatment of depression：a double-blind placebo-controlled comparison with paroxetine[J]. Journal of clinical psychopharmacology，2004，24(4)：389-399.

[32] KARWOWSKA-POLECKA W，HALICKA D，JAKUBÓW P，et al. [The effect of enalapril and captopril on emotional processes in hypertensive patients][J]. Psychiatria polska，2002，36(4)：591-601.

[33] NASR S J，CRAYTON J W，AGARWAL B，et al. Lower frequency of antidepressant use in patients on renin-angiotensin-aldosterone system modifying medications[J]. Cellular and molecular neurobiology，2011，31(4)：615-618.

[34] JOHANSEN A，HOLMEN J，STEWART R，et al. Anxiety and depression symptoms in arterial hypertension：the influence of antihypertensive treatment. the HUNT study，Norway[J]. European journal of epidemiology，2012，27(1)：63-72.

[35] REES F，DOHERTY M. Patients with gout can be cured in primary care[J]. Practitioner，2014，258(1777)：15-19.

[36] POLLACK M H. Comorbid anxiety and depression[J]. J Clin

Psychiatry，2005，66（Suppl 8）：22-29.

[37] PATTEN S B. Propranolol and depression：evidence from the antihypertensive trials［J］. Canadian journal of psychiatry，1990，35（3）：257-259.

[38] BOLANDGHAMAT S，MOGHIMI A，IRANSHAHI M. Effects of ethanolic extract of pine needles（Pinus eldarica Medw.）on reserpine induced depression-like behavior in male Wistar rats［J］. Pharmacognosy magazine，2011，7（27）：248-253.

[39] UMEMURA S，ARIMA H，ARIMA S，et al. The Japanese Society of Hypertension guidelines for the management of hypertension（JSH 2019）［J］. Hypertension Research，2019，42（9）：1235-1481.

[40] HUFFMAN J C，STERN T A. Neuropsychiatric consequences of cardiovascular medications［J］. Dialogues in clinical neuroscience，2007，9（1）：29-45.

5.13 难治性高血压

5.13.1 概述

难治性高血压（resistant hypertension，RH）是指在严格的治疗性生活方式管理下，服用三种及以上的足量且能够耐受剂量的抗高血压药（肾素 - 血管紧张素 - 醛固酮系统抑制剂 + 钙通道阻滞剂 + 利尿剂，A+C+D）至少一个月，血压仍不达标（诊室 SBP/DBP≥140/90mmHg 且 ABPM 24h≥130/80mmHg）并排除假性 RH 和继发性高血压，可定义为 RH。

5.13.2 患者临床特点及降血压获益

RH 患者病因复杂多样、涉及多个系统，又缺乏特异性。高血压专科对难治性高血压的诊治优于一般心血管内科，且采用个体化治疗后患者预后较好。

5.13.3 降血压治疗原则

药物治疗遵循并强调个体化、逐步攻克达标原则。

5.13.3.1 降血压目标值

诊室 SBP/DBP<140/90mmHg 且 ABPM 24h<130/80mmHg。

5.13.3.2　达标流程

在正确测量血压的前提下，排除假性 RH 并积极筛查继发性高血压有助于减少 RH 的用药种类或剂量。推荐从患者生活模式、治疗意愿、降血压行为等方面评估后施治：非药物治疗是基础，在不增加药物种类的情况下执行非药物治疗对患者获益更大；RH 的药物治疗要点是分析并干预患者体内升压机制，三种机制互补的抗高血压药均需以最大口服剂量或频次给药。近年来经导管去肾神经术（renal denervation，RDN）作为 RH 的介入治疗被推荐，但其安全性、适应证范围、标准化操作流程等仍在评估及探索中。上述治疗后，患者血压仍不达标，应推荐患者至高血压专科就诊。

5.13.4　药物推荐

（1）利尿剂：强调利尿剂的应用。研究证实造成 RH 的关键机制是容量负荷过重导致的降血压治疗抵抗，因此，所有 RH 患者应该使用以利尿剂为基础的降血压方案。可使用噻嗪类利尿剂，如噻嗪型利尿剂氢氯噻嗪或噻嗪样利尿剂吲达帕胺。

（2）联合用药：强调联合用药。个体化联合降血压是 RH 的基础方案，最常用方案为 ACEI/ARB+CCB+ 利尿剂。在三种药物不能达标时，心率>75 次 /min，可加 β 受体拮抗剂，心率<75 次 /min，可加 α 受体拮抗剂。但若三联降血压后血压不达标，在加用第四种抗高血压药前，建议进行以下调整：①优选单片复方制剂，减少口服药物数量，提高治疗依从性；②调整服药时间，在睡前至少口服一种抗高血压药；③当 eGFR<30ml/（min•1.73m^2）时，应首选袢利尿剂。第四种抗高血压药的加入应根据患者具体病情：当高容量时可加用盐皮质激素受体拮抗剂；伴交感神经激活时加用 β 受体拮抗剂；若伴心力衰竭，需联合硝酸酯制剂。

（3）盐皮质激素受体拮抗剂：盐皮质激素受体拮抗剂是三联降血压方案失效后最推荐加入的第四种药物，适用于 eGFR>45ml/（min•1.73m^2），血钾 <5.0mmol/L。优于联合比索洛尔、多沙唑嗪或可乐定。针对 RH 患者的随机或非随机研究 meta 分析表明，与安慰剂相比，加用螺内酯可安全有效降低诊室血压值及动态血压值。难治性高血压药物治疗推荐见表 5-20。

表 5-20　难治性高血压药物治疗推荐

药物种类	推荐等级	证据质量
ARB/ACEI+CCB+利尿剂（A+C+D）	Ⅰ	C
[A+C+D（MRA）]+螺内酯	Ⅰ	A
[A+C+D（MRA）]+依普利酮	Ⅱa	B
（A+C+D）+β受体拮抗剂（比索洛尔）	Ⅱa	B
（A+C+D）+α受体拮抗剂（多沙唑嗪）	Ⅱa	B
（A+C+D）+中枢性抗高血压药（可乐定）	Ⅱa	B
（A+C+D）+硝酸酯制剂	Ⅱa	C

5.13.5　临床用药注意事项

若患者处于特殊疾病状态不允许使用A+C+D方案，可选用其他药物组合实施降血压治疗，例如：非二氢吡啶类钙通道阻滞剂+β受体拮抗剂+利尿剂；若多种抗高血压药联合方案治疗后患者血压仍控制不良，建议就诊高血压专科行继发性高血压评估及治疗。

（王梦卉　李南方）

参考文献

[1] CAREY R M, CALHOUN D A, BAKRIS G L, et al. Resistant hypertension: detection, evaluation, and management: a scientific statement from the american heart association[J]. Hypertension, 2018, 72(5): e53-e90.

[2] 孙宁玲，霍勇，王继光，等. 难治性高血压诊断治疗中国专家共识[J]. 中华高血压杂志，2013，21(4)：321-326

[3] CALHOUN D A, JONES D, TEXTOR S, et al. American heart association professional education committee. Resistant hypertension: diagnosis, evaluation, and treatment a scientific statement from the american heart association professional education committee of the council for high blood pressure research[J]. Circulation, 2008, 117(25): e510-e526.

[4] 王磊，李南方，周克明，等. 难以控制的高血压628例病因分析[J]. 中华心血管病杂志，2009，37(2)：138-141.

[5] SARATHY H，SALMAN L A，LEE C，et al. Evaluation and management of secondary hypertension[J]. Medical clinics of North America，2022，106(2)：269-283.

[6] WANG M H，HEIZHATI M，LI N F，et al. Development and validation of a prognostic model to predict high-risk patients for coronary heart disease in snorers with uncontrolled hypertension [J]. Frontiers in cardiovascular medicine，2022，9：777946.

[7] 李南方，林丽，王磊，等. 1999 至 2008 年高血压专科住院患者病因构成的分析[J]. 中华心血管病杂志，2010，38(10)：939-942.

[8] CAI A P，CALHOUN D A. Resistant hypertension：an update of experimental and clinical findings[J]. Hypertension，2017，70(1)：5-9.

[9] LAMIRAULT G，ARTIFONI M，DANIEL M，et al. Nantes university hospital working group on hypertension. Resistant hypertension：Novel insights[J]. Current hypertension reviews，2020，16(1)：61-72.

[10] REY-GARCÍA J，TOWNSEND R R. Renal denervation：a review[J]. American journal of kidney diseases，2022，80(4)：527-535.

[11] LI N F，WANG M H，CAO M. Summary of secondary hypertension. Secondary hypertension[M]. Singapore：Springer，2022.

[12] MUNTNER P，DAVIS B R，CUSHMAN W C，et al. Treatment-resistant hypertension and the incidence of cardiovascular disease and end-stage renal disease：results from the Antihypertensive and Lipid-Lowering Treatment to Prevent Heart Attack Trial (ALLHAT)[J]. Hypertension，2014，64(5)：1012-1021.

[13] HAMEED M A，DASGUPTA I. Medication adherence and treatment-resistant hypertension：a review[J]. Drugs Context，2019，8：212560.

[14] HWANG A Y，DAVE C，SMITH S M. Trends in antihypertensive medication use among us patients with resistant hypertension，2008 to 2014[J]. Hypertension，2016，68(6)：1349-1354.

[15] HAMEED M A，TEBBIT L，JACQUES N，et al. Non-adherence to antihypertensive medication is very common among resistant

hypertensives: results of a directly observed therapy clinic[J]. Journal of human hypertension, 2016, 30(2): 83-89.

[16] WHELTON P K, CAREY R M, ARONOW W S, et al. 2017 ACC/AHA/AAPA/ABC/ACPM/AGS/APhA/ASH/ASPC/NMA/PCNA guideline for the prevention, detection, evaluation, and management of high blood pressure in adults: a report of the american college of cardiology/american heart association task force on clinical practice guidelines[J]. Hypertension, 2018, 71(6): e13-e115.

[17] WILLIAMS B, MANCIA G, SPIERING W, et al. 2018 ESC/ESH guidelines for the management of arterial hypertension[J] European heart journal, 2018, 39(33): 3021-3104.

[18] ACELAJADO M C, HUGHES Z H, OPARIL S, et al. Treatment of resistant and refractory hypertension[J]. Circulation research, 2019, 124(7): 1061-1070.

[19] LEOPOLD J A, INGELFINGER J R. Aldosterone and treatment-resistant hypertension[J]. The New England journal of medicine, 2023, 388(5): 464-467.

[20] ROUSH G C, ERNST M E, KOSTIS J B, et al. Dose doubling, relative potency, and dose equivalence of potassium-sparing diuretics affecting blood pressure and serum potassium: systematic review and meta-analyses[J]. Journal of hypertension, 2016, 34(1): 11-19.

[21] WILLIAMS B, MACDONALD T M, MORANT S, et al. Spironolactone versus placebo, bisoprolol, and doxazosin to determine the optimal treatment for drug-resistant hypertension (PATHWAY-2): a randomised, double-blind, crossover trial[J]. Lancet, 2015, 386(10008): 2059-2068.

[22] KRIEGER E M, DRAGER L F, GIORGI D M A, et al. Spironolactone versus clonidine as a fourth-drug therapy for resistant hypertension: the ReHOT randomized study (resistant hypertension optimal treatment)[J]. Hypertension, 2018, 71(4): 681-690.

[23] ZHAO D, LIU H, DONG P S, et al. A meta-analysis of add-on use of spironolactone in patients with resistant hypertension[J]. International journal of cardiology, 2017, 233: 113-117.

[24] DAHAL K，KUNWAR S，RIJAL J，et al. The effects of aldosterone antagonists in patients with resistant hypertension: a meta-analysis of randomized and nonrandomized studies[J]. American journal of hypertension，2015，28(11)：1376-1385.

6 高血压伴合并症的药物治疗

6.1 高血压合并糖尿病

6.1.1 概述

高血压和糖尿病对心脑血管的危害具有协同效应，高血压是糖尿病心血管和微血管并发症的重要危险因素，而糖尿病一旦合并高血压，将显著增加心脑血管事件的发生风险，并加速视网膜和肾脏病变的发生、发展。合理的降血压治疗可以降低心脑血管事件的发生风险，减轻靶器官损害，减少致死率和致残率，提高患者生活质量和寿命。

6.1.2 降血压治疗原则

高血压合并糖尿病患者的降血压治疗需要长期平稳，兼顾靶器官保护和对并发症的益处。

6.1.2.1 降血压治疗的启动 《中国高血压防治指南（2024年修订版）》指出，收缩压为130～139mmHg或舒张压为80～89mmHg的糖尿病患者，可进行不超过3个月的非药物治疗，包括饮食管理、减重、限制钠盐摄入、戒酒及中等强度的规律运动，如血压不达标，应采用药物治疗。血压≥140/90mmHg的患者应在非药物治疗的基础上立即开始药物治疗。

6.1.2.2 降血压目标值

糖尿病患者的降血压目标为<130/80mmHg。高龄或伴严重冠心病患者，降血压目标宽松至<140/90mmHg，如能耐受及伴有微量白蛋白尿，可降至理想目标<130/80mmHg。

6.1.3 药物推荐

ACEI和ARB或ARNI为降血压首选药物，单药控制效果不佳时，可以联合其他类别的抗高血压药（如 CCB、利尿剂）。近期 SGLT2 抑制剂和 GLP-1 受体激动剂也推荐应用于高血压伴糖尿病的患者。ACEI/ARB 仍为基础治疗，当单药不达标时采用以 RASI 为基础的联合用药。

6.1.3.1 *血管紧张素转换酶抑制药和血管紧张素受体阻滞药* ACEI 和 ARB 可预防糖尿病患者的微量蛋白尿进展为大量蛋白尿，减少尿蛋白排泄，延缓糖尿病肾病的出现及进展，其肾脏保护作用的大型临床研究证据包括 RENAAL、DETAIL、IRMA-2、IDNT 等。DREAM 和 LIFE 研究证实 ACEI 和 ARB 具有一定程度的改善糖代谢的作用。因此，国内外众多指南均推荐 ACEI/ARB 作为高血压伴糖尿病患者降血压治疗的首选药物，足剂量 ACEI/ARB 有助于提高降血压效果、保护靶器官。如需联合降血压，常以 ACEI 或 ARB 为基础。

6.1.3.2 *血管紧张素受体 - 脑啡肽酶抑制剂* ARNI 是沙库巴曲和缬沙坦以 1∶1 共晶体形成的新型化合物，具有一定的降血压和改善糖尿病蛋白尿的作用，同时可以调节胰岛素分泌、改善胰岛素抵抗，增加胰岛素敏感性，适合伴肥胖的高血压患者。PARADIGM-HF 研究的事后分析发现，对于合并糖尿病的 HFrEF 患者，ARNI 治疗组比依那普利治疗组的 HbA1c 降低，需要加用胰岛素的患者比例也降低 29%。UK-HARP-Ⅲ结果显示，ARNI 降低尿白蛋白 / 肌酐的水平与厄贝沙坦类似，并可显著降低肌钙蛋白Ⅰ和氨基末端脑利尿钠肽前体（NT-proBNT）的水平。因此，在高血压伴糖尿病、合并心力衰竭的患者，ARNI 可能为优选。

6.1.3.3 *钙通道阻滞剂* CCB 选择性地作用于血管平滑肌和心肌细胞膜，阻止钙离子内流，降低外周血管阻力使血压下降，同时对糖脂代谢无影响。长效 CCB 是高血压合并糖尿病患者在 ACEI/ARB 治疗基础上首选的联合用药。

6.1.3.4 *利尿剂* 小剂量噻嗪类利尿剂对代谢的影响较小，不增加新发糖尿病的风险。其与 ACEI 或 ARB 联用，可协同降血压，还能减少利尿剂的不良反应，从而降低糖尿病患者的病死率和心血管病发生率。RASI 联合低剂量利尿剂的固定复方制剂也推荐用于高血压伴糖尿病的治疗。GFR>30ml/（min·1.73m^2）时，噻嗪类利尿剂有效。GFR< 30ml/（min·1.73m^2）时，可选择袢利尿剂。新型非甾体类盐皮质激素受体拮抗剂（MRA）非奈利酮具有降血压作用，以及肾脏和心脏

保护作用，可在糖尿病肾病[eGFR ≥25ml/(min•1.73m^2)]、中至重度蛋白尿的患者中使用。

6.1.3.5 β受体拮抗剂　高选择性 β_1 受体拮抗剂或 α-β 受体拮抗剂对血糖、血脂的影响很小或无影响，适合高血压合并糖尿病患者的治疗，尤其是静息心率>80 次 /min 的患者。非选择性 β 受体拮抗剂（如普萘洛尔），因其阻断 β_2 受体可能对糖脂代谢产生不良影响，减弱 β_2 受体介导的扩血管作用，加重糖尿病周围血管病变，故不适用于高血压合并糖尿病患者的治疗。反复低血糖的患者应慎用 β 受体拮抗剂，以免掩盖低血糖症状。

6.1.3.6 α_1 受体拮抗剂　尽管 α_1 受体拮抗剂可部分改善糖代谢，但降血压和降脂治疗预防心脏病发作研究（ALLHAT）发现，α_1 受体拮抗剂多沙唑嗪会增加心力衰竭的发生。因此，α_1 受体拮抗剂主要用于难治性高血压和合并前列腺肥大的高血压、一线抗高血压药治疗效果不佳时的联合用药、慢性肾脏病合并高血压的联合用药、继发高血压筛查的准备用药、嗜铬细胞瘤术前用药及高血压急症患者中。

6.1.3.7 SGLT2 抑制剂　SGLT2 抑制剂抑制近曲小管对葡萄糖的重吸收，使葡萄糖从尿液中排出，从而降低血糖。其水钠排泄和减轻体重导致的容量减少作用，有助于降血压。一项对 43 项 RCT（22 528 名患者）进行的荟萃分析表明，接受 SGLT2 抑制剂治疗后，血压显著降低：加权平均差异为 2.5/1.5mmHg（SBP/DBP）（与安慰剂或其他活性比较物相比）。SGLT2 抑制剂在有或无糖尿病的慢性肾脏病患者[eGFR 范围是 20～75 ml/(min•1.73m^2)]中具有改善肾脏结局和心血管病预后的益处。因此，在高血压合并糖尿病，尤其合并心力衰竭、CKD、蛋白尿患者，SGLT2 抑制剂可作为降血压的推荐药物。

6.1.3.8 GLP-1 受体激动剂和 GIP/GLP-1 双受体激动剂　GLP-1 受体激动剂和 GIP/GLP-1 双受体激动剂均能显著降低 2 型糖尿病合并 ASCVD 患者的心血管死亡率，其不仅在降低血糖、减少体重方面表现出显著效果，大型荟萃结果显示其还具有一定的降血压作用。因此，在高血压合并糖尿病，尤其合并 ASCVD 患者，推荐降血糖药首选具有改善心血管结局的 GLP-1 受体激动剂（利拉鲁肽、司美格鲁肽）和 GIP/GLP-1 双受体激动剂替尔泊肽。

6.1.3.9 联合方案　目前推荐的联合用药方案包括：RASI 或者 ARNI 联合 CCB 是最常见的联合用药，容量负荷增高的可以联合利尿剂，静息心率增快时（>80 次 /min）可以联合 β_1 受体拮抗剂或 α-β 受体拮抗剂。在两药联合仍不能达标时可采用 A+C+D 的方案。

6.1.3.10 高血压伴糖尿病易患疾病的药物管理

（1）肾脏病：高血压伴糖尿病会导致慢性肾脏病的进展，可以表现为微量白蛋白尿及蛋白尿的进展，估算 eGFR 的降低，强化糖尿病的管理极为重要。建议采用能耐受的 RASI 的双倍剂量进行治疗，对血压仍未 <130/80mmHg 的患者可联合 CCB，必要时可增加 SGLT2 抑制剂或 GLP-1 受体激动剂。

（2）带状疱疹：糖尿病患者的免疫抑制及慢性炎症或神经病变及微循环障碍等多重机制可显著增加带状疱疹发病风险，一旦糖尿病患者患带状疱疹，会使血压增高且难以控制。目前的指南建议：50 岁以上的糖尿病患者可注射重组带状疱疹疫苗以预防带状疱疹，这样更有利于血压的管理。

6.1.4 临床用药注意事项

6.1.4.1 高血压合并糖尿病患者血压节律多为非勺型甚至反勺型、夜间高血压或血压晨峰，建议选用长效抗高血压药，睡前服一种抗高血压药有助于控制夜间血压，抑制血压晨峰。

6.1.4.2 如果应用 ACEI、ARB 或利尿剂，应监测 eGFR、血肌酐及血钾水平，若血肌酐水平>265μmol/L 或 eGFR<30ml/(min·1.73m^2)，宜选用二氢吡啶类 CCB 和袢利尿剂。

6.1.4.3 大剂量噻嗪类利尿剂或与 β 受体拮抗剂联用可能对糖脂代谢或电解质平衡有影响，不建议大剂量应用或二者联用。合并高尿酸血症的患者应慎用，痛风患者应禁用利尿剂。

6.1.4.4 糖尿病和高血压合并妊娠时，需禁用 ACEI 和 ARB，因其可引起胎儿损伤。可用的安全有效的抗高血压药有甲基多巴、拉贝洛尔等。也可考虑 CCB，妊娠期间不推荐使用利尿剂，因为其减少孕妇血容量，导致子宫胎盘灌注不足。

6.1.4.5 对于确诊 ASCVD 或伴有 ASCVD 高危因素、确诊 CKD 或心力衰竭的 2 型糖尿病患者，无论基线 HbA1C 水平如何，均建议将有明确心血管获益的 SGLT2 抑制剂或 GLP-1 受体激动剂作为降血糖治疗的一部分。对于确诊合并 HFrEF 的 2 型糖尿病患者，建议使用已证实在该人群中有益的 SGLT2 抑制剂，以降低加重心力衰竭和心血管死亡的风险。SGLT2 抑制剂（卡格列净、达格列净、恩格列净、艾托格列净）需依据肾功能调整剂量。eGFR<30ml/(min·1.73m^2)应避免使用GLP-1受体激动剂艾塞那肽、利司那肽，有恶心、呕吐、腹泻或脱水风险时起始治疗或调整剂量时需谨慎。

高血压合并糖尿病药物治疗推荐见表6-1。

表6-1 高血压合并糖尿病药物治疗推荐

推荐	推荐等级	证据级别
ACEI和ARB可用于高血压合并糖尿病患者	Ⅰ	A
ARB可用于糖尿病伴微量白蛋白尿患者	Ⅰ	A
ACEI和ARB可用于临床蛋白尿及伴CKD的患者	Ⅱa	A
ARNI可用于高血压伴糖尿病，合并心力衰竭的患者	Ⅰ	A
高选择性β_1受体拮抗剂或α-β受体拮抗剂可用于伴静息心率>80次/min的患者	Ⅱa	C
β受体拮抗剂慎用于存在反复低血糖发作的患者	Ⅱa	C
GLP-1受体激动剂或SGLT2抑制剂在伴有ASCVD或心力衰竭、CKD、蛋白尿者，可优先选择	Ⅰ	A
GIP/GLP-1双受体激动剂推荐用于高血压合并冠心病、ASCVD、糖尿病、肥胖症者	Ⅰ	A

（陈晓平）

参考文献

[1] PARVING H H, LEHNERT H, BRÖCHNER-MORTENSEN J, et al. The effect of irbesartan on the development of diabetic nephropathy in patients with type 2 diabetes[J]. The New England journal of medicine, 2001, 345(12): 870-878.

[2] LEWIS E J, HUNSICKER L G, CLARKE W R, et al. Renoprotective effect of the angiotensin-receptor antagonist irbesartan in patients with nephropathy due to type 2 diabetes[J]. The New England journal of medicine, 2001, 345(12): 851-860.

[3] 宗文漪，杨文英，向红丁，等. 厄贝沙坦治疗2型糖尿病伴白

蛋白尿患者有效性和安全性多中心随机双盲对照研究[J]. 中华内分泌代谢杂志，2008，24(1)：55-58.

[4] PATEL A，ADVANCE Collaborative Group，MACMAHON S，et al. Effects of a fixed combination of perindopril and indapamide on macrovascular and microvascular outcomes in patients with type 2 diabetes mellitus(the ADVANCE trial)：a randomised controlled trial[J]. Lancet，2007，370(9590)：829-840.

[5] 中国高血压防治指南修订委员会，高血压联盟(中国)，中国医疗保健国际交流促进会高血压病学分会，等. 中国高血压防治指南(2024 年修订版)[J]. 中华高血压杂志(中英文)，2024，32(7)：603-700.

[6] BRENNER B M，COOPER M E，DE ZEEUW D，et al. Effects of losartan on Renal and cardiovascular outcomes in patients with type 2 diabetes and nephropathy[J]. The New England journal of medicine，2001，345(12)：861-869.

[7] VIBERTI G，WHEELDON N M. Microalbuminuria reduction with valsartan in patients with type 2 diabetes mellitus：a blood pressure-independent effect[J]. Circulation，2002，106(6)：672-678.

[8] HOLLENBERG N K，PARVING H H，VIBERTI G，et al. Albuminuria response to very high-dose valsartan in type 2 diabetes mellitus[J]. Journal of hypertension，2007，25(9)：1921-1926.

[9] HALLER H，VIBERTI G C，MIMRAN A，et al. Preventing microalbuminuria in patients with diabetes：rationale and design of the Randomised Olmesartan and Diabetes Microalbuminuria Prevention(ROADMAP) study[J]. Journal of hypertension，2006，24(2)：403-408.

[10] 中华医学会糖尿病学分会. 中国 2 型糖尿病防治指南(2017 年版)[J]. 中国实用内科杂志，2018，38(4)：292-344.

[11] HERMAN W H，PETERSEN M，KALYANI R R.American Diabetes Association. Standards of medical care in diabetes-2017 [J]. Diabetes Care，2017，40(Suppl 1)：S1-S135.

[12] WEBER M A，SCHIFFRIN E L，WHITE W B，et al. Clinical practice guidelines for the management of hypertension in the community：a statement by the American Society of Hypertension and the International Society of Hypertension[J].

Journal of clinical hypertension，2014，16（1）：14-26.

[13] Task Force for the management of arterial hypertension of the European Society of Hypertension，Task Force for the management of arterial hypertension of the European Society of Cardiology. 2013 ESH/ESC Guidelines for the management of arterial hypertension[J]. Blood Pressure，2013，22（4）：193-278.

[14] Heart Outcomes Prevention Evaluation（HOPE）Study Investigators. Effects of ramipril on cardiovascular and microvascular outcomes in people with diabetes mellitus：results of the HOPE study and MICRO-HOPE substudy[J]. Lancet，2000，355（9200）：253-259.

[15] LINDHOLM L H，IBSEN H，DAHLÖF B，et al. Cardiovascular morbidity and mortality in patients with diabetes in the Losartan Intervention For Endpoint reduction in hypertension study（LIFE）：a randomised trial against atenolol[J]. Lancet，2002，359（9311）：1004-1010.

[16] EVANS M，BAIN S C，HOGAN S，et al. Irbesartan delays progression of nephropathy as measured by estimated glomerular filtration rate：post hoc analysis of the Irbesartan Diabetic Nephropathy Trial[J]. Nephrol Dial Transplant，2012，27（6）：2255-2263.

[17] BARNETT A. Preventing renal complications in type 2 diabetes：results of the diabetics exposed to telmisartan and enalapril trial[J]. J Am Soc Nephrol，2006，17（4 Suppl 2）：S132-S135.

[18] ROSSING K，SCHJOEDT K J，JENSEN B R，et al. Enhanced renoprotective effects of ultrahigh doses of irbesartan in patients with type 2 diabetes and microalbuminuria[J]. Kidney Int，2005，68（3）：1190-1198.

[19] OS I，FRANCO V，KJELDSEN S E，et al. Effects of losartan in women with hypertension and left ventricular hypertrophy：results from the losartan intervention for endpoint reduction in hypertension study[J]. Hypertension，2008，51（4）：1103-1108.

[20] DREAM（Diabetes Reduction Assessment with ramipril and rosiglitazone Medication）Trial Investigators. Effect of rosiglitazone on the frequency of diabetes in patients with impaired glucose tolerance or impaired fasting glucose：a randomised controlled trial[J]. Lancet，2006，368（9541）：1096-1105.

[21] LAM S K, Owen A. Incident diabetes in clinical trials of antihypertensive drugs[J]. Lancet, 2007, 369(9572): 1513-1514.

[22] JULIUS S, WEBER M A, KJELDSEN S E, et al. The Valsartan Antihypertensive Long-Term Use Evaluation(VALUE) trial: outcomes in patients receiving monotherapy[J]. Hypertension, 2006, 48(3): 385-391.

[23] PALMER S C, MAVRIDIS D, NAVARESE E, et al. Comparative efficacy and safety of blood pressure-lowering agents in adults with diabetes and kidney disease: a network meta-analysis[J]. Lancet, 2015, 385(9982): 2047-2056.

[24] WEBER M A, BAKRIS G L, JAMERSON K, et al. Cardiovascular events during differing hypertension therapies in patients with diabetes[J]. Journal of the American College of Cardiology, 2010, 56(1): 77-85.

[25] BAKRIS G L, WEIR M R, DEQUATTRO V, et al. Effects of an ACE inhibitor/calcium antagonist combination on proteinuria in diabetic nephropathy[J]. Kidney Int, 1998, 54(4): 1283-1289.

[26] GLANZ M, GARBER A J, MANCIA G, et al. Meta-analysis of studies using selective alpha1-blockers in patients with hypertension and type 2 diabetes[J]. International journal of clinical practice, 2001, 55(10): 694-701.

[27] POLLARE T, LITHELL H, SELINUS I, et al. Application of prazosin is associated with an increase of insulin sensitivity in obese patients with hypertension[J]. Diabetologia, 1988, 31(7): 415-420.

[28] GIORDA C, APPENDINO M. Effects of doxazosin, a selective alpha 1-inhibitor, on plasma insulin and blood glucose response to a glucose tolerance test in essential hypertension[J]. Metabolism, 1993, 42(11): 1440-1442.

[29] FEHER M D. Doxazosin therapy in the treatment of diabetic hypertension[J]. Am Heart J, 1991, 121(4 Pt 2): 1294-1301.

[30] HUUPPONEN R, LEHTONEN A, VÄHÄTALO M. Effect of doxazosin on insulin sensitivity in hypertensive non-insulin dependent diabetic patients[J]. European journal of clinical pharmacology, 1992, 43(4): 365-368.

[31] FEHER M D, HENDERSON A D, WADSWORTH J, et al. Alpha-blocker therapy; a possible advance in the treatment of diabetic hypertensionresults of a cross-over study of doxazosin and atenolol monotherapy in hypertensive non-insulin dependent diabetic subjects[J]. Journal of human hypertension, 1990, 4(5): 571-577.

[32] KHOURY A F, KAPLAN N M. Alpha-blocker therapy of hypertension. An unfulfilled promise[J]. JAMA, 1991, 266(3): 394-398.

[33] 中国医师协会"医疗质量万里行•降压在行动"TRIP 项目专家委员会. 高血压合并 2 型糖尿病患者的血压控制专家指导意见[J]. 中国医学前沿杂志(电子版), 2012, 4(4): 48-52.

[34] BAKRIS G L, FONSECA V, KATHOLI R E, et al. Metabolic effects of carvedilol vs metoprolol in patients with type 2 diabetes mellitus and hypertension: a randomized controlled trial[J]. JAMA, 2004, 292(18): 2227-2236.

[35] CELIK T, IYISOY A, KURSAKLIOGLU H, et al. Comparative effects of nebivolol and metoprolol on oxidative stress, insulin resistance, plasma adiponectin and soluble P-selectin levels in hypertensive patients[J]. Journal of hypertension, 2006, 24(3): 591-596.

[36] BELL D S. Advantages of a third-generation beta-blocker in patients with diabetes mellitus[J]. American journal of cardiology, 2004, 93(9A): 49B-52B.

[37] JACOB S, RETT K, HENRIKSEN E J. Antihypertensive therapy and insulin sensitivity: do we have to redefine the role of beta-blocking agents?[J]. American journal of hypertension, 1998, 11(10): 1258-1265.

[38] KALLEN R J, MOHLER J H, LIN H L. Hypoglycemia: a complication of treatment of hypertension with propranolol[J]. Clin Pediatr(Phila), 1980, 19(8): 567-568.

[39] KERR D, MACDONALD I A, HELLER S R, et al. Beta-adrenoceptor blockade and hypoglycaemia. A randomised, double-blind, placebo controlled comparison of metoprolol CR, atenolol and propranolol LA in normal subjects[J]. British journal of clinical pharmacology, 1990, 29(6): 685-693.

[40] MUARD M H, COTO-YGLESIAS F, WANG A T, et al. Drug-Induced Hypoglycemia: A Systematic Review[J]. Journal of clinical endocrinology and metabolism, 2009, 94(3): 741-745.

[41] POPP D A, TSE T F, SHAH S D, et al. Oral propranolol and metoprolol both impair glucose recovery from insulin-induced hypoglycemia in insulin-dependent diabetes mellitus[J]. Diabetes Care, 1984, 7(3): 243-247.

[42] RUILOPE L M, AGARWAL R, ANKER S D, et al.Blood pressure and cardiorenal outcomes with finerenone in chronic kidney disease in type 2 diabetes[J]. Hypertension, 2022, 79(12): 2685-2695.

[43] 中国医疗保健国际交流促进会高血压分会，中国医师协会心血管分会，中国高血压联盟，等. 沙库巴曲缬沙坦在高血压患者临床应用的中国专家建议[J]. 中华高血压杂志，2021，29(2): 108-114.

[44] SEFEROVIC J P, SOLOMON S D, SEELY E W. Potential mechanisms of beneficial effect of sacubitril/valsartan on glycemic control[J]. Ther Adv Endocrinol Metab, 2020, 11: 2042018820970444.

[45] GIAMOUZIS G, BUTLER J.Glycaemic control in heart failure: a PARADIGM shift for patients with concomitant diabetes?[J] The lancet. Diabetes and endocrinology, 2017, 5(5): 314-315.

[46] HAYNES R, JUDGE P K, STAPLIN N, et al. Effects of sacubitril/valsartan versus irbesartan in patients with chronic kidney disease[J]. Circulation, 2018, 138(15): 1505-1514.

[47] DAMMAN K, GORI M, CLAGGETT B, et al. Renal effects and associated outcomes during angiotensin-neprilysin inhibition in heart failure[J]. JACC Heart Fail, 2018, 6(6): 489-498.

[48] MC CAUSLAND F R, LEFKOWITZ M P, CLAGGETT B, et al. Angiotensin-neprilysin inhibition and renal outcomes in heart failure with preserved ejection fraction[J]. Circulation, 2020, 142(13): 1236-1245.

[49] PACKER M. SGLT2 inhibitors: role in protective reprogramming of cardiac nutrient transport and metabolism[J]. Nature Reviews Cardiology, 2023, 20(7): 443-462.

[50] FILIPPATOS T D, TSIMIHODIMOS V, ELISAF M S, et al. Mechanisms of blood pressure reduction with sodium-glucose co-transporter 2 (SGLT2) inhibitors[J]. Expert opinion on pharmacotherapy, 2016, 17(12): 1581-1583.

[51] MAZIDI M, REZAIE P, GAO H K, et al. Effect of sodium-glucose cotransport-2 inhibitors on blood pressure in people with type 2 diabetes mellitus: a systematic review and meta-analysis of 43 randomized control trials with 22528 patients[J]. Journal of the American Heart Association, 2017, 6(6): e004007.

[52] MARSO S P, DANIELS G H, BROWN-FRANDSEN K, et al. Liraglutide and cardiovascular outcomes in type 2 diabetes[J]. The New England journal of medicine, 2016, 375(4): 311-322.

[53] GERSTEIN H C, COLHOUN H M, DAGENAIS G R, et al. Dulaglutide and cardiovascular outcomes in type 2 diabetes (REWIND): a double-blind, randomised placebo-controlled trial [J]. Lancet, 2019, 394(10193): 121-130.

[54] MARSO S P, BAIN S C, CONSOLI A, et al. Semaglutide and cardiovascular outcomes in patients with type 2 diabetes[J] The New England journal of medicine, 2016, 375(19): 1834-1844.

[55] LIAKOS C I, PAPADOPOULOS D P, SANIDAS E A, et al. Blood Pressure-Lowering Effect of Newer Antihyperglycemic Agents (SGLT-2 Inhibitors, GLP-1 Receptor Agonists, and DPP-4 Inhibitors)[J]. American journal of cardiovascular drugs, 2021 21(2): 123-137.

[56] American Diabetes Association Professional Practice Committee. Comprehensive Medical Evaluation and Assessment of Comorbidities: Standards of Carein Diabetes—2025.Diabetes Care, 2025, 48(Suppl. 1): S59-S85.

6.2 高血压合并慢性肾脏病

6.2.1 概述

高血压不仅是 CKD 的合并症，同时也是 CKD 发生的重要病因，因此 CKD 患者控制高血压显得尤为重要，可以显著降低心血管事件的发生风险。

肾脏疾病相关指南不断更新，建议的血压目标值不断降低；同时，循证医学证据也显示，CKD 患者的血压过低（如以 SBP<120mmHg 为目标）也是有利有弊的。如以 SBP<130mmHg 为慢性肾脏病患者的降血压目标，有保护心血管、改善生存率以及可能防止认知功能下降等方面的获益，但没有肾脏保护作用。应当依据患者的血压、肌酐、肾小球滤过率的综合情况进行合理的治疗。2024 版 KDIGO 指南新增 CKD 患者心血管风险的预测干预，强调更为严格的个性化血压控制，建议对患有高血压和 CKD 的成年人使用标准化诊室血压测量，在允许的情况下，以收缩压（SBP）<120mmHg 为目标进行治疗。

目前，慢性肾脏病的主流药物和循证医学证据最强的治疗药物仍然是肾素 - 血管紧张素 - 醛固酮系统抑制剂（RASI）[（血管紧张素转换酶抑制药（ACEI）/ 血管紧张素受体阻滞药（ARB）]。RASI 不仅具有降血压作用，还能够降低尿蛋白、延缓肾功能进展、改善预后，并且其肾脏保护作用独立于降血压作用之外。另外，血管紧张素受体 - 脑啡肽酶抑制剂（ARNI）如沙库巴曲缬沙坦对 CKD 合并高血压、CKD 合并心力衰竭患者具有良好的降血压和心肾保护作用。

在改善 CKD 的结局时不仅要注意血肌酐的变化，还应重视蛋白尿的排泄。在治疗中需综合考虑，保证一定的肾血流是临床血压管理的关键。

在慢性肾脏病的中晚期（CKD4 期及以上），使用 RASI 治疗常常受限，此时钙通道阻滞剂联合 β 受体拮抗剂或 α 受体拮抗剂以及袢利尿剂作为改善血压的重要组成部分。建议在慢性肾脏病早、中期采用临床推荐药物进行积极的强化治疗，以延缓 CKD 的进展。

6.2.2 降血压治疗原则

6.2.2.1 降血压目标值　本指南不阐述血压透析的慢性肾脏病患者的血压目标，在药物治疗原则中以肾脏血流动力学可以耐受，不增加心肾风险为目标。依据《中国慢性肾脏病患者高血压管理指南（2023 年版）》中的血压控制目标，见表 6-2。

表 6-2 血压控制目标

人群	临床情况	BP 目标	证据
CKD	总体降血压目标	< 140/90mmHg	1A
		(SBP)<120mmHg	2B
	尿蛋白≥ 30/24h	< 140/90mmHg	1B
	尿白蛋白 < 30/24h	< 130/80mmHg	2C
CKD+DM	尿白蛋白排泄 < 30mg/24h 的 CKD 合并糖尿病患者	<140/90mmHg	1B
	尿白蛋白排泄 ≥ 30mg/24h 的 CKD 合并糖尿病患者	<130/80mmHg	2C
CKD+老年人	年龄 65～79 岁的 CKD 患者	<140/90mmHg	无分级
	有白蛋白尿者	推荐血压至 130/80mmHg 左右	
	年龄≥80 岁的 CKD 患者	<150/90mmHg，如能耐受，可将血压控制于<140/90mmHg	
其他特殊情况	对于身体虚弱、高跌倒或骨折风险、预期寿命非常有限或有症状性直立性低血压的患者	应考虑减少强化降血压治疗	无分级

6.2.2.2 达标流程

(1) 降血压治疗时机

1) CKD 患者 SBP ≥ 140mmHg 和 / 或 DBP ≥90mmHg，推荐在生活方式干预的同时启动抗高血压药治疗（1A 级）。

2) 尿白蛋白排泄 < 30mg/24h 的 CKD 患者持续 SBP ≥ 140mmHg 和 / 或 DBP ≥ 90mmHg，推荐降血压治疗（1B 级）。

3) 尿白蛋白排泄 ≥ 30mg/24h 的 CKD 患者持续 SBP ≥ 130mmHg 和 / 或 DBP ≥ 80mmHg 需降血压治疗（2C 级）。

(2) CKD 高血压治疗措施：进行合理的非药物治疗（严格的生活方式，见表 6-3）和药物治疗。

表 6-3 CKD 非药物治疗内容(生活方式)

内容	方式及注意点	证据
每天 <2g 钠(或每天 <90mmol 钠,或每天 <5g 氯化钠)	失钠型肾病不必限钠	2C
饮食中钾摄入	保证血钾在正常范围 晚期(CKD4 期)不推荐钾盐 对于 CKD G3~G5 和突发高钾血症的患者,建议采用个体化方式,包括饮食和药物干预,并考虑相关的共病和生活质量。建议注册营养师或认证的营养提供者对患者进行评估和教育 为有高钾血症病史的 CKD G3~G5 患者提供建议,以限制对富含生物可利用性钾的食物的摄入(如加工食品),或作为高钾血症的风险预防策略	2C
低盐低蛋白饮食	建议 CKD 患者采用健康多样的饮食,与动物性食物相比,多食用植物性食物,少摄入超加工食品。 建议 CKD G3~G5 成年人的蛋白质摄入量保持为 0.8q/(kg•d)。 对于有进展风险的 CKD 成年人,避免高蛋白摄入[>1.3q/(kg•d)] 对代谢不稳定的 CKD 患者不要开具低蛋白或极低蛋白饮食	2C
	不建议中、晚期 CKD 患者或患有低醛固酮血症或其他原因导致钾排出障碍的患者采用 DASH 饮食	2D
	建议采用地中海饮食的 CKD 患者密切监测血钾	2D
BMI	建议 CKD 合并高血压患者减重,保持或者达到基本的理想体重,而不设立具体的 BMI 指标	2D

续表

内容	方式及注意点	证据
体力活动	建议患有高血压的非透析 CKD 患者每周可进行 150 分钟的中等强度体力活动(以有氧运动为主),或者达到与其心血管系统和身体耐受性相适应的水平 对体力活动的推荐应考虑年龄、种族背景、是否存在其他共病和资源获得的情况 建议 CKD 患者避免久坐 对于跌倒风险较高的人,医疗保健提供者应提供关于身体活动强度(低、中等或剧烈)和运动类型(有氧与阻力或两者兼有)的建议	1D
限酒	CKD 合并高血压患者建议不饮酒或限酒。如饮酒,应少量并选择低度酒,避免饮用高度烈性酒	2D
戒烟	建议 CKD 合并高血压患者不吸烟或彻底戒烟,避免被动吸烟	2D
缓解精神压力	建议 CKD 合并高血压患者减轻精神压力、调整心理状态,必要时可至专业医疗机构就诊,接受个体化认知行为干预和药物治疗等	2D

6.2.3 药物推荐

6.2.3.1 抗高血压药使用的基本原则

(1) 有蛋白尿的患者推荐使用 RASI,从常规剂量开始逐渐增到最大可耐受剂量。(1A 级)

使用 RASI 相关的高钾血症通常可以通过降低血清钾水平的措施来控制,而不是减少剂量或停止使用 RASI。(1A 级)

(2) 在使用抗高血压药时既要考虑血压的达标,又要关注心血管和肾病风险,推荐根据血压分级和心血管风险分层决定起始药物选择单药或联合治疗。(1A 级)

(3) 推荐优先使用长效抗高血压药和联合治疗方案。(1A 级)

（4）推荐根据患者合并症的不同和药物疗效及耐受性，以及患者个人意愿或长期承受能力，个体化选择适合患者的抗高血压药。（1B级）

6.2.3.2 合并CKD的高血压患者的药物治疗 现有的研究证据提示，ACEI、ARB、ARNI可明显改善蛋白尿、改善肾脏病进展，CCB和β受体拮抗剂联合RASI在3期以上高血压中具有较好的协同降血压作用，RASI联合利尿剂有利于CKD患者的容量负荷降低，固定剂量的SPC使用有利于依从性的提高，SGLT2抑制剂在eGFR范围为20～75ml/(min•1.73m^2)的应用证据充分，药物之间自由联合更适合于个体化治疗，在eGFR及血钾允许的情况下伴有糖尿病蛋白尿的患者可以考虑非奈利酮的应用。

（1）RASI：ACEI/ARB类抗高血压药不仅具有降血压作用，还能够降低尿蛋白、延缓肾功能减退的进展、改善预后，并且其肾脏保护作用独立于降血压作用之外。2021年KDIGO CKD血压管理实践指南推荐，对于CKD合并高血压，伴或不伴糖尿病的中、重度蛋白尿的患者，建议开始使用ACEI或ARB。因此，在排除禁忌证（双侧肾动脉狭窄、孤立肾伴肾动脉狭窄、高钾血症、妊娠等）后，ACEI/ARB可作为CKD患者高血压治疗的首选用药，可单独或联合其他抗高血压药使用。

（2）CCB：分为二氢吡啶类CCB和非二氢吡啶类CCB，在CKD高血压中被广泛应用，其肾脏保护作用主要依赖于其降血压作用。

（3）β受体拮抗剂或α、β受体拮抗剂：α、β受体拮抗剂具有较好的优势，发挥心肾保护作用，可应用于不同时期CKD患者的降血压治疗。由于阻断β_2受体可能诱发或加重哮喘、影响糖脂代谢，故支气管哮喘、慢性阻塞性肺疾病、糖尿病等患者需谨慎使用。α受体拮抗剂的不良反应主要有：直立性低血压、虹膜松弛综合征、眩晕、乏力等，少数患者可出现嗜睡。

（4）利尿剂：利尿剂主要通过排钠，减少细胞外容量，降低外周血管阻力，从而发挥降血压作用。目前，各种指南并未将利尿剂作为CKD患者高血压治疗的首选药物，而是在联合用药中使用。噻嗪类和噻嗪样利尿剂的降血压效果在eGFR降低［eGFR < 45ml/(min•1.73m^2)］的患者中较差，在eGFR < 30ml/(min•1.73m^2)患者中几乎失效，在这种情况下，可考虑用袢利

尿剂（如呋塞米或托拉塞米）替代噻嗪类和噻嗪样利尿剂，以达到降血压效果。

（5）SGLT2 抑制剂（SGLT2i）：近年，一系列临床研究证据显示，SGLT2i 具有独立于降血糖作用之外的心肾保护作用。SGLT2i 的降血压作用很可能是通过渗透利尿作用实现的。对于合并糖尿病 / 高血压 / 心力衰竭 / 蛋白尿的 CKD 患者，将 SGLT2i 作为首选降血糖药，兼顾降血压，以减少心肾终点事件风险。2024 版 KDIGO 指南更是新增并强调 SGLT2i 为 CKD 一线治疗手段，无论何种病因导致的 CKD 患者，都应当接受 SGLT2i 的治疗，并给与了 1A 级推荐。SGLT2i 启动时 eGFR 的可逆性下降不是停药指标，应持续使用直到透析或肾移植。只在长时间禁食、手术或重大内科疾病（可能有更大的酮症风险）时，暂停 SGLT2i 是合理的。

SGLT2i 的常见不良反应为泌尿系统和生殖系统感染及与血容量不足（如症状性低血压、头晕、脱水、脑梗死风险增加），罕见不良反应包括糖尿病酮症酸中毒等。

（6）非奈利酮：非奈利酮是高选择性非甾体盐皮质激素受体拮抗剂（MRA），能有效地阻断醛固酮对醛固酮受体（MR）的作用，从而起到降低血压、减轻心力负担的作用。此外，还可以对炎症反应、纤维化等产生抑制作用，延缓对肾脏结构和功能的损伤。因此，在心力衰竭、糖尿病肾病等多种疾病的治疗中被广泛应用。

2024KDIGO 指南建议对于 eGFR>25ml/（min•1.73m^2），血清钾浓度正常，白蛋白尿 >30mg/g（>3mq/mmol）的成年糖尿病患者，在 RASI 最大耐受剂量和 SGLT2i 基础上，使用有肾脏或心血管获益证据的非甾体盐皮质激素受体拮抗剂（MRA）治疗。（2A 级）

非奈利酮常见的副作用包括头痛、恶心、呕吐、腹泻、低血压等。在使用过程中，还可能出现肝功能异常、电解质紊乱、肾功能损害等副作用。

（7）联合治疗

1）对于合并或不合并糖尿病的 CKD 患者，推荐避免 ACEI 或 ARB 与直接肾素抑制剂（DRI）联合使用。（1B 级）

2）对于 CKD 合并高血压的患者，初始治疗推荐 ACEI 或 ARB 联用 CCB（A+C）、ACEI 或 ARB 联用噻嗪类利尿剂。

3）当 A+D（噻嗪类利尿剂）时，如果 eGFR ＜ 30ml/

min•1.73m^2 时，可改用袢利尿剂（A+D）。（1A 级）

4）如果两药联合使用血压未能控制，则推荐使用 ACEI 或 ARB、CCB、利尿剂三药联合。（1B 级）

5）如果三药联合仍不能控制血压，在没有禁忌的情况下，推荐加用螺内酯（25～50mg/d，需注意警惕高钾血症的风险）或其他抗高血压药（其他利尿剂、α 受体拮抗剂或 β 受体拮抗剂）。（1B 级）

6）当存在特定临床情况时，如心绞痛、需要控制心率、心肌梗死后、HFrEF，以及拟妊娠或已妊娠的年轻女性，推荐在联合用药中使用 β 受体拮抗剂。（1B 级）

7）不推荐两种 RASI 联用。（1A 级）

8）对于合并或不合并糖尿病的 CKD 患者，推荐避免 ACEI 或 ARB 与直接肾素抑制剂联合使用。（1B 级）

个体优化治疗方案详见表 6-4。

表 6-4　个体优化治疗方案

类别	推荐建议	推荐等级	证据质量
老年患者	（1）应用 ACEI 或 ARB，建议从小剂量开始，对于高血压合并糖尿病肾病者，用至可耐受最大剂量。	Ⅱ	C
	（2）CKD 3、4 期的患者使用 ACEI 或 ARB 时，建议初始剂量减半，严密监测血钾、血肌酐和 eGFR 并及时调整药物剂量和剂型。	Ⅱ	C
	（3）对于有明显肾功能异常和盐敏感性高血压患者，推荐应用 CCB。	Ⅰ	C
	（4）容量负荷过重的 CKD 患者，CKD 4、5 期患者推荐应用袢利尿剂（如呋塞米）	Ⅰ	C
未接受透析的慢性肾脏病患者	建议对高血压、慢性肾脏病和中度至重度蛋白尿糖尿病患者开始 RASI 治疗	Ⅰ	B

续表

类别	推荐建议	推荐等级	证据质量
围透析期及维持性血液透析患者	维持性血液透析患者高血压控制的基础是减少盐摄入量和适当的干体重控制	Ⅱ	C
腹膜透析患者	合并高血压者，首先需评估残余肾功能和腹膜功能，对有残余肾功能的患者，袢利尿剂有助于减轻水钠潴留；残余肾功能丧失者，可以强化腹膜透析，增加葡萄糖透析液的浓度以及适当使用艾考糊精透析液	未分级	—
肾移植患者	合并高血压患者使用二氢吡啶类 CCB 或 ARB 作为一线抗高血压药	Ⅰ	C
CKD 合并痛风患者	在避免高嘌呤饮食基础上，推荐优先选择不影响或者降低血尿酸水平的抗高血压药	Ⅰ	C

6.2.4 临床用药注意事项

6.2.4.1 常用抗高血压药的种类及禁忌证 对于 CKD 合并高血压患者，CCB、ACEI/ARB/ARNI、α 受体拮抗剂、β 受体拮抗剂、利尿剂都可以作为初始选择药物。单药治疗初始药物优选 ACEI/ARB（排除禁忌证双侧肾动脉狭窄、孤立肾伴肾动脉狭窄、高钾血症、妊娠等）。但不建议 ACEI 和 ARB 两药联合应用。沙库巴曲缬沙坦与 ACEI 合用可增加发生血管神经性水肿的风险，故禁止合用。建议停止使用 ACEI 治疗 36 小时后方可使用沙库巴曲缬沙坦。

6.2.4.2 eGFR > 30ml/（min•1.73m^2）（CKD 1～3 期）患者，噻嗪类利尿剂有效；eGFR < 30ml/（min•1.73m^2）（CKD 4～5 期）患者可用袢利尿剂。利尿剂应使用低剂量，利尿过快可导致血容量不足，出现低血压或 eGFR 下降。

6.2.4.3 醛固酮受体拮抗剂与 ACEI 或 ARB 联用可能加速肾功能恶化和增加高钾血症风险。不建议对基础钾水平 > 5mmol/L 的 CKD 患者开始 RASI 治疗。使用 RASI 时，用药 2～4 周后血肌酐较基础值升高 < 30% 时仍可谨慎使用，超过 30% 时可考虑减量或停药。

6.2.4.4 β 受体拮抗剂可对抗交感神经系统的过度激活而发挥降血压作用，α-β 受体拮抗剂具有较好的优势，发挥心肾保护作用，可应用于不同时期 CKD 患者的降血压治疗。其他抗高血压药，如 α_1 受体拮抗剂、中枢 α 受体激动剂，均可酌情与其他抗高血压药联用。

（谢良地）

参考文献

[1] SPRINT Research Group. A randomized trial of intensive versus standard blood-pressure control[J]. The New England journal of medicine, 2015, 373(22): 2103-2116.

[2] SOBIERAJ P, NILSSON P M, KAHAN T. Heart failure events in a clinical trial on arterial hypertension: new insights into the SPRINT trial[J]. Hypertension, 2021, 78(5): 1241-1247.

[3] Kidney Disease: Improving Global Outcomes(KDIGO) CKD Work Group. KDIGO 2024 clinical practice guideline for the evaluation and management of chronic kidney disease[J]. Kidney Int, 2024, 105(4S): S117-S314.

[4] LEENEN F H, NWACHUKU C E, BLACK H R, et al. Clinical events in high-risk hypertensive patients randomly assigned to calcium channel blocker versus angiotensin-converting enzyme inhibitor in the antihypertensive and lipid-lowering treatment to prevent heart attack trial[J]. Hypertension, 2006, 48(3): 374-384.

[5] ITO S, SATOH M, TAMAKI Y, et al. Safety and efficacy of LCZ696, a first-in-class angiotensin receptor neprilysin inhibitor, in Japanese patients with hypertension and renal dysfunction[J]. Hypertension research, 2015, 38(4): 269-275.

[6] CHANG H Y, FENG A N, FONG M C, et al. Sacubitril/valsartan in heart failure with reduced ejection fraction patients: real world

experience on advanced chronic kidney disease, hypotension, and dose escalation[J]. J Cardiol, 2019, 74(4): 372-380.

[7] 中华医学会肾脏病学分会专家组. 中国慢性肾脏病患者高血压管理指南(2023 年版)[J]. 中华肾脏病杂志, 2023, 39(1): 48-80.

[8] RUZICKA M, QUINN R R, MCFARLANE P, et al. Canadian Society of Nephrology commentary on the 2012 KDIGO clinical practice guideline for the management of blood pressure in CKD [J]. American journal of kidney diseases, 2014, 63(6): 869-887.

[9] WILLIAMS B, MANCIA G, SPIERING W, et al. 2018 ESC/ESH guidelines for the management of arterial hypertension [J]. European heart journal, 2018, 39(33): 3021-3104.

[10] 中国高血压防治指南修订委员会, 高血压联盟(中国), 中国医疗保健国际交流促进会高血压病学分会, 等. 中国高血压防治指南(2024 年修订版)[J]. 中华高血压杂志(中英文), 2024, 32(7): 603-700.

[11] ACCORD Study Group. Effects of intensive blood-pressure control in type 2 diabetes mellitus[J]. The New England journal of medicine, 2010, 362(17): 1575-1585.

[12] GAEDE P, VEDEL P, PARVING H H, et al. Intensified multifactorial intervention in patients with type 2 diabetes mellitus and microalbuminuria: the steno type 2 randomised study[J]. Lancet, 1999, 353(9153): 617-622.

[13] 中国老年医学学会高血压分会, 北京高血压防治协会, 国家老年疾病临床医学研究中心. 中国老年高血压管理指南 2023[J]. 中华高血压杂志, 2023, 31(6): 508-538.

[14] MUSINI V M, TEJANI A M, BASSETT K, et al. Pharmacotherapy for hypertension in the elderly[J]. The Cochrane database of systematic reviews, 2009, (4): CD000028.

[15] WILLIAMSON J D, SUPIANO M A, APPLEGATE W B, et al. Intensive vs standard blood pressure control and cardiovascular disease outcomes in adults aged ≥75 years: a randomized clinical trial[J]. JAMA, 2016, 315(24): 2673-2682.

[16] DOUROS A, TÖLLE M, EBERT N, et al. Control of blood pressure and risk of mortality in a cohort of older adults: the

Berlin initiative study[J]. European heart journal, 2019, 40 (25): 2021-2028.

[17] Kidney Disease: Improving Global Outcomes (KDIGO) Blood Pressure Work Group.KDIGO 2021 clinical practice guideline for the management of blood pressure in chronic kidney disease[J]. Kidney International, 2021, 99 (3S): S1-S87.

[18] BIBBINS-DOMINGO K, CHERTOW G M, COXSON P G, et al. Projected effect of dietary salt reductions on future cardiovascular disease[J]. The New England journal of medicine, 2010, 362 (7): 590-599.

[19] 中国医师协会肾脏内科医师分会，中国中西医结合学会肾脏疾病专业委员会营养治疗指南专家协作组．中国慢性肾脏病营养治疗临床实践指南（2021 版）[J]．中华医学杂志，2021，101（8）：539-559.

[20] CLASE C M, CARRERO J J, ELLISON D H, et al. Potassium homeostasis and management of dyskalemia in kidney diseases: conclusions from a Kidney Disease: Improving Global Outcomes (KDIGO) controversies conference[J]. Kidney Int, 2020, 97 (1): 42-61.

[21] HANSRIVIJIT P, OLI S, KHANAL R, et al. Mediterranean diet and the risk of chronic kidney disease: a systematic review and meta-analysis[J]. Nephrology (Carlton), 2020, 25 (12): 913-918.

[22] XIE L, WANG B, JIANG C, et al. BMI is associated with the development of chronic kidney diseases in hypertensive patients with normal renal function[J]. Journal of hypertension, 2018, 36 (10): 2085-2091.

[23] PARK S, CHO S, LEE S, et al. The prognostic significance of body mass index and metabolic parameter variabilities in predialysis CKD: a nationwide observational cohort study[J]. J Am Soc Nephrol, 2021, 32 (10): 2595-2612.

[24] JOO Y S, KOH H, NAM K H, et al. Alcohol consumption and progression of chronic kidney disease: results from the Korean cohort study for outcome in patients with chronic kidney disease [J]. Mayo Clin Proc, 2020, 95 (2): 293-305.

[25] INOUE Y, HOWARD A G, THOMPSON A L, et al. The

association between urbanization and reduced renal function: findings from the China health and nutrition survey[J]. BMC Nephrol, 2017, 18(1): 160.

[26] WANG X, HAO G, CHEN L, et al. Heart failure and left ventricular dysfunction in older patients with chronic kidney disease: the China hypertension survey(2012-2015)[J]. J Geriatr Cardiol, 2020, 17(10): 597-603.

[27] PALMER S C, MAVRIDIS D, NAVARESE E, et al. Comparative efficacy and safety of blood pressure-lowering agents in adults with diabetes and kidney disease: a network meta-analysis[J]. Lancet, 2015, 385(9982): 2047-2056.

[28] 第八届中华肾脏病学会慢性肾脏病高血压治疗专家协作组. α/β 受体阻滞剂在慢性肾脏病高血压治疗中的实践指南[J]. 中华医学杂志, 2013, 93(48): 3812-3816.

[29] BROWN M J, WILLIAMS B, MORANT S V, et al. Effect of amiloride, or amiloride plus hydrochlorothiazide, versus hydrochlorothiazide on glucose tolerance and blood pressure (PATHWAY-3): a parallel-group, double-blind randomised phase 4 trial[J]. The lancet. Diabetes and endocrinology, 2016, 4(2): 136-147.

[30] HEERSPINK H, STEFÁNSSON B V, CORREA-ROTTER R, et al. Dapagliflozin in patients with chronic kidney disease[J]. The New England journal of medicine, 2020, 383(15): 1436-1446.

[31] YE N, JARDINE M J, OSHIMA M, et al. Blood pressure effects of canagliflozin and clinical outcomes in type 2 diabetes and chronic Kidney Disease: Insights From the CREDENCE Trial[J]. Circulation, 2021, 18(143): 1735-1749.

[32] KARIO K, OKADA K, KATO M, et al. 24-hour blood pressure-lowering effect of an SGLT-2 inhibitor in patients with diabetes and uncontrolled nocturnal hypertension: results from the randomized, placebo-controlled SACRA Study[J]. Circulation, 2018, 139(18): 2089-2097.

[33] FERDINAND K C, IZZO J L, LEE J, et al. Antihyperglycemic and blood pressure effects of empagliflozin inblack patients with type 2 diabetes mellitus and hypertension[J]. Circulation, 2019,

139（18）：2098-2109.

[34] TIKKANEN I，NARKO K，ZELLER C，et al.Empagliflozin reduces blood pressure in patients with type 2 diabetes and hypertension[J]. Diabetes Care，2015，38（3）：420-428.

[35] PAPADOPOULOU E，LOUTRADIS C，TZATZAGOU G，et al.Dapagliflozin decreases ambulatory central blood presure and pulse wave velocity in patients with type 2diabetes：a randomized，double-blind，placebo-controled clinical trial[J]. Journal of hypertension，2021，39（4）：749-758.

[36]《钠 - 葡萄糖转运体 2 抑制剂在慢性肾脏病患者临床应用的中国专家共识（2023 年版）》专家组. 钠 - 葡萄糖转运体 2 抑制剂在慢性肾脏病患者临床应用的中国专家共识（2023 年版）[J]. 中华肾脏病杂志，2023，39（11）：879-888.

[37]《非奈利酮在糖尿病合并慢性肾脏病患者中应用的中国专家共识（2023 版）》专家组. 非奈利酮在糖尿病合并慢性肾脏病患者中应用的中国专家共识（2023 版）[J]. 中华糖尿病杂志，2023，15（10）：907-916.

[38] UMEMURA S，ARIMA H，ARIMA S，et al. The Japanese Society of Hypertension guidelines for the management of hypertension（JSH 2019）[J]. Hypertension Research，2019，42（9）：1235-1481.

[39] 2017 ACC/AHA Hypertension Guideline Writing Committee. Prevention，detection，evaluation，and management of high blood pressure in adults：synopsis of the 2017 American College of Cardiology/American Heart Association Hypertension guideline[J]. Ann Intern Med，2018，168（5）：351-358.

[40] SARAFIDIS P A，PERSU A，AGARWAL R，et al. Hypertension in dialysis patients：a consensus document by the European Renal and Cardiovascular Medicine（EURECA-m）working group of the European Renal Association-European Dialysis and Transplant Association（ERA-EDTA）and the hypertension and the kidney working group of the European Society of Hypertension（ESH）[J]. Nephrol Dial Transplant，2017，32（4）：620-640.

[41] 周婷，张爱华. 维持性血液透析患者的血压管理[J]. 中国血液净化，2021，20（5）：294-296.

[42] WANG A Y, BRIMBLE K S, BRUNIER G, et al. ISPD cardiovascular and metabolic guidelines in adult peritoneal dialysis patients part Ⅱ-Management of various cardiovascular complications[J]. Perit Dial Int, 2015, 35(4): 388-396.

[43] SHEN J I, SAXENA A B, MONTEZ-RATH M E, et al. Angiotensin-converting enzyme inhibitor/angiotensin receptor blocker use and cardiovascular outcomes in patients initiating peritoneal dialysis[J]. Nephrol Dial Transplant, 2017, 32(5): 862-869.

[44] PISANO A, BOLIGNANO D, MALLAMACI F, et al. Comparative effectiveness of different antihypertensive agents in kidney transplantation: a systematic review and meta-analysis[J]. Nephrol Dial Transplant, 2020, 35(5): 878-887.

[45] CHOI H K, SORIANO L C, ZHANG Y Q, et al. Antihypertensive drugs and risk of incident gout among patients with hypertension: population based case-control study[J]. British medical journal, 2012, 344: d8190.

[46] 中华医学会内分泌学分会. 中国高尿酸血症与痛风诊疗指南(2019)[J]. 中华内分泌代谢杂志, 2020, 36(1): 1-13.

6.3 高血压合并冠心病

6.3.1 概述

高血压是冠心病重要的危险因素，二者同时存在，会显著增加患者心血管事件风险。既往证据显示，降血压可以减少心肌负荷及心脏事件的风险。因此，高血压合并冠心病患者适宜的降血压目标以及优化的管理策略是预防心血管事件再发的关键。有数据显示，我国门诊高血压合并冠心病患者血压控制率仅为31.3%。

6.3.2 临床特点及降血压获益

高血压合并冠心病患者的临床特点为多种危险因素共存、多种疾病共存。包括高龄、合并糖尿病及慢性肾脏病、合并脑卒中及周围血管病，而一旦合并这些危险因素或疾病，会进一步恶化患者预后；高血压合并冠心病患者血压特点表现为清晨高血压、夜间高血压，以及血压变异性增加，而这些血压动态变化的指标也与患者 MACE 事件相关。

来自加拿大的一项随访 10 年的研究发现，降血压治疗能够降低冠心病患者死亡率。EUROPA（European trial on Reduction Of cardiac events with Perindopril in patients with stable coronary Artery disease）研究、VALUE（The Valsartan Antihypertensive Long-term Use Evaluation）研究、TRANSCEND（Telmisartan Randomised AssessmeNt Study in ACE iNtolerant subjects with cardiovascular Disease）研究也证实，降血压治疗可以改善高血压合并冠心病患者预后。

6.3.3 降血压治疗原则

6.3.3.1 降血压前对缺血程度评估　主要评估工具为冠脉 CT 以及冠脉造影。冠脉血管病变建议采用冠脉造影，对于有心绞痛的冠脉微血管病变可采用 CT-FFR 的智能三维成像的方法或介入 FFR 的方法。

6.3.3.2 降血压目标值　高血压合并冠心病患者理想的血压目标值尚未明确，宜根据患者的血压水平、冠心病临床类型、合并的疾病情况等，采用个性化原则。2015 年 AHA/ACC/ASH 冠心病患者高血压治疗的科学声明推荐，年龄>80 岁人群目标血压为<150/90mmHg（Ⅱa/B），其他年龄冠心病合并高血压人群（Ⅰ/A）、ACS 合并高血压人群（Ⅱa/B）及心力衰竭合并高血压人群（Ⅱb/C）目标血压为<140/90mmHg，心肌梗死后、卒中 / 短暂性脑缺血发作（transient ischemic attack，TIA）、颈动脉疾病、外周动脉疾病及腹主动脉瘤合并高血压人群目标血压为<130/80mmHg（Ⅱa/C）。《中国高血压防治指南（2024 年修订版）》《2018 年欧洲高血压管理指南》及《2020 年国际高血压学会全球高血压实践指南》均推荐血压≥140/90mmHg 时启动药物降血压治疗，目标值为<130/80mmHg。《中国高血压防治指南（2024 年修订版）》建议舒张压（DBP）不低于 60mmHg，2018 欧洲高血压指南建议不低于 120/70mmHg。

6.3.3.3 达标流程　健康的生活方式，包括合理膳食、戒烟、限酒、适当的运动干预和心理干预，是高血压合并冠心病患者血压管理的重要组成部分。药物治疗的启动时机、首选药物的种类、药物剂量、是否联合用药，依患者血压情况、冠心病临床类型、合并疾病情况而定，血压不达标需要调整剂量、换药或者加药，使血压达标。

6.3.4 药物推荐

《中国高血压防治指南（2024 年修订版）》高血压合并冠心病的降血压治疗推荐β受体拮抗剂（Ⅰ/A）和ACEI（Ⅰ/A）/ARB（Ⅰ/B）作为首选，降血压同时可减少心肌氧耗量，改善心肌重构。鉴于CCB具有抗心绞痛和抗动脉粥样硬化的作用，心绞痛患者推荐使用β受体拮抗剂+CCB（Ⅰ/A）。不推荐使用ACEI+ARB（Ⅲ）。目前证实有一些药物也可用于冠心病的治疗，例如血管紧张素受体-脑啡肽酶抑制剂（ARNI）。

6.3.4.1　β受体拮抗剂　主要通过抑制过度激活的交感神经、减弱心肌收缩力及减慢心率发挥降血压作用，降低心肌氧耗量。其改善冠心病预后的大型随机对照研究证据包括MAPHY、MERIT-HF等。在稳定型心绞痛患者中，推荐作为缓解心绞痛发作的一线用药并在左心收缩功能正常的冠心病患者中长期应用以改善预后，优先推荐没有内在拟交感活性的美托洛尔和比索洛尔。在ACS患者中，推荐在发病24小时内应用，至少应用3年以上；没有内在拟交感活性的美托洛尔和比索洛尔长效制剂临床证据更为充分，可作为优先选择；对于ACS合并高血压且难控制的患者可选择降血压作用更为明显的α-β受体拮抗剂卡维地洛。Olsson等对5项大型双盲随机研究的荟萃分析发现，心肌梗死患者每天接受美托洛尔200mg，死亡风险降低42%。Freemantle等对82项随机对照研究（其中31项为长期随访）的荟萃分析也发现，长期应用β受体拮抗剂，心肌梗死后的再梗死率和死亡率均显著降低（每年每百例患者可减少死亡1.2例，减少再梗死0.9次）。2012美国稳定型心绞痛管理指南推荐使用β受体拮抗剂作为初始治疗以缓解症状，β受体拮抗剂降低死亡风险的益处独立于其他药物之外。TNT研究已经初步确定心率为52.4次/min最佳。冠心病的心率建议控制在55～60次/min。

6.3.4.2　血管紧张素转换酶抑制药　在高血压合并稳定型心绞痛患者中，推荐无ACEI禁忌证的患者均应一线应用ACEI。EUROPA和HOPE试验证实稳定型心绞痛患者应用ACEI可明显降低心血管事件的发生的风险达20%～25%；但PEACE和ALLHAT研究则显示稳定型心绞痛患者应用ACEI后未见明显心血管终点事件改善；随后的ANBP-2研究证明老年男性稳定型心绞痛患者应用 ACEI 可显著降低动脉粥样硬化患者死亡率和心血管事件发生风险。在高血压合并 ACS 的患者中，推荐 ACEI 作为降血压和改善预后的优先选择。GISSI-3、SIS-4 及 CCS-1 研究均证实 ACEI 明显降低 ACS 患者死亡率，在高危患者中的优势更加明显，《血管紧张素转换酶抑制剂在心血管病中应用中国专家共识》指出，对于 ACS 中 ST 段抬高急性心肌梗死、非 ST 段抬高急性心肌梗死及不稳定型心绞痛应用 ACEI 临床效果良好，临床上治疗这几类疾病推荐首选 ACEI；对于冠心病二级预防及心血管病高危患者也推荐使用 ACEI。其中，喹那普利（*Circulation*，1996）、卡托普利（*N Engl J Med*，1998）、依那普利（*Circulation*，2001）及雷米普利、贝那普利、福辛普利等（*Eur J Pharmacol*，2007；《微循环学杂志》，2009）具有保护内皮功能的作用。培哚普利 8mg 使内皮祖细胞（endothelial progenitor cell，EPC）数量显著增加，证明了 ACEI 有促进 EPC 生成和促进内皮细胞再生的作用；而在同一研究中，ARB 的治疗未使 EPC 增多。

6.3.4.3 血管紧张素受体阻滞药　在所有高血压合并稳定型心绞痛和 ACS 患者中，推荐不能耐受 ACEI 的患者优选 ARB 进行降血压和改善预后治疗。VALIANT 研究（缬沙坦）与 PROTECTION 研究（替米沙坦）等已证明 ARB 可改善冠心病患者预后，但较 ACEI 无明显优势，ONTARGET 研究等不推荐 ARB 与 ACEI 同时使用。ARB 已被《中国高血压防治指南 2010》列入高血压合并冠心病治疗的适应证，且推荐用于 ACEI 不能耐受的患者。

6.3.4.4 钙通道阻滞剂　ELSA 研究（拉西地平片）与 INSIGHT 研究（硝苯地平控释片）证明，二氢吡啶类 CCB 有较好的抗动脉粥样硬化作用，我国《二氢吡啶类钙通道阻滞剂在慢性稳定性冠心病中应用中国专家共识》提示二氢吡啶类 CCB 和非二氢吡啶类 CCB 均可用于冠心病的治疗。二氢吡啶类 CCB 防治冠心病得到随机对照研究支持的药物包括硝苯地平控释片（ACTION、ENCOREⅡ、JMIC-B）、氨氯地平（PREVENT、CAMELOT）、非洛地平及拉西地平，其抗动脉粥样硬化作用明确，长期使用安全性较好。JNC 8 和《中国高血压防治指南（2024 年修订版）》均推荐使用具有明确临床研究证据的长效二氢吡啶类 CCB，避免使用短效制剂。在稳定型心绞痛或 ACS 患者中，目前研究证实 CCB 对心血管预后无明显改善，推荐可作为β受体拮抗剂不能缓解的心绞痛治疗的一种选择，优先推荐使用非二氢吡啶类CCB。

6.3.4.5 血管紧张素受体-脑啡肽酶抑制剂 PARADISE-MI研究显示，在急性心肌梗死患者中，与雷米普利相比，随着随访时间延长，主要终点（CV死亡，首次心力衰竭事件）的曲线分离越明显，提示ARNI比雷米普利具有更好的预后改善；ARNI比雷米普利在总的事件率（首次和复发心力衰竭，CV死亡）方面有显著的获益趋势（降低21%，*P*=0.02）。

6.3.4.6 利尿剂 在MRC、SHEP、ALLHAT研究中，噻嗪类利尿剂已被证实可改善高血压合并稳定型心绞痛患者的预后。在高血压合并ACS患者中，利尿剂优先用于合并充盈压升高、肺静脉阻塞或心力衰竭患者；对于合并心力衰竭的ACS患者，推荐袢利尿剂优于噻嗪类利尿剂。

EPHESUS研究提示醛固酮受体拮抗剂可增强ACEI和β受体拮抗剂在心肌梗死患者中的疗效；醛固酮受体拮抗剂可改善NYHA心功能分级为Ⅲ/Ⅳ级的ACS患者的心血管预后，但在高血压合并稳定型心绞痛患者中的应用证据尚不充分。

6.3.4.7 单片复方制剂 β受体拮抗剂和CCB都具有抗心绞痛效果，而ACEI/ARB在冠心病患者中降血压治疗可以改善预后，以ACEI/ARB为基础的联合用药方案是高血压合并冠心病患者治疗的优选联合方案。CHIEF研究表明，小剂量长效二氢吡啶类CCB+ ARB初始治疗高血压患者，可明显提高血压控制率。一项开放标签、1～3级高血压合并缺血性心脏病患者，经单片复方制剂比索洛尔氨氯地平片治疗4周后，90%患者SBP达标，心率显著下降，缺血发作次数显著减少54.8%。因此CCB+ACEI/ARB以及β受体拮抗剂+CCB的单片复方制剂是一种优先推荐。

高血压合并冠心病药物治疗推荐见表6-5。

表6-5 高血压合并冠心病药物治疗推荐

推荐建议		推荐等级	证据质量
高血压合并稳定型心绞痛	β受体拮抗剂缓解心绞痛发作，在左心收缩功能正常的冠心病患者中长期应用以改善预后	Ⅰ	A

续表

	推荐建议	推荐等级	证据质量
预防冠心病心室重塑	ACEI 和 ARB 均可应用，ACEI 不耐受者推荐使用 ARB	Ⅰ	A
高血压合并 ACS	推荐 β 受体拮抗剂在发病 24 小时内应用，至少应用 3 年	Ⅰ	A
高血压合并急性心肌梗死	血管紧张素受体 - 脑啡肽酶抑制剂优于 ACEI	Ⅱ	B
高血压合并缺血性心脏病	β 受体拮抗剂联合钙通道阻滞剂的 SPC 有利于抗心肌缺血	Ⅱ	B
	推荐 ACEI 作为降血压和改善预后的优先选择	Ⅰ	A
	不能耐受 ACEI 的患者优选 ARB 进行降血压和改善预后治疗	Ⅰ	B
	利尿剂可用于高血压合并心力衰竭患者及高血压合并冠心病患者	Ⅰ	A
β 受体拮抗剂不能缓解的心绞痛	推荐使用 CCB，优先推荐非二氢吡啶类 CCB	Ⅱa	B

6.3.5 临床用药注意事项

（1）二氢吡啶类 CCB 应选用长效制剂，因为短效 CCB 虽然也能降低血压，但常会加快心率，增加心脏氧耗量，因此不推荐使用，并禁止用短效硝苯地平通过口含的方式进行降血压。

（2）β 受体拮抗剂长期应用突然停药可发生反跳现象，即撤药综合征诱发心绞痛；在高血压合并周围血管病患者使用时应注意大剂量对周围血管缺血症状的影响。β 受体拮抗剂常见的不良反应见前章节。

（3）ARNI 不能与 ACEI 和 ARB 联合应用，原使用 ACEI 需要换用 ARNI 者需停药 36 小时后才可换用。RASI/ARNI 常见的不良反见前章节。

（4）利尿剂应用时应监测循环血量和电解质情况，避免利尿导致血容量不足，诱发或加重冠状动脉灌注不足和电解质紊乱。

（5）硝酸盐类药物应用时应注意其扩张血管导致的头痛、面部潮红及心率加快等不良反应，注意监测血压，避免过度降血压导致器官灌注不足。

（6）醛固酮受体拮抗剂可引起血钾水平升高，应注意监测患者肾功能；对于肾功能不全患者，醛固酮受体拮抗剂尽量不与 ACEI/ARB 联用，避免出现高钾血症等并发症。

（7）单药或联合用药的目的都是使血压达标，当血压未达标时应从低强度变更至高强度降血压或联合用药使血压达标。

（李建平）

参考文献

[1] SHEP Cooperative Research Group. Prevention of stroke by antihypertensive drug treatment in older persons with isolated systolic hypertension. Final results of the Systolic Hypertension in the Elderly Program（SHEP）[J]. JAMA，1991，265（24）：3255-3264.

[2] ALLHAT Officers and Coordinators for the ALLHAT Collaborative Research Group. The Antihypertensive and Lipid-Lowering Treatment to Prevent Heart Attack Trial. Major outcomes in high-risk hypertensive patients randomized to angiotensin-converting enzyme inhibitor or calcium channel blocker vs diuretic：The Antihypertensive and Lipid-Lowering Treatment to Prevent Heart Attack Trial（ALLHAT）[J]. JAMA，2002，288（23）：2981-2997.

[3] PEPINE C J，HANDBERG E M，COOPER-DEHOFF R M，et al. A calcium antagonist vs a non-calcium antagonist hypertension treatment strategy for patients with coronary heart disease. The International Verapamil-Trandolapril Study（INVEST）：a randomized controlled trial[J]. JAMA，2003，290（21）：2805-2816.

[4] NISSEN S E，TUZCU E M，LIBBY P，et al. Effect of antihypertensive agents on cardiovascular events in patients with coronary disease and normal blood pressure：the CAMELOT study：a randomized controlled trial[J]. JAMA，2004，292（18）：2217-2225.

[5] COHN J N，TOGNONI G. Valsartan Heart Failure Trial Investigators.

A randomized trial of the angiotensin-receptor blocker valsartan in chronic heart failure[J]. The New England journal of medicine，2001，345(23)：1667-1675.

[6] PFEFFER M A，SWEDBERG K，GRANGER C B，et al. Effects of candesartan on mortality and morbidity in patients with chronic heart failure：the CHARM-Overall programme[J]. Lancet，2003，362(9386)：759-766.

[7] ONTARGET Investigators. Telmisartan，ramipril，or both in patients at high risk for vascular events[J]. The New England journal of medicine，2008，358(15)：1547-1559.

[8] Effect of metoprolol CR/XL in chronic heart failure：Metoprolol CR/XL Randomised Intervention Trial in Congestive Heart Failure(MERIT-HF)[J]. Lancet，1999，353(9169)：2001-2007.

[9] PACKER M，FOWLER M B，ROECKER E B，et al. Effect of carvedilol on the morbidity of patients with severe chronic heart failure：results of the Carvedilol Prospective Randomized Cumulative Survival(COPERNICUS) Study[J]. Circulation，2002，106(17)：2194-2199.

[10] FIHN S D，GARDIN J M，ABRAMS J，et al. 2012 ACCF/AHA/ ACP/AATS/PCNA/SCAI/STS guideline for the diagnosis and management of patients with stable ischemic heart disease：executive summary：a report of the American College of Cardiology Foundation/American Heart Association Task Force on Practice Guidelines，and the American College of Physicians，American Association for Thoracic Surgery，Preventive Cardiovascular Nurses Association，Society for Cardiovascular Angiography and Interventions，and Society of Thoracic Surgeons[J]. Circulation，2012，126(25)：3097-3137.

[11] FIHN S D，BLANKENSHIP J C，ALEXANDER K P，et al. 2014 ACC/AHA/AATS/PCNA/SCAI/STS focused update of the guideline for the diagnosis and management of patients with stable ischemic heart disease：a report of the American College of Cardiology/American Heart Association Task Force on Practice Guidelines，and the American Association for Thoracic Surgery，Preventive Cardiovascular Nurses Association，Society for Cardiovascular Angiography and Interventions，and Society of

Thoracic Surgeons[J]. Circulation, 2014, 149(3): 1749-1767.

[12] QASEEM A, FIHN S D, DALLAS P, et al. Management of stable ischemic heart disease: summary of a clinical practice guideline from the American College of Physicians/American College of Cardiology Foundation/American Heart Association/American Association for Thoracic Surgery/Preventive Cardiovascular Nurses Association/Society of Thoracic Surgeons[J]. Ann Intern Med, 2012, 157(10): 735-743.

[13] FLATHER M D, SHIBATA M C, COATS A J, et al. Randomized trial to determine the effect of nebivolol on mortality and cardiovascular hospital admission in elderly patients with heart failure(SENIORS)[J]. European heart journal, 2005, 26(3): 215-225.

[14] POOLE-WILSON P A, SWEDBERG K, CLELAND J G, et al. Comparison of carvedilol and metoprolol on clinical outcomes in patients with chronic heart failure in the Carvedilol Or Metoprolol European Trial(COMET): randomised controlled trial[J]. Lancet, 2003, 362(9377): 7-13.

[15] Fox KM, EURopean trial On reduction of cardiac events with Perindopril in stable coronary Artery disease Investigators. Efficacy of perindopril in reduction of cardiovascular events among patients with stable coronary artery disease: randomised, double-blind, placebo-controlled, multicentre trial(the EUROPA study)[J]. Lancet, 2003, 362(9386): 782-788.

[16] SVENSSON P, DE FAIRE U, SLEIGHT P, et al. Comparative effects of ramipril on ambulatory and office blood pressures: a HOPE substudy[J]. Hypertension, 2001, 38(6): E28-E32.

[17] WING L M, REID C M, RYAN P, et al. A comparison of outcomes with angiotensin-converting-enzyme inhibitors and diuretics for hypertension in the elderly[J]. The New England journal of medicine, 2003, 348(7): 583-592.

[18] First International Study of Infarct Survival Collaborative Group. Randomised trial of intravenous atenolol among 16 027 cases of suspected acute myocardial infarction: ISIS-1. [J]. Lancet, 1986, 2(8498): 57-66.

[19] TIMI Study Group. Comparison of invasive and conservative

strategies after treatment with intravenous tissue plasminogen activator in acute myocardial infarction: results of the Thrombolysis in Myocardial Infarction (TIMI) phase Ⅱ trial [J]. The New England journal of medicine, 1989, 320 (10): 618-627.

[20] BRISTOW M R, GILBERT E M, ABRAHAM W T, et al. Carvedilol produces dose-related improvements in left ventricular function and survival in subjects with chronic heart failure: MOCHA Investigators [J]. Circulation, 1996, 94 (11): 2807-2816.

[21] CHEN Z M, PAN H C, CHEN Y P, et al. Early intravenous then oral metoprolol in 45, 852 patients with acute myocardial infarction: randomised placebo-controlled trial [J]. Lancet, 2005, 366 (9497): 1622-1632.

[22] Second Chinese Cardiac Study (CCS-2) Collaborative Group. Rationale, design and organization of the Second Chinese Cardiac Study (CCS-2): a randomized trial of clopidogrel plus aspirin, and of metoprolol, among patients with suspected acute myocardial infarction [J]. J Cardiovasc Risk, 2000, 7 (6): 435-441.

[23] Gruppo Italiano per lo Studio della Sopravvivenzanell' infarto Miocardico. GISSI-3: effects of lisinopril and transdermal glyceryl trinitrate singly and together on 6-week mortality and ventricular function after acute myocardial infarction [J]. Lancet, 1994, 343 (8906): 1115-1122.

[24] (Fourth International Study of Infarct Survival) Collaborative Group. ISIS-4: a randomized factorial trial assessing early oral captopril, oral mononitrate, and intravenous magnesium sulphate in 58, 050 patients with suspected acute myocardial infarction [J]. Lancet, 1995, 345 (8951): 669-685.

[25] Oral captopril versus placebo among 13, 634 patients with suspected acute myocardial infarction: interim report from the Chinese Cardiac Study (CCS-1) [J]. Lancet, 1995, 345 (8951): 686-687.

[26] GUSTAFSSON F, TORP-PEDERSEN C, KOBER L, et al. Effect of angiotensin converting enzyme inhibition after acute myocardial infarction in patients with arterial hypertension:

TRACE Study Group, Trandolapril Cardiac Event[J]. Journal of hypertension, 1997, 15(7): 793-798.

[27] The Acute Infarction Ramipril Efficacy(AIRE)Study Investigators. Effect of ramipril on mortality and morbidity of survivors of acute myocardial infarction with clinical evidence of heart failure [J]. Lancet, 1993, 342(8875): 821-828.

[28] FONAROW G C, ALBERT N M, CURTIS A B, et al. Improving evidence-based care for heart failure in outpatient cardiology practices: primary results of the Registry to Improve the Use of Evidence-Based Heart Failure Therapies in the Outpatient Setting (IMPROVE HF)[J]. Circulation, 2010, 122(6): 585-596.

[29] PITT B, POOLE-WILSON P A, SEGAL R, et al. Effect of losartan compared with captopril on mortality in patients with symptomatic heart failure: randomized trial: the Losartan Heart Failure Survival Study ELITE Ⅱ[J]. Lancet, 2000, 355(9251): 1582-1587.

[30] GRANGER C B, MCMURRAY J J, YUSUF S, et al. Effects of candesartan in patients with chronic heart failure and reduced left-ventricular systolic function intolerant to angiotensin-converting enzyme inhibitors: the CHARM-Alternative Trial[J]. Lancet, 2003, 362(9386): 772-776.

[31] YUSUF S, PFEFFER M A, SWEDBERG K, et al. Effects of candesartan in patients with chronic heart failure and preserved left ventricular ejection fraction: the CHARM-Preserved Trial[J]. Lancet, 2003, 362(9386): 777-781.

[32] WHITE H D. Candesartan and heart failure: the allure of CHARM[J]. Lancet, 2003, 362(9386): 754-755.

[33] PFEFFER M A, MCMURRAY J J V, VELAZQUEZ E J, et al. Valsartan, captopril, or both in myocardial infarction complicated by heart failure, left ventricular dysfunction, or both[J]. The New England journal of medicine, 2003, 349(20): 1893-1906.

[34] Medical Research Council Working Party. MRC trial of treatment of mild hypertension: principal results[J]. Br Med J(Clin Res Ed), 1985, 291(6488): 97-104.

[35] FELKER G M, LEE K L, BULL D A, et al. Diuretic strategies in patients with acute decompensated heart failure[J]. The New

England journal of medicine，2011，364(9)：797-805.

[36] FRAZIER C G，SHAH S H，ARMSTRONG P W，et al. Prevalence and management of hypertension in acute coronary syndrome patients varies by sex：observations from the Sibrafiban versus aspirin to Yield Maximum Protection from ischemic Heart events Postacute Coronary Syndromes(SYMPHONY) randomized clinical trials[J]. Am Heart J，2005，150(6)：1260-1267.

[37] TAYLOR A L，ZIESCHE S，YANCY C，et al. Combination of isosorbide dinitrate and hydralazine in blacks with heart failure[J]. The New England journal of medicine，2004，351(20)：2049-2057.

6.4 高血压合并心力衰竭

6.4.1 高血压合并慢性心力衰竭

6.4.1.1 概述

心力衰竭是各种心脏疾病的严重和终末阶段，其在各年龄段的病残率和病死率均高于其他心血管病，而高血压是导致心力衰竭发生、发展的最重要原因之一。降血压治疗可大幅度降低高血压患者心力衰竭的发生率，也可减少高血压合并心力衰竭患者的心血管事件，降低病死率，改善预后。

6.4.1.2 降血压治疗原则

全身神经内分泌的过度激活与高血压密不可分，也是导致和促进心脏病理性重构进而发展为心力衰竭的关键机制，其中RAAS和交感神经系统过度激活发挥重要作用。因此，在高血压的临床治疗中，降血压达标的同时有效抑制RAAS和交感神经活性，是预防和治疗高血压合并心力衰竭的基础。

(1) 降血压目标值：血压达标作为基本原则，降血压的同时药物应能改善心力衰竭的症状和预后。降血压的目标值：在患者能够耐受的情况下，血压＜130/80mmHg。

(2) 达标流程：根据患者能耐受情况逐渐血压达标。

6.4.1.3 药物推荐

优先选择RASI(ACEI/ARB)、ARNI、β受体拮抗剂及醛固酮受体拮抗剂。推荐采取联合治疗，ACEI/ARB与β受体拮抗剂联用，或 ARNI 与 β 受体拮抗剂或醛固酮受体拮抗剂联用，对容量增高的患者推荐 RASI+β 受体拮抗剂 + 利尿剂的联合。

在高血压合并心力衰竭的患者中，尚无随机对照研究“头对头”比较不同抗高血压药或不同血压控制水平对心血管转归的影响。现有指南建议均基于流行病学数据、高血压或心力衰竭临床试验的亚组分析及专家建议。依据《中国高血压防治指南（2024 年修订版）》以及《中国心力衰竭诊断和治疗指南 2018》，分别对不同类型心力衰竭的治疗进行介绍。

（1）高血压合并左心室肥大（射血分数保留的心力衰竭，即 heart failure with preserved ejection fraction，HFpEF）患者，应积极控制高血压，优先推荐有循证医学证据的 ARNI/ ACEI / ARB，或 ARNI/ ACEI / ARB 联合 β 受体拮抗剂或利尿剂及醛固酮受体拮抗剂，以控制血压。在中国将高血压作为 ARNI 的适应证后，鉴于 PARADIGM-HF 研究中 97% 以上都是高血压患者以及 EVALUATE-HF 研究可以改善心房和心室的重构，因此，ARNI 也可以用于高血压合并左心室肥大患者的治疗。

（2）糖尿病合并高血压患者的心力衰竭的临床研究表明，SGLT2 抑制剂具有明确的降低血压作用。对于肥胖或超重的患者，GLP-1 受体激动剂也具有一定的降血压作用。EMPEROR-Preserved 试验和 DELIVER 试验是两项针对 HFpEF 患者的临床试验，它们分别比较了恩格列净和达格列净与安慰剂的疗效差异。这两项试验的结果均显示，无论患者是否有高血压，恩格列净和达格列净能够显著降低 HFpEF 患者的心力衰竭住院和心血管死亡的风险。STEP-HFpEF 试验也显示 GLP-1 受体激动剂能够显著提高 HFpEF 患者的生活质量，显著减少因心力衰竭恶化的住院率。

因此，SGLT2 抑制剂（恩格列净 / 达格列净）联合 ARNI/ARB/ACEI、β 受体拮抗剂或利尿剂及醛固酮受体拮抗剂的治疗，不仅有助于控制血压水平，还能显著改善高血压合并 HFpEF 患者的预后。对高血压合并 HFpEF 的肥胖 / 超重患者，可考虑联合司美格鲁肽治疗。

（3）高血压伴射血分数降低的心力衰竭（HFrEF）患者需积极控制高血压，将血压降至<130/80mmHg，以 ARNI/ACEI/ARB 联合 β 受体拮抗剂和 / 或利尿剂。如仍有心力衰竭症状则需加用醛固酮受体拮抗剂。如经上述联合治疗血压仍不能控

制，需应用 CCB，可选用氨氯地平或非洛地平。对血流动力学不稳定、血压正常或较低的患者，应由常规降血压治疗剂量的1/8～1/4 起始，缓慢递增剂量，直至达到抗心力衰竭的目标剂量或患者最大耐受剂量。

SGLT2 抑制剂具有明确的降血压作用。DAPA-HF 试验和 EMPEROR-Reduced 试验的研究结果显示，在标准抗心力衰竭治疗的基础上，无论是否合并高血压，达格列净和恩格列净均能显著降低 HFrEF 患者的心血管死亡及心力衰竭住院的联合终点，改善 HFrEF 患者的预后。

因此，ARNI/ACEI/ARB+β 受体拮抗剂 + 醛固酮受体拮抗剂 +SGLT2 抑制剂应作为高血压合并 HFrEF 患者的基础药物治疗策略。在心力衰竭症状不能有效缓解时可加用维立西呱。

（4）抗高血压药推荐

1）利尿剂：利尿剂通过抑制肾小管特定部位钠或氯的重吸收，消除心力衰竭时的水钠潴留。在利尿剂开始治疗后数天内即可降低颈静脉压，减轻肺淤血、腹水、外周水肿及体重，并改善心功能和运动耐量，但单一利尿剂治疗并不能维持长期的临床稳定。心力衰竭干预试验均同时应用利尿剂作为基础治疗。对于有液体潴留的心力衰竭患者，利尿剂是唯一能够充分控制和有效消除液体潴留的药物，是心力衰竭标准治疗中必不可少的组成部分。在 HFpEF 或 HFrEF 的心力衰竭患者中，eGFR 3 期可以使用噻嗪类利尿剂（氢氯噻嗪或吲达帕胺），当 eGFR< 30ml/（min•1.73m^2）时，建议使用袢利尿剂。

注意事项：①与磺胺类药物有交叉过敏反应。②慎用情况包括无尿或严重肾功能减退者和严重肝功能损害者；糖尿病、高尿酸血症或有痛风病史者；高钙血症、低钠血症、低钾血症、红斑狼疮、胰腺炎患者；交感神经切除者。

适应证：有液体潴留证据或曾有过液体潴留的所有心力衰竭患者均应给予利尿剂（Ⅰ，C）。

禁忌证：利尿剂过敏；高钾血症（禁用螺内酯、阿米洛利及氨苯蝶啶）。

2）血管紧张素转换酶抑制剂药：ACEI 是首先被证实能降低心力衰竭患者死亡率的抗高血压药，也是循证医学证据积累最多的药物，其一直被认为是治疗心力衰竭的基石和首选药物。在心功能、肾功能允许的情况下，以能够耐受的剂量使用。

适应证：所有射血分数下降的心力衰竭患者，都必须且终身使用，除非有禁忌证或不能耐受（Ⅰ，A）。心力衰竭高发危险人群（阶段A）应考虑使用ACEI预防心力衰竭（Ⅱa，A）。

禁忌证：曾发生致命性不良反应，如喉头水肿、无尿性肾衰竭患者或孕妇禁用。

慎用：双侧肾动脉狭窄，血肌酐>265μmol/L（3mg/dl），血钾>5.5mmol/L，伴症状性低血压（收缩压<90mmHg），左心室流出道梗阻（如主动脉瓣狭窄、梗阻性肥厚型心肌病）等。

3）血管紧张素受体阻滞药：ARB可阻断AngⅡ与AT_1受体结合，从而阻断或改善因AT_1受体过度兴奋导致的诸多不良反应，如血管收缩、水钠潴留、组织增生、胶原沉积、促进细胞坏死和凋亡等，还能够通过加强AngⅡ与AT_2受体结合发挥有益效应。

适应证：适应证与ACEI相同，推荐用于不能耐受ACEI的患者（Ⅰ，A）。也可用于经利尿剂、ACEI及β受体拮抗剂治疗后临床状况改善仍不满意，又不能耐受醛固酮受体拮抗剂的有症状心力衰竭患者（Ⅱb，A）。

禁忌证：ARB过敏史者；严重肾衰竭患者；孕妇及哺乳期女性；双侧肾动脉明显狭窄者。

4）β受体拮抗剂：β受体拮抗剂治疗可恢复心肌细胞β_1受体的正常功能，并使之上调。长期应用（>3个月）可改善心功能，提高LVEF；治疗4～12个月，能够降低心室肌重量和容量，改善心室形状，延缓或逆转心肌重构。

适应证：结构性心脏病，伴LVEF下降的无症状心力衰竭患者，无论有无心肌梗死均可应用，有助于预防心力衰竭。有症状或曾经有症状的NYHA分级Ⅱ～Ⅲ级、LVEF下降、病情稳定的慢性心力衰竭患者须终身应用，除非有禁忌证或不能耐受。

禁忌证：β受体拮抗剂过敏；支气管哮喘；病态窦房结综合征；伴二度及以上房室传导阻滞。

5）醛固酮受体拮抗剂：醛固酮受体拮抗剂能够抑制醛固酮和AngⅡ对心肌重构，特别是对心肌细胞外基质促进纤维增生的不良影响，还可降低心力衰竭患者心源性猝死的发生率。

适应证：适用于LVEF≤35%、NYHA分级Ⅱ～Ⅳ级患者。所有已使用了ACEI（或ARB）和β受体拮抗剂治疗，仍持续有症状的心力衰竭患者，均可加用醛固酮受体拮抗剂（Ⅰ，A）。急性心肌梗死后、LVEF≤40%，有心力衰竭症状或既往有糖尿病病史者也推荐使用醛固酮受体拮抗剂（Ⅰ，B）。

禁忌证：醛固酮受体拮抗剂过敏史；高钾血症。

6）血管紧张素受体-脑啡肽酶抑制剂：ARNI 有 ARB 和脑啡肽酶抑制剂的双重作用，后者可升高利尿钠肽、缓激肽和肾上腺髓质素及其他内源性血管活性肽的水平，其代表药物是沙库巴曲缬沙坦。研究显示，在 HFrEF 患者中，与依那普利相比，沙库巴曲缬沙坦减少了 20% 的主要复合终点风险（心血管死亡和心力衰竭住院），以及改善心力衰竭症状和生活质量，减少 eGFR 降低。

ARNI 是国内外权威心力衰竭指南中推荐的 HFrEF 患者新四联用药之一，是心力衰竭标准治疗中的重要组成部分，可作为一线治疗，用于新诊断的 HFrEF 患者。推荐在高血压合并心力衰竭患者使用 ARNI 以降低心力衰竭发病率和死亡率（Ⅰ，A）。对于高血压合并心力衰竭患者，起始剂量可调整为 100mg，2 次/d。每 2～4 周 ARNI 剂量加倍，逐渐滴定至目标剂量（200mg，2 次/d），起始治疗和剂量调整后应监测血压、肾功能和血钾。基于 ARNI 在 HFpEF 中的研究，可以在 LVEF 介于 45%～57% 的 HFpEF 患者中使用这种药物，降低心力衰竭住院和心血管死亡风险（Ⅱb，B）。

适应证：对于 HFrEF 患者，推荐使用 ARNI 降低心力衰竭住院和心血管死亡风险（Ⅰ，A）。对 NYHA 心功能Ⅱ/Ⅲ级，推荐使用 ARNI 替代 ACEI/ARB，以进一步降低住院和心血管死亡风险（Ⅰ，B）。LVEF 介于 45%～57% 的 HFpEF 患者中推荐使用 ARNI，降低心力衰竭住院和心血管死亡风险（Ⅱb，B）。

禁忌证：有血管神经性水肿病史；双侧肾动脉严重狭窄；孕妇、哺乳期妇女；重度肝功能损害（Child-Pugh 分级 C 级），胆汁性肝硬化和胆汁淤积；已知对 ARB 或 ARNI 过敏者。

7）钙通道阻滞剂：CCB 对心力衰竭患者的心功能及临床转归无明显有益作用，然而，当使用利尿剂联合 ACEI/ARB 和 β 受体拮抗剂和/或醛固酮受体拮抗剂后，高血压合并心力衰竭患者的血压依然 >130/80mmHg，则可考虑加用长效二氢吡啶类 CCB（氨氯地平或非洛地平）。持续且足量的抗高血压药治疗对射血分数保留的心力衰竭患者至关重要。

（5）非抗高血压药维立西呱：维立西呱是一种新型口服可溶性鸟苷酸环化酶（soluble guanylate cyclase stimulator，sGC）刺激剂，可直接结合并刺激 sGC 或可通过与内源性 NO 协同作用，在心力衰竭患者NO生成相对不足的情况下，增加sGC对内源性NO的敏感性，使cGMP合成增加。研究显示，近期发生过心力衰竭加重事件（因心力衰竭住院或使用静脉利尿剂治疗）、NYHA Ⅱ～Ⅳ级、LVEF<45%的心力衰竭患者，在标准治疗基础上服用维立西呱可显著降低患者的心血管死亡或心力衰竭住院风险，且症状性低血压和晕厥发生率与安慰剂组相比无统计学意义。

适应证：近期发生过心力衰竭加重事件、NYHA Ⅱ～Ⅳ级，LVEF<45%的心力衰竭患者，推荐在标准治疗基础上尽早加用维立西呱（Ⅱa，B）。

禁忌证：同时使用其他sGC刺激剂的患者；孕妇；eGFR<15ml/(min·1.73m²)；低血压。

应用方法：推荐起始剂量为2.5～5mg，1次/d。根据患者耐受情况，约每2周剂量加倍，以达到10mg，1次/d的目标剂量。

不良反应：常见不良反应为低血压，建议加强监测。维立西呱与5型磷酸二酯酶抑制剂或长效硝酸盐同时服用可能增加低血压的潜在风险，不推荐同时服用。

此外，还可应用非抗高血压药SGLT2抑制剂。高血压合并心力衰竭药物治疗推荐见表6-6。

表6-6 高血压合并心力衰竭药物治疗推荐

推荐建议	推荐等级	证据质量
高血压合并心力衰竭C～D期（射血分数降低的心力衰竭）：		
血压降至<130/80mmHg	Ⅰ	C
优先选用或联合使用：		
ACEI/ARB	Ⅰ	A
β受体拮抗剂	Ⅰ	A
醛固酮受体拮抗剂	Ⅰ	A
ARNI	Ⅰ	A
维立西呱	Ⅱa	B
利尿剂（必要时使用袢利尿剂）	Ⅰ	C
二氢吡啶类CCB（非洛地平、氨氯地平）	Ⅱb	B
非二氢吡啶类CCB（维拉帕米、地尔硫䓬）	Ⅲ	C

续表

推荐建议	推荐等级	证据质量
高血压合并心力衰竭 C～D 期(射血分数保留的心力衰竭):		
血压降至<130/80mmHg	Ⅰ	C
优先选用或联合使用:		
ACEI/ARB	Ⅱa	A
β 受体拮抗剂	Ⅱa	B
醛固酮受体拮抗剂	Ⅱb	A
CCB	Ⅱb	C
利尿剂	Ⅱb	C

6.4.1.4 临床用药注意事项

（1）小剂量起始逐步递增：由于需要 ACEI/ARB/ARNI、β 受体拮抗剂和 / 或利尿剂联合使用，初始治疗时可能发生低血压或心力衰竭恶化。因而，必须由小剂量（ACEI、ARB 或 ARNI 由 1/4 常规剂量、β 受体拮抗剂由 1/8 常规剂量）起始，每 1～2 周递增 1 次剂量。调整至合适剂量后，应坚持长期服用，避免突然停药。

（2）β 受体拮抗剂的使用：需达到目标剂量或最大耐受剂量。起始剂量宜小，递增速度宜慢。静息心率是评估 β 受体有效拮抗的指标之一，心力衰竭患者通常将静息心率控制为 60～70 次 /min 的剂量作为目标剂量或最大耐受剂量。β 受体拮抗剂使用的起始剂量过大和剂量递增过快常导致心力衰竭恶化。如服用 β 受体拮抗剂过程中出现心力衰竭恶化，可加大利尿剂用量以消除水钠潴留；亦可暂停递增剂量或延长递增剂量的时间间隔，或退回前一剂量。尽量不停药，维持 β 受体拮抗剂治疗。如心率<55 次 /min 且伴有明显的眩晕乏力，或出现二度以上房室传导阻滞，则应减量或考虑停药。

（3）RASI、β 受体拮抗剂及醛固酮受体拮抗剂（“黄金五角”）：ACEI/ARB/ARNI、β 受体拮抗剂、醛固酮受体拮抗剂、SGLT2 抑制剂联合治疗能够进一步降低心力衰竭患者的死亡率和住院率，已成为射血分数降低的心力衰竭患者的基本治疗方案，但不可同时使用 ACEI+ARB+ 醛固酮受体拮抗剂，也要避免 ACEI、ARB 联合 ARNI。

（4）避免肾功能恶化：尤其对于使用 ARNI、ACEI、ARB

及利尿剂者，观察血肌酐和血钾水平是否发生变化。不建议ACEI+ARB或ARNI联合用于降血压治疗。血肌酐水平>221μmol/L或eGFR<30ml/（min·1.73m^2），不宜使用醛固酮受体拮抗剂。可考虑加用对肾功能影响小的抗心力衰竭药物维立西呱，其作用机制为可增加肾血流量，改善水钠潴留，eGFR>15ml/（min·1.73m^2）即可使用，无须监测肾功能。

（5）监测血钾：应注意监测血钾水平变化。患者进食不佳以及使用大剂量袢利尿剂时，应注意避免发生低钾血症；联合使用RASI和醛固酮受体拮抗剂时，应注意防治高钾血症，尤其对肾功能受损患者。血钾水平>5.5mmol/L时，不宜使用醛固酮受体拮抗剂；使用醛固酮受体拮抗剂过程中，血钾水平>5.5mmol/L则停药。维立西呱一般不会引起血钾变化，无须监测血钾水平。

6.4.2 高血压合并急性左心衰竭

6.4.2.1 概述 心力衰竭是由于心脏结构和/或功能异常导致心室充盈和/或射血能力受损的一组临床综合征，其病理生理学特征为肺淤血和/或体循环淤血、伴或不伴有组织器官低灌注，主要临床表现为呼吸困难、乏力（活动耐量受限）和/或液体潴留（外周水肿），以及血浆利尿钠肽水平升高。急性心力衰竭（acute heart failure，AHF）是指继发于心脏功能异常而迅速发生或恶化的症状和体征，并伴有血浆利尿钠肽水平的升高，临床上可以表现为新发的急性心力衰竭以及急性失代偿心力衰竭。急性左心衰竭更为常见。急性左心衰竭是指急性发作或加重的左心功能异常，心脏负荷加重，导致心脏排血量下降，肺循环压力升高，从而引起肺循环充血，出现肺淤血甚至肺水肿的一组临床综合征。急性左心衰竭为急重症，需要快速诊断、评估病因并且迅速救治。

与慢性合并症不同，急性左心衰竭病因及诱因判断极为重要。心力衰竭常见病因有：急性心肌梗死伴或不伴合并症、严重心律失常、高血压急症、感染或脓毒症、摄入过多液体、心肌病、心脏瓣膜病、中毒、药物、先天性心脏病、妊娠及围生期、应激性心肌病、心脏压塞、代谢性内分泌性疾病、肾脏病、严重贫血、外科手术或围手术期、肺栓塞、慢性阻塞性肺疾病急性加重等。

诊断急性左心衰竭需要结合症状、体征、BNP水平等，快速诊断及鉴别诊断非常重要，诊断明确后进一步快速评估处理。首先对病因及诱因进行积极治疗。然后根据是否存在组织器官低灌注（暖冷）和肺/体循环淤血（干湿）的临床表现，快速地将急性左心衰竭分为四型（表6-7），其中以“暖而湿”型最常见。伴有血压升高的多为无组织器官低灌注的，为“暖”这一大类型。

表6-7 急性左心衰竭分型

分型	组织器官低灌注	肺/体循环淤血
暖而干	-	-
暖而湿	-	+
冷而干	+	-
冷而湿	+	+

整体急性左心衰竭分型为“暖”的患者预后较“冷”型患者好。“暖而干”类型的6个月病死率约11%。诊断明确后根据患者收缩压水平初步判断是否需要应用血管扩张药。同时根据左室射血分数进行心力衰竭分类、评估心力衰竭机制、指导正性肌力药物的应用，具体推荐级别见表6-8。

表6-8 急性左心衰竭评估推荐意见、推荐类别及证据水平

推荐意见	推荐类别	证据水平
急性左心衰竭根据“冷暖湿干”临床分型，简洁快速，对应血流动力学，可快速评估病情，指导治疗，判断预后	Ⅰ	C
根据收缩压水平的急性左心衰竭临床分型有利于确定血管扩张药应用	Ⅰ	C
根据左室射血分数的急性左心衰竭分型，可帮助判断心力衰竭机制，指导正性肌力药物的应用	Ⅱa	C

6.4.2.2 降血压治疗原则

急性左心衰竭治疗首先需要持续监测及动态评估病情，治疗方案包括：一般处理、氧疗及呼吸支持、针对病因的冠脉评估再灌注治疗、药物治疗、机械循环支持治疗等。

首先判断急性左心衰竭分型，若为“湿”型，存在肺循环或

体循环淤血，可应用利尿剂，若为“湿暖”型，在应用利尿剂基础上可加用血管扩张药；若为“干”型不需要应用利尿剂，若为“干暖”型，相对较稳定，可根据基础病适当调整治疗，若为低血容量，可适当扩容。高血压导致急性肺水肿的患者需要积极扩血管、降血压治疗，对于血压正常的容量超负荷患者，优选利尿剂联合血管扩张药；低血压但血管内容量超负荷患者无法耐受血管扩张药，单用利尿剂或利尿剂联合正性肌力药物可能有效。正性肌力药物一般不适用于射血分数保留的心力衰竭患者。

（1）降血压目标值：血压达标标准根据不同病因及基础病标准不同，例如冠心病血压达标标准为 130/80mmHg，急性脑梗死血压达标标准为收缩压可在 150～160mmHg，心力衰竭伴慢性脑卒中血压达标标准为<140/90mmHg，基本原则是应用抗高血压药至少要保证各个脏器灌注。

（2）达标流程（急性左心衰竭存在高血压的情况）：急性左心衰竭合并高血压的情况，简单判断操作流程见图 6-1：

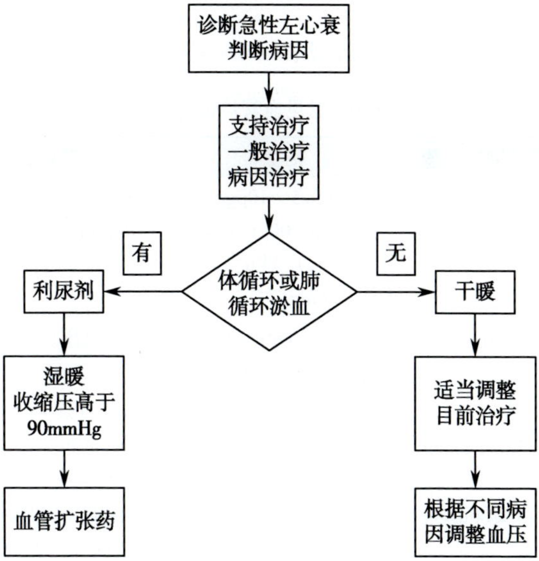

图 6-1　急性左心衰竭合并高血压简单判断操作流程

6.4.2.3　*药物推荐*

急性左心衰竭合并高血压或血压正常需要应用的药物主要

包括两大类：利尿剂及血管扩张药。

（1）利尿剂：有液体潴留证据的急性心力衰竭需要应用利尿剂。首选袢利尿剂，如呋塞米、托拉塞米、布美他尼，应尽早应用。常用呋塞米，可起始应用呋塞米 20～40mg 静脉注射，后根据肺水肿及尿量情况调整利尿剂用量，也可用布美他尼 1～2mg 或托拉塞米 10～20mg。利尿剂剂量应个体化，一般情况下起始静脉治疗采用较低常规剂量是合理的，而长期使用袢利尿剂的患者或有大量水钠潴留或高血压的患者可能需要更高的剂量，静脉给药应≥2～2.5 倍的口服维持剂量，其后根据疗效和患者状态逐步调整。注意监测患者症状、尿量、肾功能和电解质。若出现利尿剂反应不佳或抵抗，可以采取的措施包括：增加剂量；静脉注射联合静脉滴注；2 种及以上利尿剂联合应用；伴随低钠血症可加用托伐普坦；加用小剂量多巴胺增加肾脏血流；超滤或肾脏替代治疗。

（2）血管扩张药：应用血管扩张药前评估收缩压水平，至少应大于 110mmHg，若在 90～110mmHg 应用谨慎，低于 90mmHg 禁忌使用。有明显二尖瓣及主动脉瓣狭窄患者应慎用。常见血管扩张药剂量见表 6-9，药物推荐级别见表 6-10。

表 6-9　常见血管扩张药剂量

药物	剂量	剂量调整
硝酸甘油	初始剂量 5～10μg/min，最大剂量 200μg/min 舌下含服片剂或气雾剂 0.5～0.6mg/次	每次可递增 5～10μg/min
硝酸异山梨酯	初始剂量 1mg/h，最大剂量 10mg/h	根据血压逐渐增加剂量
硝普钠	初始剂量 0.2～0.3μg/(kg·min)，最大剂量 5μg/(kg·min)	每次可递增 5μg/(kg·min)，总时长小于 72 小时
重组人脑利钠肽	负荷剂量 1.5～2μg/kg，可不应用负荷量 维持剂量 0.007 5～0.01μg/(kg·min)	根据血压调整剂量 一般疗程 72 小时
乌拉地尔	静脉注射 12.5～25mg 维持剂量 0.4～2mg/min	根据血压调整剂量

1）硝酸酯类药物：适用于急性左心衰竭合并高血压、冠心病心肌缺血、二尖瓣关闭不全的患者。若紧急情况可舌下含服硝酸甘油片或气雾剂。

2）硝普钠：适用于严重心力衰竭，后负荷增加伴肺水肿的患者，尤其是高血压危象、急性二尖瓣关闭不全、主动脉瓣关闭不全、急性室间隔穿孔等需要快速减轻前负荷的疾病，使用不应超过72小时。

3）重组人脑利钠肽：有多重药理作用，扩张静脉、动脉（包括冠状动脉），并有部分促进钠排泄及利尿作用。

4）乌拉地尔：主要降低外周阻力，外周交感张力下降，降低心脏负荷及肺动脉压。

表6-10　高血压合并急性左心衰竭药物治疗推荐

推荐建议	推荐等级	证据水平
有容量负荷证据的患者，初始治疗应用静脉利尿剂	Ⅰ	A
有组织低灌注的患者，灌注恢复前避免应用利尿剂	Ⅲ	C
袢利尿剂为一线药物	Ⅰ	B
应用呋塞米或水钠潴留严重的患者，袢利尿剂首剂可加倍	Ⅱa	B
避免过度利尿，注意低容量及电解质紊乱	Ⅲ	C
早期评估利尿剂反应，识别利尿剂抵抗	Ⅰ	B
血管扩张药可降低前负荷及后负荷，治疗急性左心衰竭合并高血压有效	Ⅰ	B
血管扩张药初始选择静脉用药，根据血压调整剂量，维持至症状缓解，收缩压维持在110mmHg以上	Ⅱa	C
避免过度降血压，与预后相关	Ⅲ	C

（3）其他

1）正性肌力药物：对于低血压伴有低灌注表现，对常规药物治疗效果不佳的急性心力衰竭患者，可以考虑应用正性肌力药物，以改善周围灌注，维持终末器官功能。对于血压水平正常，无组织低灌注证据的急性心力衰竭患者，不推荐常规应用正性肌力药物。包括β受体激动剂（如多巴胺、多巴酚丁胺）、磷酸二酯酶抑制剂（如米力农）、钙增敏剂（如左西孟旦），洋地黄类药物。常见正性肌力药物用法见表 6-11。

表 6-11 常见正性肌力药物用法

药物类别与药物名称	药物清除半衰期	输注剂量/[μg/(kg·min)]	负荷剂量
肾上腺素受体激动剂			
多巴胺	2 分钟	<3：扩张肾动脉 3～5：正性肌力作用 >5：血管收缩作用	无
多巴酚丁胺	2.4 分钟	1～20	无
去甲肾上腺素	3 分钟	0.02～10	无
肾上腺素	2 分钟	0.05～0.5	心肺复苏时每 3～5 分钟 1mg
钙增敏剂			
左西孟旦	1.3 小时	0.05～0.2	6～12μg/kg
磷酸二酯酶抑制剂			
米力农	2.5 小时	0.375～0.75	25～75μg/kg

2）SGLT2 抑制剂：SGLT2 抑制剂治疗可以用于 HFrEF、HFpEF、射血分数轻度降低的心力衰竭（heart failure with mid-range ejection fraction，HFmrEF）患者，可降低全因死亡风险，降低心血管死亡及住院风险，还可以改善肾脏复合终点。

3）口服可溶性鸟苷酸环化酶刺激剂维立西呱：有研究结果显示，LVEF<45%，近期存在心力衰竭加重表现患者，维立西呱可以显著降低首次因心力衰竭住院或心血管死亡的主要复合终点风险 10%，降低总的心力衰竭住院风险 10%。不建议与长效的硝酸酯类药物或 5 型磷酸二酯酶（PDE5）抑制剂联用。

4）口服特异性心肌肌球蛋白激动剂：Omecamtiv mercabil（OM）是一种口服新型选择性（特异性）心肌肌球蛋白激动剂，属于正性肌力药物，可以在不影响心肌细胞内钙浓度或心肌耗氧量的情况下增加心肌收缩力。研究显示，应用 GDMT 后仍有症状（NYHA 心功能分级 Ⅱ～Ⅳ级），LVEF≤35% 的 HFrEF 患者，可以显著降低首次心力衰竭事件或心血管死亡的主要复合终点达 8%，但全因死亡和心血管死亡风险均没有明显降低（P 均 >0.05）。

5）阿片类药物：吗啡一直是治疗急性左心衰竭或急性肺水肿发作的经典药物。但是几项系统综述与荟萃分析结果提示，应用吗啡的急性心力衰竭（AHF）患者机械通气比例增多，在监护室时间及住院时间延长，死亡率可能更高。因此，目前 AHF 患者不推荐常规应用吗啡（Ⅲ，C），除非 AHF 发作时伴有严重的或难治性的疼痛或焦虑、烦躁不安。

6）茶碱类药物：既往主要适用于伴有支气管痉挛的 AHF 患者。但由于茶碱类药物增加心肌耗氧量，ACS 导致的 AHF 患者不宜应用，严重不良反应包括低血压与猝死，甚至室性心律失常导致的猝死，因此，目前 AHF 患者不推荐常规应用（Ⅲ，C）。

（4）急性期稳定后的药物治疗原则：急性心力衰竭稳定后需要首先判断心力衰竭的病因、分类，根据基础疾病的不同制订针对性的药物治疗方案。

6.4.2.4 临床用药注意事项 急性心力衰竭的药物治疗，需要动态监测判断病情变化，调整治疗方案，急性期通常采用静脉用药，需要注意药物适应证，禁忌证及药物相互作用。

（李 勇 裕 丽 汪 芳）

参考文献

[1] ANKER S D，BUTLER J，FILIPPATOS G，et al. Empagliflozin in Heart Failure with a Preserved Ejection Fraction［J］. The New England journal ofmedicine，2021，385（16）：1451-1461.

[2] SOLOMON S D，MCMURRAY J J V，CLAGGETT B，et al. Dapagliflozin in heart failure with mildly reduced or preserved ejection fraction［J］. The New England journal of medicine，2022，387（12）：1089-1098.

[3] KOSIBOROD M N，ABILDSTRØM S Z，BORLAUG B A，

et al. Semaglutide in patients with heart failure with preserved ejection fraction and obesity[J]. The New England journal of medicine, 2023, 389(12): 1069-1084.

[4] 中华医学会心血管病学分会，中国医师协会心血管内科医师分会，中国医师协会心力衰竭专业委员会，等. 中国心力衰竭诊断和治疗指南 2024[J]. 中华心血管病杂志，2024，52(3): 235-275.

[5] MCDONAGH T A, METRA M, ADAMO M, et al. 2021 ESC Guidelines for the diagnosis and treatment of acute and chronic heart failure: Developed by the Task Force for the diagnosis and treatment of acute and chronic heart failure of the European Society of Cardiology(ESC). With the special contribution of the Heart Failure Association(HFA) of the ESC[J]. European journal of heart failure, 2022, 24(1): 4-131.

[6] MCDONAGH T A, METRA M, ADAMO M, et al. 2023 Focused Update of the 2021 ESC Guidelines for the diagnosis and treatment of acute and chronic heart failure[J]. European heart journal, 2023, 44(37): 3627-3639.

[7] KONSTAM M A, NEATON J D, DICKSTEIN K, et al. Effects of high-dose versus low-dose losartan on clinical outcomes in patients with heart failure(HEAAL study): a randomised, double-blind trial[J]. Lancet, 2009, 374(9704): 1840-1848.

[8] COHN J N, TOGNONI G. Valsartan Heart Failure Trial Investigators. A randomized trial of the angiotensin-receptor blocker valsartan in chronic heart failure[J]. The New England journal of medicine, 2001, 345(23): 1667-1675.

[9] PFEFFER M A, SWEDBERG K, GRANGER C B, et al. Effects of candesartan on mortality and morbidity in patients with chronic heart failure: the CHARM-Overall programme[J]. Lancet, 2003, 362(9386): 759-766.

[10] Effect of metoprolol CR/XL in chronic heart failure: Metoprolol CR/XL Randomised Intervention Trial in Congestive Heart Failure(MERIT-HF)[J]. Lancet, 1999, 353(9169): 2001-2007.

[11] PACKER M, COATS A J, FOWLER M B, et al. Effect of carvedilol on survival in severe chronic heart failure[J].

The New England journal of medicine, 2001, 344(22): 1651-1658.

[12] PACKER M, FOWLER M B, ROECKER E B, et al. Effect of carvedilol on the morbidity of patients with severe chronic heart failure: results of the Carvedilol Prospective Randomized Cumulative Survival (COPERNICUS) Study [J]. Circulation, 2002, 106(17): 2194-2199.

[13] The Acute Infarction Ramipril Efficacy (AIRE) Study Investigators. Effect of ramipril on mortality and morbidity of survivors of acute myocardial infarction with clinical evidence of heart failure [J]. Lancet, 1993, 342(8875): 821-828.

[14] YUSUF S, PFEFFER M A, SWEDBERG K, et al. Effects of candesartan in patients with chronic heart failure and preserved left ventricular ejection fraction: the CHARM-Preserved Trial [J]. Lancet, 2003, 362(9386): 777-781.

[15] PFEFFER M A, MCMURRAY J J V, VELAZQUEZ E J, et al. Valsartan, captopril, or both in myocardial infarction complicated by heart failure, left ventricular dysfunction, or both [J]. The New England journal of medicine, 2003, 349(20): 1893-1906.

[16] VAN VELDHUISEN D J, COHEN-SOLAL A, BOHM M, et al. Beta-blockade with nebivolol in elderly heart failure patients with impaired and preserved left ventricular ejection fraction: data from SENIORS (study of effects of nebivolol intervention on outcomes and rehospitalization in seniors with heart failure) [J]. Journal of the American College of Cardiology, 2009, 53(23): 2150-2158.

[17] PITT B, ZANNAD F, REMME W J, et al. The effect of spironolactone on morbidity and mortality in patients with severe heart failure. Randomized Aldactone Evaluation Study Investigators [J]. The New England journal of medicine, 1999, 341(10): 709-717.

[18] PITT B, REMME W, ZANNAD F, et al. Eplerenone, a selective aldosterone blocker, in patients with left ventricular dysfunction after myocardial infarction [J]. The New England journal of medicine, 2003, 348(14): 1309-1321.

[19] ESCHALIER R，MCMURRAY J J，SWEDBERG K，et al. Safety and efficacy of eplerenone in patients at high risk for hyperkalemia and/or worsening renal function：analyses of the EMPHASIS-HF study subgroups（eplerenone in mild patients hospitalization and survival study in heart failure）[J]. Journal of the American College of Cardiology，2013，62（17）：1585-1593.

[20] GOLDSTEIN R E，BOCCUZZI S J，CRUESS D，et al. Diltiazem increases late-onset congestive heart failure in postinfarction patients with early reduction in ejection fraction. The Adverse Experience Committee and the Multicenter Diltiazem Postinfarction Research Group[J]. Circulation，1991，83（1）：52-60.

[21] PACKER M，O'CONNOR C M，GHALI J K，et al. Effect of amlodipine on morbidity and mortality in severe chronic heart failure. Prospective Randomized Amlodipine Survival Evaluation Study Group[J]. The New England journal of medicine，1996，335（15）：1107-1114.

[22] COHN J N，ZIESCHE S，SMITH R，et al. Effect of the calcium antagonist felodipine as supplementary vasodilator therapy in patients with chronic heart failure treated with enalapril：V-HeFT Ⅲ. Vasodilator-Heart Failure Trial（V-HeFT）Study Group[J]. Circulation，1997，96（3）：856-863.

[23] MASSIE B M，CARSON P E，MCMURRAY J J，et al. Irbesartan in patients with heart failure and preserved ejection fraction[J]. The New England journal of medicine，2008，359（23）：2456-2467.

[24] PITT B，PFEFFER M A，ASSMANN S F，et al. Spironolactone for heart failure with preserved ejection fraction[J]. The New England journal of medicine，2014，370（15）：1383-1392.

[25] PFEFFER M A，CLAGGETT B，ASSMANN S F，et al. Regional variation in patients and outcomes in the Treatment of Preserved Cardiac Function Heart Failure With an Aldosterone Antagonist（TOPCAT）trial[J]. Circulation，2015，131（1）：34-42.

[26] EDELMANN F，WACHTER R，SCHMIDT A G，et al. Effect of spironolactone on diastolic function and exercise capacity in

patients with heart failure with preserved ejection fraction: the Aldo-DHF randomized controlled trial[J]. JAMA, 2013, 309(8): 781-791.

[27] MCMURRAY J J V, SOLOMON S D, INZUCCHI S E, et al. Dapagliflozin in patients with heart failure and reduced ejection fraction[J]. The New England journal of medicine, 2019, 381(21): 1995-2008.

[28] PACKER M, ANKER SD, BUTLER J, et al. Cardiovascular and renal outcomes with empagliflozin in heart failure[J]. The New England journal of medicine, 2020, 383(15): 1413-1424.

[29] NAKAI T, PERL N R, BARDEN T C, et al. Discovery of IWP-051, a novel orally bioavailable sGC stimulator with once-daily dosing potential in humans[J]. ACS Med Chem Lett, 2016, 7(5): 465-469.

[30] ARMSTRONG P W, PIESKE B, ANSTROM K J, et al. Vericiguat in patients with heart failure and reduced ejection fraction [J]. The New England journal of medicine, 2020, 382(20): 1883-1893.

[31] 中华医学会心血管病学分会心力衰竭学组，中国医师协会心力衰竭专业委员会，中华心血管病杂志编辑委员会. 中国心力衰竭诊断和治疗指南 2018[J]. 中华心血管病杂志，2018，46(10): 760-789.

[32] 国家心血管病医疗质量控制中心专家委员会心力衰竭专家工作组. 2020 中国心力衰竭医疗质量控制报告[J]. 中华心力衰竭和心肌病杂志，2020，4(4): 237-249.

[33] STEVENSON L W. Design of therapy for advanced heart failure [J]. European journal of heart failure, 2005, 7(3): 323-331.

[34] 中国医疗保健国际交流促进会急诊医学分会，中华医学会急诊医学分会，中国医师协会急诊医师分会，等. 急性心力衰竭中国急诊管理指南(2022)[J]. 中华急诊医学杂志，2022，31(8): 1016-1041.

[35] 中国医疗保健国际交流促进会心血管病学分会. 高血压合并冠心病患者血压管理中国专家共识[J]. 中华医学杂志，2022，102(10): 717-728.

[36] 中国高血压防治指南修订委员会，高血压联盟(中国)，中国医疗保健国际交流促进会高血压病学分会，等. 中国高血压

防治指南（2024 年修订版）[J]. 中华高血压杂志（中英文），2024，32（7）：603-700.

[37] 中华医学会，中华医学会临床药学分会，中华医学会杂志社，等. 急性心力衰竭基层合理用药指南[J]. 中华全科医师杂志，2021，20（1）：34-41.

[38] TRAVESSA A M，MENEZES FALCÃO L. Vasodilators in acute heart failure-evidence based on new studies [J]. European journal of internal medicine，2018，51：1-10.

[39] 国家心血管病中心，国家心血管病专家委员会心力衰竭专业委员会，中国医师协会心力衰竭专业委员会，等. 国家心力衰竭指南 2023[J]. 中华心力衰竭和心肌病杂志，2023，7（4）：215-311.

[40] BISTOLA V，ARFARAS-MELAINIS A，POLYZOGOPOULOU E，et al.Inotropes in acute heart failure：from guidelines to practical use：therapeutic options and clinical practice [J]. Card Fail Rev，2019，5（3）：133-139.

[41] MAACK C，ESCHENHAGEN T，HAMDANI N，et al. Treatments targeting inotropy [J]. European heart journal，2019，40（44）：3626-3644.

[42] PACKER M，ANKER SD，BUTLER J，et al. EMPEROR-Reduced Trial Investigators. Cardiovascular and renal outcomes with empagliflozin in heart failure [J]. The New England journal of medicine，2020，383（15）：1413-1424.

[43] ARMSTRONG P W，ZHENG Y，TROUGHTON R W，et al. Sequential evaluation of NT-proBNP in heart failure：insights into clinical outcomes and efficacy of vericiguat [J]. JACC Heart Fail，2022，10（9）：677-688.

[44] TEERLINK J R，DIAZ R，FELKER G M，et al. Cardiac myosin activation with omecamtiv mecarbil in systolic heart failure [J]. The New England journal of medicine，2021，384（2）：105-116.

[45] MIRÓ Ò，GIL V，MARTÍN-SÁNCHEZ F J，et al. Morphine use in the ED and outcomes of patients with acute heart failure：a propensity score-matching analysis based on the EAHFE Registry [J]. Chest，2017，152（4）：821-832.

[46] GIL V，DOMÍNGUEZ-RODRÍGUEZ A，MASIP J，et al.

Morphine use in the treatment of acute cardiogenic pulmonary edema and its effects on patient outcome: a systematic review [J]. Curr Heart Fail Rep, 2019, 16(4): 81-88.

6.5 高血压合并脑卒中

6.5.1 概述

脑卒中是脑血管病变导致的脑功能障碍的总称，是危害我国国民健康的重大疾病之一，具有高发病率、高致残率、高死亡率及高复发率的特点。高血压是脑卒中最重要的可干预的危险因素，脑卒中的发病、复发、预后均与高血压密切相关。然而，过度降血压又可导致低灌注性脑损害，促进卒中恶化，是发生卒中后认知功能障碍的重要基础。脑卒中按照病理类型分为缺血性和出血性，按照发病时间分为急性期（发病 <1 个月）、恢复期（发病 1 个月到 2 年）和后遗症期（发病 2 年以上）。本文主要讨论非急性期脑卒中的降血压治疗。

6.5.2 降血压治疗原则

降血压治疗的临床获益主要来自降血压作用本身，并非某类药物有超越其他药物的特殊保护作用。由于缺少不同抗高血压药之间“头对头”的比较研究，卒中二级预防最佳降血压治疗方案仍不确定，需要从用药依从性、药物副作用和经济费用等因素综合考虑制订个体化的降血压方案。对于缺血性脑卒中患者，建议长期持续控制血压以降低脑卒中复发风险。降血压治疗过程中应当根据具体患者情况调整，避免降血压过快并注意减少血压变异性。

6.5.2.1 降血压目标值　脑卒中二级预防的最佳降血压目标值目前尚无统一结论。《中国高血压防治指南（2024 年修订版）》以及《中国缺血性卒中和短暂性脑缺血发作二级预防指南 2022》指出，一般而言，卒中后高血压患者推荐血压控制在 140/90mmHg 以内，可耐受者降至<130/80mmHg。对于具体患者，降血压治疗目标需个体化，建议对脑卒中患者进行血管评估、病因查找及危险因素评估，决定降血压治疗目标。小血管闭塞型收缩压<130mmHg 可能提示降低颅内出血比例。颅内大动脉粥样硬化性狭窄（狭窄率为 70%～99%）导致的缺血

性卒中或 TIA 患者，推荐目标血压<140/90mmHg（Ⅱb）是合理的。由于低血流动力学原因导致的卒中或 TIA 患者，应权衡降血压速度与幅度对患者耐受性及血流动力学的影响。严重双侧颈动脉狭窄（>70%）患者需警惕较低血压可能增加脑卒中风险。

6.5.2.2　达标流程　生活干预预防在任何时候，对任何类型高血压患者都是合理有效的治疗，干预措施包括限盐，减重，摄取富含水果、蔬菜和低脂肪产品的饮食，规律的有氧运动以及限制酒精摄入。

既往未接受高血压治疗的患者，在卒中发病数天后若血压>140/90mmHg，启动抗高血压药治疗。既往有高血压病史，且长期接受降血压治疗的患者，发病数天后恢复抗高血压药治疗。

6.5.3　药物推荐（表 6-12）

现有的研究证据提示，钙通道阻滞剂、ACEI、ARB、β 受体拮抗剂、利尿剂，均能通过使血压降低至达标而发挥预防脑卒中复发的作用，但尚无有力证据支持哪一种药物有显著优势。固定剂量联合用药策略可提高患者用药依从性和危险因素控制效果。

6.5.3.1　利尿剂　卒中后降血压治疗研究（PATS）显示利尿剂组患者卒中相对风险降低 29%，总死亡相对风险降低 9%，确立了利尿剂在卒中二级预防中的地位（Ⅰ，B）。

6.5.3.2　β 受体拮抗剂　一级预防荟萃分析提示 β 受体拮抗剂降低卒中风险的作用不及其他几类抗高血压药，但与安慰剂比较仍能降低卒中风险（Ⅱb，A）。阿替洛尔的两项卒中二级预防随机双盲安慰剂对照研究显示卒中风险降低亦无显著性。因此，部分指南不推荐 β 受体拮抗剂用于卒中合并高血压患者。

6.5.3.3　钙通道阻滞剂　迄今为止，尚无 CCB 在卒中二级预防中的多中心随机双盲对照前瞻性临床试验。非洛地平减少心血管并发症研究（FEVER）纳入 2 368 例脑血管病病史患者，非洛地平组患者血压较安慰剂组下降了 4.0/1.8mmHg，首次卒中发生率降低 26%，但两组卒中再发差异无显著性（Ⅱa，B）。

6.5.3.4　血管紧张素转换酶抑制药　在培哚普利防止复发性卒中研究（PROGRESS）中，ACEI+ 利尿剂组患者卒中风险降低 43%，该试验奠定了 ACEI 在卒中二级预防中的地位，使多部指南推荐 ACEI 作为预防卒中复发的首选用药（Ⅰ，B）。但此研究中 ACEI 单药治疗组患者卒中风险降低与安慰剂组比较差异无显著性。HOPE 研究中有卒中病史的患者，ACEI 组卒中风险降低亦无显著差异。因此，卒中二级预防是否首选 ACEI 有待商榷。

6.5.3.5 血管紧张素受体阻滞药 荟萃分析显示，ARB 对卒中二级预防具有更好的作用。依普沙坦和尼群地平对卒中二级预防影响研究（MOSES）入选 2 年内发生脑血管事件的患者，依普沙坦组患者再发卒中风险显著降低。但卒中二级预防有效性研究（PRoFESS）入选发病 120 天内缺血性卒中患者，替米沙坦组患者卒中风险未显著降低。因此，ARB 在卒中二级预防中的地位尚未确定（Ⅱa，B）。

6.5.3.6 沙库巴曲缬沙坦钠 作为一种新型抗高血压药，同时作用于体内利尿钠肽系统和肾素 - 血管紧张素 - 醛固酮系统发挥降血压作用，对射血分数降低的心力衰竭有充分的循证医学证据，但对卒中二级预防尚需进一步开展临床研究。

6.5.3.7 联合治疗方案 联合治疗是降血压达标的主要手段，而降血压达标是减少包括卒中在内的心脑血管事件的根本。不同联合治疗方案对卒中的一级预防有一些临床研究，包括 CCB+ACEI 与利尿剂 +β 受体拮抗剂的 ASCOT 研究，前者卒中风险降低 23%。依那普利叶酸片联合治疗与依那普利片单药治疗比较的 CSPPT，前者卒中风险降低 21%。高龄高血压患者培哚普利 + 吲达帕胺与安慰剂相比的 HYVET 研究，前者卒中风险降低 30%，其中致死性卒中减少 39%。但联合治疗方案在卒中二级预防尚缺乏证据。

表 6-12 高血压合并慢性脑卒中药物临床应用推荐

推荐建议	推荐等级	证据质量
预防脑卒中的发生 ACEI 联合叶酸是有益的	Ⅰ	A
预防脑卒中复发首选利尿剂、ACEI 或二者联合	Ⅰ	B
ARB 或 CCB 对脑卒中的二级预防可能有益	Ⅱa	B
β 受体拮抗剂与安慰剂相比可能降低脑卒中风险，但与活性药物相比增加脑卒中风险，不推荐作为脑卒中预防的初始选择	Ⅱb	A

6.5.4 临床用药注意事项

（1）卒中患者降血压治疗过程中应避免出现心、脑、肾重要器官供血不足。老年、严重直立性低血压患者更应谨慎降血压。抗高血压药由小剂量开始，根据患者耐受性调整抗高血压药及剂量。

（2）阻遏清晨觉醒后的血压骤升，在降低卒中复发方面非常重要。

（3）含服短效硝苯地平，由于药物吸收迅速，降血压幅度和速度难以掌控，对合并颅内外血管狭窄的患者有诱发卒中再发的风险。因此，卒中后患者血压波动时禁忌含服短效硝苯地平作为急性抗高血压药。

（4）应综合干预有关危险因素及处理并存的临床疾病，如抗血小板治疗、调脂治疗、降血糖治疗、心律失常处理等。

（王鸿懿）

参考文献

[1] 中国高血压防治指南修订委员会，高血压联盟（中国），中国医疗保健国际交流促进会高血压病学分会，等. 中国高血压防治指南（2024年修订版）[J]. 中华高血压杂志（中英文），2024，32（7）：603-700.

[2] 中华医学会神经病学分会，中华医学会神经病学分会脑血管病学组. 中国缺血性卒中和短暂性脑缺血发作二级预防指南2022[J]. 中华神经科杂志，2022，55（10）：1071-1110.

[3] SPS3 Study Group.Blood-pressure targets in patients with recent lacunar stroke：the SPS3 randomised trial[J]. Lancet，2013，382（9891）：507-515.

[4] TURAN T N，NIZAM A，LYNN M J，et al. Relationship between risk factor control and vascular events in the SAMMPRIS trial[J]. Neurology，2017，88（4）：379-385.

[5] PATS Collaborating Group. Post-stroke antihypertensive treatment study. A preliminary result[J]. Chinese medical journal，1995，108（9）：710-717.

[6] LINDHOLM L H，CARLBERG B，SAMUELSSON O. Should beta blockers remain first choice in the treatment of primary hypertension? A meta-analysis[J]. Lancet，2005，366（9496）：

1545-1553.

[7] Blood Pressure Lowering Treatment Trialists Collaboration. Effects of different regimens on major cardiovascular events in older and younger adults: meta-analysis of randomised trials[J]. British medical journal, 2008, 336(7653): 1121-1123.

[8] LIU L S, ZHANG Y Q, LIU G Z, et al. The Felodipine Event Reduction(FEVER) Study: arandomized long-term placebo-controlled trial in Chinese hypertensive patients[J]. Journal of hypertension, 2005, 23(12): 2157-2172.

[9] PROGRESS Collaborative Group. Randomised trial of a perindopril-based blood-pressure-lowering regimen among 6, 105 individuals with previous stroke or transient ischaemic attack[J]. Lancet, 2001, 358(9287): 1033-1041.

[10] ARIMA H, CHALMERS J, WOODWARD M, et al. Lower target blood pressures are safe and effective for the prevention of recurrent stroke: the PROGRESS trial[J]. Journal of hypertension, 2006, 24(6): 1201-1208.

[11] REBOLDI G, ANGELI F, CAVALLINI C, et al. Comparison between angiotensin-converting enzyme inhibitors and angiotensin receptor blockers on the risk of myocardial infarction, stroke and death: a meta-analysis[J]. Journal of hypertension, 2008, 26(7): 1282-1289.

[12] DOWLATSHAHI D, HILL M D. Angiotensin receptor blockers and secondary stroke prevention: the MOSES study[J]. Expert Rev Cardiovasc Ther, 2009, 7(5): 459-464.

[13] WEBER R, WEIMAR C, BLATCHFORD J, et al. Telmisartan on top of antihypertensive treatment does not prevent progression of cerebral white matter lesions in the prevention regimen for effectively avoiding second strokes(PRoFESS) MRI substudy[J]. Stroke, 2012, 43(9): 2336-2342.

[14] YUSUF S, DIENER H C, SACCO R L, et al. Telmisartan to prevent recurrent stroke and cardiovascular events[J]. The New England journal of medicine, 2008, 359(12): 1225-1237.

[15] DAHLÖF B, SEVER P S, POULTER N R, et al. Prevention of cardiovascular events with an antihypertensive regimen of amlodipine adding perindopril as required versus atenolol adding

bendroflumethiazide as required, in the Anglo-Scandinavian Cardiac Outcomes Trial-Blood Pressure Lowering Arm (ASCOT-BPLA): a multicentre randomised controlled trial[J]. Lancet, 2005, 366(9489): 895-906.

[16] HUO Y, LI J P, QIN X H, et al. Efficacy of folic acid therapy in primary prevention of stroke among adults with hypertension in China: the CSPPT randomized clinical trial[J]. JAMA, 2015, 313(13): 1325-1335.

[17] BECKETT N S, PETERS R, FLETCHER A E, et al. Treatment of hypertension in patients 80 years of age or older[J]. The New England journal of medicine, 2008, 358(18): 1887-1898.

6.6 高血压合并心房颤动

6.6.1 概述

高血压与心房颤动（简称房颤）联系紧密。一方面，高血压是心房颤动常见的共患病，60%～80% 以上的心房颤动患者合并高血压；另一方面，高血压是心房颤动的常见病因之一。高血压通过血流动力学改变和 RAAS 的过度激活引起的心房结构重构和电重构，为心房颤动的发生和维持提供病理生理基础。高血压增加心房颤动及其相关并发症（包括卒中 / 血栓、大出血及死亡）的发生风险。

6.6.2 降血压治疗原则

6.6.2.1 降血压目标值 国际一些指南对于高血压合并心房颤动患者的降血压目标值均无特殊推荐。SPRINT 研究的心房颤动亚组分析显示，心房颤动人群强化降血压治疗的绝对心血管获益高于非心房颤动人群，但并没有具体目标，因此心房颤动患者最佳血压控制目标值还有待进一步研究。

6.6.2.2 高血压患者心房颤动管理流程 首先确定高血压患者的心房颤动性质（阵发性、持续性或永久性心房颤动），在改善生活方式方面，特别应当注重盐的控制，在此基础上，根据高血压患者的总体风险给予治疗。

（1）降血压治疗：血压超过 140/90mmHg 的患者应考虑启动抗高血压药治疗，血压 130～139/85～89mmHg 且合并糖尿病和/或 CKD 3/4 期的高危患者，可考虑启动抗高血压药治疗。应在 4～12 周内将血压逐步降至目标水平。

（2）抗凝治疗：持续性抗凝治疗，基于方便患者和具有临床证据支持，建议选用新型口服抗凝剂。

（3）控制节律和心率：如果不能复律，对快速心房颤动患者严格目标是应将其心室率控制在 110 次/min 以下，宽松的目标是控制心室率在 80 次/min 以下。

6.6.3 药物推荐

高血压伴心房颤动患者的降血压治疗原则包括降低血压和左心房负荷。推荐 ARNI/ACEI/ARB 用于预防心房颤动的发生和进展，单药控制不良时，优先推荐 ARNI/ACEI/ARB 与 CCB 或噻嗪类利尿剂联用。

6.6.3.1 血管紧张素转换酶抑制药/血管紧张素受体阻滞药 RAAS 激活是高血压和心房颤动的共同病理生理基础，多数高血压患者 RAAS 过度激活，而其主要效应成分 AngⅡ对心房颤动的发生和维持发挥重要作用。ACEI/ARB 和醛固酮受体拮抗剂可以预防心肌重构，减轻心房纤维化和肥大，修复心肌细胞间隙连接的解耦联和钙调控损伤，减轻氧化应激和炎性反应。早在《中国高血压防治指南 2010》中即已指出 ACEI/ARB 适用于高血压患者心房颤动的预防。

（1）减少心房颤动的发生：LIFE 等研究证实以 ACEI/ARB 为基础的治疗可以减少高血压患者心房颤动的新发。ACTIVE-I 研究提示 ARB 可能减少心房颤动患者心力衰竭住院事件的发生。2011 年 AHA/ACC/美国心律学会（Heart Rhythm Society，HRS）心房颤动患者管理指南推荐 ACEI/ARB 用于预防原发性高血压患者心房颤动的发生（Ⅱa）。但也有的研究发现了不同的结果。

（2）预防心房颤动的复发：2012 年发表的 ANTIPAF 研究及既往发表的 CAPRAF 研究和 GISSI-AF 研究均显示，ARB 未能预防阵发性或持续性房颤的发生。对于已经发作过心房颤动的患者，如不合并心力衰竭和左心室功能不全，ARB 在预防心房颤动复发方面的作用并不优于安慰剂。考虑已有数据的异质性，2014 年该指南将这一推荐的证据等级降为Ⅱb。

2016 年 ESC 的心房颤动管理指南认为抑制 RAAS 可以预防心房结构重构，减少心房颤动复发。对于导管消融术后的心房颤动患者，与单独应用抗心律失常药物相比，联合应用ACEI/ARB可以预防心房颤动的复发。

6.6.3.2 血管紧张素受体-脑啡肽酶抑制剂 血管紧张素受体-脑啡肽酶抑制剂（ARNI）同时作用于利尿钠肽系统和RAAS，排钠利尿、扩张血管、抑制RAAS和交感神经活性，可用于原发性高血压患者的降血压治疗，逆转心脏重构。EVALUATE研究和PROVE研究显示，ARNI可改善左房最大容量指数。一项纳入1 083例患者的队列研究结果表明，与ARB相比，ARNI可降低进展为持续性房颤的风险。另一项纳入679例患者回顾性队列研究表明，与ACEI相比，ARNI与较低的心房颤动复发风险相关。因此，ARNI可为高血压合并心房颤动患者的二级预防带来获益。

6.6.3.3 β受体拮抗剂 对于高血压合并心房颤动患者，β受体拮抗剂可以发挥控制心室率的作用。《中国高血压防治指南（2024年修订版）》指出β受体拮抗剂适用于高血压合并快速型心律失常患者。2023年ESH高血压指南也指出，对于高血压合并心房颤动患者，β受体拮抗剂可用于降血压和控制心室率。

6.6.3.4 钙通道阻滞剂 对于需要控制心率的心房颤动患者，不论是阵发性、持续性还是永久性心房颤动，2014年AHA/ACC/HRS心房颤动患者管理指南推荐的一线治疗药物为β受体拮抗剂和非二氢吡啶类CCB（地尔硫䓬和维拉帕米）。但一般情况下不推荐β受体拮抗剂与非二氢吡啶类CCB联合使用。

6.6.3.5 利尿剂 在我国，常用的噻嗪类利尿剂主要是氢氯噻嗪和吲达帕胺。但其对心房颤动发病率的影响目前缺乏深入研究。

高血压合并心房颤动药物治疗推荐见表6-13。

表6-13 高血压合并心房颤动药物治疗推荐

推荐建议	推荐等级	证据质量
减少高血压患者新发心房颤动的发生：ARNI/ACEI/ARB作为首选	Ⅱa	B
减少高血压患者心房颤动复发：推荐ARNI/ACEI/ARB，可以预防心房结构重构	Ⅱb	B
心房颤动患者心室率控制：推荐β受体拮抗剂和非二氢吡啶类CCB作为一线药物	Ⅰ	B

6.6.4 临床用药注意事项

（1）ARNI/ACEI/ARB长期应用可能导致血钾水平升高，应注意定期监测血钾和血肌酐水平，ARNI不能与ACEI和ARB联用，使用ACEI后换用ARNI时要停用ACEI 36小时以上。

（2）非二氢吡啶类CCB常见不良反应包括抑制心脏收缩功能和传导功能。二至三度房室传导阻滞和心力衰竭患者禁用。在使用非二氢吡啶类CCB前应详细询问病史，进行心电图检查，并于用药2～6周内复查。

（3）对于需要控制心室率的高血压合并心房颤动患者，可应用β受体拮抗剂，如患者同时合并糖耐量异常和代谢综合征，β受体拮抗剂与利尿剂联用需谨慎。二至三度房室传导阻滞和哮喘患者禁用β受体拮抗剂。

（4）抗凝治疗：在心房颤动患者中，合并高血压者卒中/血栓栓塞事件的风险增加2倍。抗凝治疗是高血压合并心房颤动患者的基础性治疗。应在综合评估卒中和出血风险及临床净获益的基础上考虑给予口服抗凝药物治疗。口服抗凝药物首选非维生素K拮抗剂类新型口服抗凝药物（non-vitamin K antagonist oral anticoagulant，NOAC）（Ⅰ，A），目前国际上已上市的NOAC共有4种，包括直接抑制凝血酶的达比加群，以及抑制Xa因子的利伐沙班、阿哌沙班和艾多沙班。华法林抗凝治疗除有效治疗窗窄外，还存在起效较慢、半衰期长的特点，且易受其他多种因素的影响（包括遗传、药物和食物等）。华法林启动后每天检测1次国际标准化比值（international normalized ratio，INR），INR稳定后应至少每个月检测1次INR，保持INR稳定在2.0～3.0、TTR≥70%（Ⅰ，B）。不应单独应用抗血小板治疗预防心房颤动相关卒中。

（5）抗凝治疗风险评估：考虑到亚洲心房颤动患者卒中风险增加的年龄阈值更低，2023年心房颤动诊断和治疗中国指南推荐采用CHA_2DS_2-VASc-60评分（表6-14）。

2023年《心房颤动诊断和治疗中国指南》推荐心房颤动患者在启动抗凝治疗时，应用HAS-BLED评分评估潜在的出血风险：评分越高，出血风险越高。评分≥3分时提示高出血风险，接受抗凝治疗应谨慎，应关注并纠正患者的可改变危险因素，对高出血风险的患者需加强监测和随访（表6-15）。

表 6-14　CHA_2DS_2-VASc-60 评分

项目	危险因素	说明	分值
C	充血性心力衰竭	包括 HFrEF、HFmrEF、HFpEF 及左心室收缩功能障碍（LVEF <40%）	1
H	高血压	高血压史，或目前血压≥140/90mmHg	1
A_2	年龄≥65 岁	亚洲房颤患者≥65 岁	2
D	糖尿病	包括 1 型和 2 型糖尿病，病程越长，卒中风险越高	1
S_2	卒中	既往卒中、短暂性脑缺血发作或体循环栓塞；包括缺血性和出血性卒中	2
V	血管疾病	包括影像证实的冠心病或心肌梗死病史、外周动脉疾病（外周动脉狭窄≥50% 或行血运重建）、主动脉斑块	1
A	年龄 60～64 岁	亚洲房颤患者 60～64 岁	1
Sc	性别（女性）	卒中风险的修正因素，但不是独立危险因素	1

表 6-15　HAS-BLED 评分

临床特点	计分	说明
未控制的高血压（H）	1	定义为收缩压 >160mmHg
肝肾功能异常（各 1 分）（A）	1 或 2	肝功能异常定义为肝硬化或胆红素 >2 倍正常上限，GOT/GPT/ALP>3 倍正常上限；肾功能异常定义为透析或肾移植或血清肌酐 >200μmol/L
卒中（S）	1	包括缺血性卒中和出血性卒中
出血（B）	1	出血史或出血倾向（既往大出血[a]、贫血[b]或严重血小板减少[c]）
INR 值易波动（L）	1	INR 不稳定 / 过高，或在治疗窗内的时间 <60%
老年（E）	1	年龄 >65 岁

续表

临床特点	计分	说明
药物或过量饮酒（各1分）（D）	1或2	药物指合并应用抗血小板药或非甾体抗炎药，过量饮酒指乙醇摄入量 >112g/周

注：INR为国际标准化比值，GOT为谷草转氨酶（glutamic-oxaloacetic transaminase），GPT为谷丙转氨酶（glutamic-pyruvic transaminase），ALP为碱性磷酸酶（alkaline phosphatase）；a. 大出血为任何需要住院治疗和/或导致血红蛋白水平降低 >20g/L和/或需要输血的出血（除外出血性卒中）；b. 贫血诊断标准未在HAS-BLED评分原始研究中提及，多以男性血红蛋白 <130g/L，女性 <120g/L作为判断标准；c. 严重血小板减少未在HAS-BLED评分原始研究提及，血小板计数 $<50\times10^9$/L是抗凝禁忌，$<100\times10^9$/L需要多学科评估；1mmHg=0.133kPa。

（李玉明　杨　宁）

参考文献

[1] 中华医学会心血管病学分会，中国康复医学会心脏预防与康复专业委员会，中国老年学和老年医学会心脏专业委员会，等. 中国心血管病一级预防指南[J]. 中华心血管病杂志，2020，48(12)：1000-1038.

[2] WACHTELL K，LEHTO M，GERDTS E，et al. Angiotensin Ⅱ receptor blockade reduces new-onset atrial fibrillation and subsequent stroke compared to atenolol：the Losartan Intervention For End Point Reduction in Hypertension（LIFE）Study[J]. Journal of the American College of Cardiology，2005，45(5)：712-719.

[3] ACTIVE I Investigators. Irbesartan in patients with atrial fibrillation[J]. The New England journal of medicine，2011，364(10)：928-938.

[4] YAMASHITA T，INOUE H，OKUMURA K，et al.Randomized trial of angiotensinⅡ-receptor blocker vs. dihydropyridine calcium channel blocker in the treatment of paroxysmal atrial fibrillation with hypertension（J-RHYTHMⅡ study）[J]. Europace，2011，13(4)：473-479.

[5] GOETTE A，SCHÖN N，KIRCHHOF P，et al. Angiotensin Ⅱ-antagonist in paroxysmal atrial fibrillation（ANTIPAF）trial[J].

Circ Arrhythm Electrophysiol，2012，5（1）：43-51.

[6] TVEIT A，GRUNDVOLD I，OLUFSEN M，et al. Candesartan in the prevention of relapsing atrial fibrillation［J］. International journal of cardiology，2007，120（1）：85-91.

[7] GISSI-AF investigators. Valsartan for prevention of recurrent atrial fibrillation［J］. The New England journal of medicine，2009，360（16）：1606-1617.

[8] JANUARY C T，WANN L S，ALPERT J S，et al. 2014 AHA/ACC/HRS guideline for the management of patients with atrial fibrillation：a report of the American College of Cardiology/American Heart Association Task Force on Practice Guidelines and the Heart Rhythm Society［J］. Journal of the American College of Cardiology，2014，64（21）：e1-e76.

[9] KIRCHHOF P，BENUSSI S，KOTECHA D，et al. 2016 ESC Guidelines for the management of atrial fibrillation developed in collaboration with EACTS［J］. European heart journal，2016，37（38）：2893-2962.

[10] MAROTT S C，NIELSEN S F，BENN M，et al. Antihypertensive treatment and risk of atrial fibrillation：a nationwide study［J］. European heart journal，2014，35（18）：1205-1214.

[11] FOGARI R，DEROSA G，FERRARI I，et al. Effect of valsartan and ramipril on atrial fibrillation recurrence and P-wave dispersion in hypertensive patients with recurrent symptomatic lone atrial fibrillation［J］. American journal of hypertension，2008，21（9）：1034.

[12] DESAI A S，SOLOMON S D，SHAH A M，et al. EVALUATE-HF Investigators. Effect of sacubitril-valsartan vs enalapril on aortic stiffness in patients with heart failure and reduced ejection fraction：a randomized clinical trial［J］. JAMA，2019，322（11）：1077-1084.

[13] JANUZZI J L JR，PRESCOTT M F，BUTLER J，et al. Association of change in N-terminal pro-B-type natriuretic peptide following initiation of sacubitril-valsartan treatment with cardiac structure and function in patients with heart failure with reduced ejection fraction［J］. JAMA，2019，322（11）：1085-1095.

[14] DONG Y，ZHAI Z，WANG J，et al. Angiotensin receptor-neprilysin inhibitor delays progression from paroxysmal to persistent atrial fibrillation［J］. Sci Rep，2023，13（1）：3140.

[15] DONG Y，XIAO S，HE J，SHI K，et al. Angiotensin receptor-neprilysin inhibitor therapy and recurrence of atrial fibrillation after radiofrequency catheter ablation：a propensity-matched cohort study［J］. Frontiers in cardiovascular medicine，2022，9：932780.

[16] OLSHANSKY B，ROSENFELD L E，WARNER A L，et al. The Atrial Fibrillation Follow-up Investigation of Rhythm Management（AFFIRM）study：approaches to control rate in atrial fibrillation［J］. Journal of the American College of Cardiology，2004，43（7）：1201-1208.

[17] MANCIA G，KREUTZ R，BRUNSTRÖM M，et al. 2023 ESH Guidelines for the management of arterial hypertension The Task Force for the management of arterial hypertension of the European Society of Hypertension Endorsed by the European Renal Association（ERA）and the International Society of Hypertension（ISH）［J］. Journal of hypertension，2023，41（12）：1874-2071.

[18] FARSHI R，KISTNER D，SARMA J S，et al. Ventricular rate control in chronic atrial fibrillation during daily activity and programmed exercise：a crossover open-label study of five drug regimens［J］. Journal of the American College of Cardiology，1999，33（2）：304-310.

[19] SAVELIEVA I，KAKOUROS N，KOURLIOUROS A，et al. Upstream therapies for management of atrial fibrillation：review of clinical evidence and implications for European Society of Cardiology guidelines. Part Ⅰ：primary prevention［J］. Europace，2011，13（3）：308-328.

[20] STEINBERG J S，KATZ R J，BREN G B，et al. Efficacy of oral diltiazem to control ventricular response in chronic atrial fibrillation at rest and during exercise［J］. Journal of the American College of Cardiology，1987，9（2）：405-411.

[21] ELLENBOGEN K A，DIAS V C，PLUMB V J，et al. A placebo-controlled trial of continuous intravenous diltiazem infusion

for 24-hour heart rate control during atrial fibrillation and atrial flutter: a multicenter study[J]. Journal of the American College of Cardiology, 1991, 18(4): 891-897.

[22] 中华医学会心血管病学分会，中国生物医学工程学会心律分会. 心房颤动诊断和治疗中国指南[J]. 中华心血管病杂志，2023，51(6): 572-618.

[23] HINDRICKS G, POTPARA T, DAGRES N, et al. 2020 ESC guidelines for the diagnosis and management of atrial fibrillation developed in collaboration with the European Association for Cardio-Thoracic Surgery(EACTS): the Task Force for the diagnosis and management of atrial fibrillation of the European Society of Cardiology(ESC) Developed with the special contribution of the European Heart Rhythm Association(EHRA) of the ESC[J]. European heart journal, 2021, 42(5): 373-498.

[24] JIANG C, LAI Y W, DU X, et al. Effects of intensive blood pressure control on cardiovascular and cognitive outcomes in patients with atrial fibrillation: insights from the SPRINT trial[J]. Europace, 2022, 24(10): 1560-1568.

6.7 高血压合并肺动脉高压

6.7.1 概述

肺动脉高压(pulmonary hypertention，PH)指肺动脉压力升高超过一定界值的一种血流动力学和病理生理状态，可导致右心衰竭，可以是一种独立的疾病，也可以是并发症，还可以是综合征。根据《2022 年 ESC/ERS 肺动脉高压诊断和治疗指南》，肺动脉高压的流行率为全球人口的 1%，肺动脉高压在各个年龄组均可以见到，65 岁以上人群发病率更高。导致肺动脉高压的原因多种多样。肺动脉高压的常见类型及导致肺动脉高压的原因详见表 6-16。

肺动脉高压的临床表现为非特异性心肺症状，包括呼吸短促、疲劳、胸痛，和头晕，最初症状出现只有在劳累的情况下，严重者休息时亦有上述表现，出现进行性的右心功能障碍的患者可表现为水肿和腹胀。

表 6-16 肺动脉高压的类型

分型	特点
1 型	动脉性肺动脉高压：由于遗传或未知原因、某些药物 / 毒素，以及某些疾病（如结缔组织疾病、获得性免疫缺陷综合征、肝硬化、先天性心脏病和血吸虫病）导致的肺动脉损伤或狭窄
2 型	左心疾病所致肺动脉高压：因心力衰竭或心脏瓣膜疾病等心脏病引起的肺动脉高压
3 型	肺部疾病和 / 或低氧所致肺动脉高压
4 型	慢性血栓栓塞性肺动脉高压和 / 或其他肺动脉阻塞性病变所致肺动脉高压
5 型	原因未明和 / 或多因素所致肺动脉高压，例如血液系统疾病（如慢性溶血性贫血、骨髓增殖性疾病），系统性和代谢性疾病（如结节病、戈谢病、糖原贮积症），复杂性先天性心脏病以及其他（如纤维性纵隔炎）等

肺动脉高压大多时候是各种疾病发展到一定阶段引起的肺血管压力增高，同时可能合并心输出量减少，组织灌注不足，即使合并高血压，也有潜在的血压下降的风险。

6.7.2 降血压治疗原则

如果肺动脉高压合并高血压，在常用的六大类抗高血压药中，可根据肺动脉高压患者的具体情况选用。目前没有循证医学证据指导具体治疗。需兼顾肺动脉高压患者的病因和合并症具体情况选择合适的药物，综合干预和个体化治疗。

6.7.2.1 降血压目标值 目前没有循证医学证据指导降血压的目标值，应特别注意避免抗高血压药使用过程中可能引发低血压。

6.7.2.2 达标流程 根据患者的具体情况，有右心衰竭和水肿的肺动脉高压患者，首选利尿剂，对急性血管药物试验有反应的肺动脉高压患者，优先选用钙通道阻滞剂治疗。

对于肺动脉高压患者，如果没有相关的合并症，目前没有严格的临床试验数据表明对高血压或左心衰竭有效的药物（如血管紧张素转换酶抑制药、血管紧张素受体阻滞药、血管紧张素受体 - 脑啡肽酶抑制剂、钠 - 葡萄糖耦联转运体 2 抑制剂、β 受体拮抗剂等）对肺动脉高压治疗有效和安全，主要是担心潜在的血压、心率下降的风险。

6.7.3 药物推荐

需要根据肺动脉高压患者的具体情况选择合适的抗高血压药。

有右心衰竭和水肿的肺动脉高压患者，利尿剂可改善症状，但目前尚没有应用利尿剂的随机对照研究。常用利尿剂包括袢利尿剂（呋塞米、托拉塞米）和醛固酮受体抑制剂（螺内酯）。应用利尿剂应特别谨慎，需要监测体重、肾功能、电解质等血生化指标，避免低血容量、电解质紊乱和相关低血压。

急性血管反应试验阳性患者建议给予足量钙通道阻滞剂治疗，心率偏慢者考虑应用硝苯地平和氨氯地平，心率偏快者倾向于应用地尔硫䓬。建议起始低剂量，逐渐增加至可耐受的最高剂量，常用的钙通道阻滞剂起始剂量和靶目标剂量详见表 6-17。未进行急性血管反应试验或者反应阴性的患者因低血压、晕厥、右心衰竭等可能的严重副作用，如无高血压不应使用钙通道阻滞剂。对于其他类型的肺动脉高压患者，急性血管反应试验无法预测钙通道阻滞剂的长期疗效，亦不推荐使用钙通道阻滞剂。

表 6-17 常用钙通道阻滞剂起始剂量和靶目标剂量

药物种类	起始剂量	靶目标剂量
氨氯地平	5mg，q.d.	15～30mg，q.d.
地尔硫䓬	60mg，b.i.d.	120～360mg，b.i.d.
非洛地平	5mg，q.d.	15～30mg，q.d.
硝苯地平	10mg，t.i.d.	20～60mg，b.i.d. 或 t.i.d.

有研究发现对左心疾病相关性肺动脉高压使用沙库巴曲缬沙坦似乎显著改善了患者的预后，在左心疾病相关性肺动脉高压缺乏靶向治疗的情况下，如果合并高血压或心力衰竭，沙库巴曲缬沙坦可能是一个好的选择。

6.7.4 临床用药注意事项

治疗肺动脉高压的药物，如前列环素类似物伊洛前列素和可溶性鸟苷酸环化酶激动剂利奥西呱等，具有导致低血压的副作用，在肺动脉高压合并高血压的患者中使用时应注意抗高血压药剂量的调整。

左心疾病所致肺动脉高压以治疗原发左心疾病为主，包括控制心血管危险因素、药物治疗（包括利尿剂、血管紧张素转换酶抑制药、β受体拮抗剂等）、非药物治疗（瓣膜置换、冠状动脉再灌注治疗、心室再同步化治疗、左心辅助装置、心脏移植等）以及治疗合并症（COPD、睡眠呼吸暂停综合征、肺栓塞等）。

为避免体循环低血压，当肺动脉高压靶向药物治疗联合应用抗高血压药时需要谨慎，例如联合β受体拮抗剂、血管紧张素转换酶抑制药等，特别注意防止低血压。

（汪　芳　齐　欣）

参考文献

[1] HUMBERT M, KOVACS G, HOEPER M M, et al.2022 ESC/ERS Guidelines for the diagnosis and treatment of pulmonary hypertension[J]. European Heart Journal, 2022, 43(38): 3618-3731.

[2] 中华医学会呼吸病学分会肺栓塞与肺血管病学组，中国医师协会呼吸医师分会肺栓塞与肺血管病工作委员会，全国肺栓塞与肺血管病防治协作组，等. 中国肺动脉高压诊断与治疗指南(2021版)[J]. 中华医学杂志，2021，101(1): 11-51.

[3] 冯晶珠，吴云. 沙库巴曲缬沙坦在左心疾病相关性肺动脉高压中的研究进展[J]. 内蒙古医学杂志，2022，54(9): 1070-1072.

6.8　高血压伴动脉粥样硬化或斑块

6.8.1　概述

高血压是导致动脉硬化最主要的原因。研究发现：随着血压水平的升高和病程的延长，动脉斑块的超声检出率也随之升高，国外一项1 277例因外伤死亡人群（年龄15～34岁）的尸检报告发现：高血压者胸主动脉、腹主动脉及右冠状动脉的动脉粥样硬化百分比分别为39%、49%、54%，而血压正常者分别为10%、12%、20%。临床上仅能通过影像学方法对局部血管管壁和管腔结构进行判断从而作出间接诊断，如血管内超声（intravenous ultrasound，IVUS）、颈动脉内膜中层厚度（intima-media thickness，IMT）及斑块，物理方法测量脉搏波传导速度（pulse wave velocity，PWV）等，临床上已经有充分的证据表明以上参数为预测心血管事件的重要标识。

6.8.2 降血压治疗原则

对高血压合并动脉硬化患者而言，积极有效的降血压治疗可以阻止或延缓高血压患者动脉粥样硬化的发生发展。降血压治疗过程要尽可能选择长效制剂，依据患者的个体情况及血压水平应用单药或联合用药、如单片复方制剂（SPC），实现血压的长期达标。

6.8.2.1 降血压目标值

一般的高血压合并动脉硬化的患者，建议血压降至140/90mmHg以下，若能耐受，可进一步降至130/80mmHg以下。同时应依据患者是否存在合并症或心血管危险分层、根据指南决定其降血压目标值。若患者合并双侧颈动脉狭窄超过70%，根据专家共识建议则应将收缩压控制在150～170mmHg。

6.8.2.2 达标流程

生活方式干预是高血压患者管理的基石（包括限盐、限制烟酒、控制体重等），应该始终贯穿在此类患者的管理治疗中，若经过合理的生活方式干预后，患者的血压未能控制、仍然在140/90mmHg以上，或心血管病危险分层高危以上且血压130/80mmHg以上，依据指南则需启动抗高血压药治疗。

6.8.3 药物推荐

6.8.3.1 抗高血压药的选择 大量研究证据证实降血压治疗可以减少心血管事件的发生，降低ASCVD的发生率。临床研究显示：大多数抗高血压药均有不同程度的抗动脉粥样硬化作用。荟萃分析显示各类抗高血压药作用的总和与安慰剂相比可以使IMT减少7μm/年（P=0.01）、PWV减少1.3m/s。

（1）二氢吡啶类钙通道阻滞剂：其抗动脉粥样硬化作用已被一系列研究所证实，具有抗动脉硬化证据的CCB包括硝苯地平控释片（INSIGHT研究）、氨氯地平（PREVENT研究）、拉西地平片（ELSA研究）。这些研究均显示CCB具有抗颈动脉内膜增厚、抗斑块作用或可以延缓斑块的进展。ENCORE Ⅰ研究和ENCORE Ⅱ研究均证实硝苯地平可以显著改善冠状动脉的内皮功能。

（2）血管紧张素转换酶抑制药 / 血管紧张素受体阻滞药：ACEI/ARB 的抗动脉粥样硬化作用从动物实验到临床试验均有论述。SECURE 试验中，安慰剂 IMT 平均进展 21.7μm/ 年，雷米普利组平均进展 13.7μm/ 年。OLIVUS 研究证实：与对照组相比，奥美沙坦治疗 14 个月后，可以显著降低动脉粥样硬化容积的增长。

（3）沙库巴曲缬沙坦：沙库巴曲缬沙坦是一类抗高血压新药。PARAMETER 研究证实：沙库巴曲缬沙坦治疗 12 周和 52 周时 c-f PWV 分别下降了 0.7m/s 和 0.8m/s。另一项随机、多中心研究也证实沙库巴曲缬沙坦可以显著降低高血压患者的 c-f PWV 值。多项动物研究证实，沙库巴曲缬沙坦可以改善内皮功能、降低颈动脉内膜厚度以及缩小斑块。

（4）β 受体拮抗剂：已经有研究证实 β 受体拮抗剂治疗可以延迟颈动脉 IMT 增厚的速度。BCAPS 研究中，在 793 例受试者中应用美托洛尔 25mg、氟伐他汀 40mg，均为每日 1 次，分别与安慰剂对照进行为期 3 年的研究，研究终点时氟伐他汀降低颈总动脉 IMT 9μm/ 年，美托洛尔降低颈部分支动脉 IMT 23μm/ 年。

（5）利尿剂：在活性药物的对照研究中，大多数结果均提示利尿剂改善动脉硬化的证据弱于其他药物。但噻嗪类利尿剂中噻嗪样利尿剂（吲达帕胺）与噻嗪型利尿剂（氢氯噻嗪）的抗动脉硬化作用有所不同。在高血压合并 2 型糖尿病患者的研究中，吲达帕胺缓释片（1.5mg/d）或氢氯噻嗪（25mg/d）均联合喹那普利（10～40mg/d）治疗 6 个月后，吲达帕胺组的动脉僵硬度降低 13%～17%，而氢氯噻嗪组的动脉僵硬度增加 3%～12%，提示与氢氯噻嗪相比，吲达帕胺可改善动脉功能。其他研究也提示吲达帕胺可以显著降低高血压患者的肱 - 踝动脉脉搏波传导速度（Ba-PWV）（P<0.001），并显著提高高血压患者的踝肱指数（P<0.001）。

6.8.3.2 非抗高血压药的推荐

（1）颈动脉斑块的降脂治疗：颈动脉斑块是全身系统动脉粥样硬化的重要标识，临床研究也证实了其与心脑血管及全身 ASCVD 的密切相关性。颈动脉斑块的降脂治疗原则为对于高血压合并颈动脉内膜增厚和斑块的患者，应根据患者的症状和颈动脉狭窄程度、血脂水平以及近期有无发生卒中进行个体化治疗。依据《中国头颈部动脉粥样硬化诊治共识》建议，对于高血压合并颈动脉内膜增厚及斑块患者，①若无卒中症状及病史，且血脂在正常范围内，综合风险评估为低中危，不推荐他汀类药物治疗；②若斑块确定为不稳定或狭窄≥50%，或者近期发生缺血性卒中或有卒中病史，建议他汀类药物治疗；③若狭窄<50%，无卒中症状且血脂在正常范围内，则根据斑块是否稳定和患者危险分层个体化考虑是否启动他汀类药物治疗。降脂治疗以他汀类药物为首选，必要时联合依折麦布及前蛋白转化酶枯草溶菌素9（PCSK9）抑制剂。

1）他汀类药物：目前他汀类药物在心血管病高危人群中的一级预防作用已经得到肯定，并已得到ASCOT-LLA和ALLHAT-LLT等研究证实。使用阿托伐他汀的ERVERSAL试验和使用瑞舒伐他汀的ASTERO试验中，应用IVUS证实他汀类药物能够延缓动脉粥样斑块的进展、逆转斑块容积，研究还显示粥样斑块的容积变化与LDL-C水平持续下降和高敏C反应蛋白（hypersensitive C-reactive protein，hs-CRP）水平的下降直接相关，说明他汀类药物的抗炎作用是稳定和逆转斑块的重要机制。MILLION研究证实：氨氯地平联合他汀类药物可以显著缩小冠状动脉斑块的体积（标准组 −9.4±10.7%，强化组 −8.7±10.7%）。其他一些大型临床研究，如SATURN研究以及COSMOS研究也都得出了一致结论。

2）依折麦布：PRECISE-IVUS研究证实：与单独使用他汀类药物相比，联合依折麦布更显著逆转斑块体积（$-1.0mm^3$ vs $-3.9mm^3$）。ZIPANGU研究也表明他汀类药物联合依折麦布治疗进一步降低斑块体积。

3）PCSK9抑制剂：研究显示单独使用PCSK9抑制剂或与他汀类药物联合使用具有延缓或逆转动脉粥样硬化的作用。GLAGOV研究显示：他汀类药物联合PCSK9抑制剂较单独使用他汀类药物动脉粥样硬化总体积显著降低（$5.8mm^3$ vs $0.9mm^3$）。ODYSSEY J-IVUS研究中，与他汀类药物治疗相比，PCSK9抑制剂治疗36周后，斑块体积逆转效果更明显（−3.1% vs −4.8%）。HUYGENS研究证实，他汀类药物加用PCSK9抑制剂具有使纤维帽厚度增加、富含脂质的斑块消退、稳定斑块的作用。

（2）颈动脉斑块的其他治疗：若颈动脉狭窄>70%且伴有缺血症状，建议血运重建或斑块剥脱治疗。

高血压伴动脉粥样硬化或斑块药物治疗推荐见表6-18。

表 6-18　高血压伴动脉粥样硬化或斑块药物治疗推荐

推荐建议	推荐等级	证据质量
高血压伴颈动脉增厚和斑块及冠状动脉斑块推荐使用 CCB	Ⅰ	A
高血压伴颈动脉增厚和斑块使用 ACEI	Ⅱb	B
高血压伴颈动脉增厚和斑块及冠状动脉斑块使用 ARB	Ⅱa	B
高血压伴动脉粥样硬化使用 β 受体拮抗剂	Ⅱb	C
高血压伴动脉粥样硬化使用沙库巴曲缬沙坦	Ⅱa	B
高血压伴动脉粥样硬化使用 CCB/ACEI+ 他汀类药物	Ⅰ	B
高血压伴颈动脉斑块使用他汀类药物	Ⅰ	A
高血压伴动脉硬化使用依折麦布及 PCSK9 抑制剂	Ⅱa	B

6.8.4　临床用药注意事项

6.8.4.1　二氢吡啶类钙通道阻滞剂、血管紧张素转换酶抑制药 / 血管紧张素受体阻滞药　均需选择长效制剂，且长期应用才能显示抗动脉粥样硬化效果。当血压增高时禁忌短效硝苯地平含服；ACEI/ARB 在双侧肾动脉狭窄 >70% 时慎用、孕妇禁用。其他注意事项见前述 CCB、ACEI/ARB 的不良反应。

6.8.4.2　沙库巴曲缬沙坦　在用药初期或调整剂量时关注血压、肾功能和血钾等。为避免患者发生严重低血压，在应用沙库巴曲缬沙坦前应纠正血容量不足或电解质紊乱的状况。当血肌酐增幅达 30%～50% 或 >265μmol/L 时，应减少沙库巴曲缬沙坦剂量或暂时停用。血管性水肿是一种少见但严重的不良反应，一旦发生立即停药。不能与 ACEI、ARB 联合治疗。

6.8.4.3　他汀类药物　肌病是他汀类药物严重的不良反应，用药 4～6 周复查肝功能，转氨酶水平升高 3 倍时需停药。不提倡盲目的大剂量治疗，他汀类药物稳定和逆转动脉粥样斑块的作用需要长期用药才能显现。

6.8.4.4　依折麦布及 PCSK9 抑制剂　依折麦布及 PCSK9 抑制剂可单独或与他汀类药物联合使用，作为降脂治疗的辅助疗法，或在其他降脂治疗无效时使用，中、重度肝功能异常者不推荐使用。

（孙 刚 曹 荣）

参考文献

[1] 吕敏，师绿江，史平，等. 中老年自然人群中高血压和亚临床颈动脉粥样硬化的关联研究[J]. 中华流行病学杂志，2004，25（10）：841-844.

[2] MENDIS S，NORDET P，FERNÁNDEZ-BRITTO J E，et al. Atherosclerosis in children and young adults：an overview of the World Health Organization and International Society and Federation of Cardiology study on pathobiological determinants of atherosclerosis in youth study（1985-1995）[J]. Prevention and Control，2005，1（1）：3-15.

[3] 中国医疗保健国际交流促进会心血管病学分会. 高血压合并冠心病患者血压管理中国专家共识[J]. 中华医学杂志，2022，102（10）：717-728.

[4] WANG J G，STAESSEN J A，LI Y，et al. Carotid intima-media thickness and antihypertensive treatment. A meta-analysis of randomized controlled trials[J]. Stroke，2006，37（7）：1933-1940.

[5] ONG K T，DELERME S，PANNIER B，et al. Aortic stiffness is reduced beyond blood pressure lowering by short-term and long-term antihypertensive treatment：a meta-analysis of individual data in 294 patients[J]. Journal of hypertension，2011，29（6）：1034-1042.

[6] SIMON A，GARIEPY J，MOYSE D，et al. Differential effects of nifedipine and co-amilozide on the progression of early carotid wall changes[J]. Circulation，2001，103（24）：2949-2954.

[7] PITT B，BYINGTON R P，FURBERG C D，et al. Effect of amlodipine on the progression of atherosclerosis and the occurrence of clinical events[J]. Circulation，2000，102（13）：1503-1510.

[8] ZANCHETTI A，BOND M G，HENNIG M，et al. Calcium antagonist lacidipine slows down progression of asymptomatic carotid atherosclerosis：principal results of the European

Lacidipine Study on Atherosclerosis (ELSA), a randomized, double-blind, long-term trial[J]. Circulation, 2002, 106(19): 2422-2427.

[9] ENCORE Investigators. Effect of nifedipine and cerivastatin on coronary endothelial function in patients with coronary artery disease: the ENCORE I Study (Evaluation of Nifedipine and Cerivastatin On Recovery of coronary Endothelial function)[J]. Circulation, 2003, 107(3): 422-428.

[10] LÜSCHER T F, PIEPER M, TENDERA M, et al. A randomized placebo-controlled study on the effect of nifedipine on coronary endothelial function and plaque formation in patients with coronary artery disease: the ENCORE Ⅰ study[J]. European heart journal, 2009, 30(13): 1590-1597.

[11] LONN E, YUSUF S, DZAVIK V, et al. Effects of ramipril and vitamin E on atherosclerosis: the study to evaluate carotid ultrasound changes in patients treated with ramipril and vitamin E (SECURE)[J]. Circulation, 2001, 103(7): 919-925.

[12] HIROHATA A, YAMAMOTO K, MIYOSHI T, et al. Impact of olmesartan on progression of coronary atherosclerosis a serial volumetric intravascular ultrasound analysis from the OLIVUS (impact of olmesarten on progression of coronary atherosclerosis: evaluation by intravascular ultrasound) trial[J]. Journal of the American College of Cardiology, 2010, 55(10): 976-982.

[13] WILLIAMS B, COCKCROFT J R, KARIO K, et al. Effects of sacubitril/valsartan versus olmesartan on central hemodynamics in the elderly with systolic hypertension: the PARAMETER study[J]. Hypertension, 2017, 69(3): 411-420.

[14] SCHMIEDER R E, WAGNER F, MAYR M, et al. The effect of sacubitril/valsartan compared to olmesartan on cardiovascular remodelling in subjects with essential hypertension: the results of a randomized, double-blind, active-controlled study[J]. European heart journal, 2017, 38(44): 3308-3317.

[15] SEKI T, GOTO K, KANSUI Y, et al. Angiotensin Ⅱ Receptor-neprilysin inhibitor sacubitril/valsartan improves wndothelial sysfunction in apontaneously hypertensive rats[J]. Journal of the

American Heart Association，2017，6（10）：e006617.

[16] KORSHUNOV V A，QUINN B，FAIYAZ A，et al. Strain-selective efficacy of sacubitril/valsartan on carotid fibrosis in response to injury in two inbred mouse strains[J]. Br J Pharmacol，2019，176（15）：2795-2807.

[17] HEDBLAD B，WIIKSTRUND J，JANZON L，et al. Low-dose metoprolol CR/XL and fluvastatin slow progression of carotid intima-media thickness：main results from the beta-blocker cholesterol-Lowering asymptomatic plaque study（BCAPS）[J]. Circulation，2001，103（13）：1721-1726.

[18] VINEREANU D，DULGHERU R，MAGDA S，et al. The effect of indapamide versus hydrochlorothiazide on ventricular and arterial function in patients with hypertension and diabetes：results of a randomized trial[J]. Am Heart J，2014，168（4）：446-456.

[19] 张洪霞. 不同抗高血压药对高血压患者动脉僵硬度的影响[J]. 中国现代医生，2020，58（27）：46-48.

[20] 中华医学会神经病学分会，中华医学会神经病学分会脑血管病学组. 中国头颈部动脉粥样硬化诊治共识[J]. 中华神经科杂志，2017，50（8）：572-578.

[21] SEVER P S，DAHLÖF B，POULTER N R，et al. Prevention of coronary and stroke events with atrovastatin in hypertensive patients who have average or lower-than-average cholesterol concentrations，in the Anglo-Scandinavian Cardiac Outcomes Trial-Lipid Lowering Arm（ASCOT-LLA）：a multicentre randomized controlled trial[J]. Lancet，2003，361（9364）：1149-1158.

[22] ALLHAT Officers and Coordinators for the ALLHAT Collaborative Research Group. Major outcomes in moderately hypercholesterolemic，hypertensive patients randomized to pravastatin vs usual care：the Antihypertensive and Lipid-lowering Treatment to Prevent Heart Attack Trial（ALLHAT-LLT）[J]. JAMA，2002，288（23）：2998-3007.

[23] NISSEN S E，TUZCU E M，SCHOENHAGEN P，et al. Effect of intensive compared with moderate lipid-lowering therapy on progression of coronary atherosclerosis：a randomized controlled

trial[J]. JAMA, 2004, 291(9): 1071-1080.

[24] NISSEN SE, NICHOLLS SJ, SIPAHI I, et al. Effect of very high-intensity statin therapy on regression of coronary atherosclerosis[J]. JAMA, 2006, 295(13): 1556-1565.

[25] KAWASHIRI M A, SAKATA K, HAYASHI K, et al. Impact of combined lipid lowering and blood pressure control on coronary plaque: myocardial ischemia treated by percutaneous coronary intervention and plaque regression by lipid lowering and blood pressure controlling assessed by intravascular ultrasonography (MILLION) study[J]. Heart Vessels, 2017, 32(5): 539-548.

[26] PURI R, LIBBY P, NISSEN S E, et al. Long-term effects of maximally intensive statin therapy on changes in coronary atheroma composition: insights from SATURN[J]. European heart journal Cardiovascular imaging, 2014, 15(4): 380-388.

[27] TAKAYAMA T, HIRO T, YAMAGISHI M, et al. Effect of rosuvastatin on coronary atheroma in stable coronary artery disease: multicenter coronary atherosclerosis study measuring effects of rosuvastatin using intravascular ultrasound in Japanese subjects (COSMOS)[J]. Circ J, 2009, 73(11): 2110-2117.

[28] TSUJITA K, SUGIYAMA S, SUMIDA H, et al. Impact of dual lipid-lowering strategy with ezetimibe and atorvastatin on coronary plaque regression in patients with percutaneous coronary intervention: the multicenter randomized controlled PRECISE-IVUS trial[J]. Journal of the American College of Cardiology, 2015, 66(5): 495-507.

[29] UEDA Y, HIRO T, HIRAYAMA A, et al. Effect of ezetimibe on stabilization and regression of intracoronary plaque-the ZIPANGU study[J]. Circ J, 2017, 81(11): 1611-1619.

[30] NICHOLLS S J, PURI R, ANDERSON T, et al. Effect of evolocumab on progression of coronary disease in statin-treated patients: the GLAGOV randomized clinical trial[J]. JAMA, 2016, 316(22): 2373-2384.

[31] AKO J, HIBI K, TSUJITA K, et al. Effect of alirocumab on coronary atheroma volume in Japanese patients with acute coronary syndrome -the ODYSSEY J-IVUS trial[J]. Circ J, 2019, 83(10): 2025-2033.

[32] NICHOLLS S J，KATAOKA Y，NISSEN S E，et al. Effect of evolocumab on coronary plaque phenotype and burden in statin-treated patients following myocardial infarction[J]. JACC Cardiovasc Imaging，2022，15(7)：1308-1321.

[33] ABOYANS V，RICCO J B，BARTELINK M E L，et al. 2017 ESC guidelines on the diagnosis and treatment of peripheral arterial diseases，in collaboration with the European Society for Vascular Surgery(ESVS)：document covering atherosclerotic disease of extracranial carotid and vertebral，mesenteric，renal，upper and lower extremity arteries endorsed by：the European Stroke Organization(ESO) The Task Force for the Diagnosis and Treatment of Peripheral Arterial Diseases of the European Society of Cardiology(ESC) and of the European Society for Vascular Surgery(ESVS)[J]. European heart journal，2018，39(9)：763-816.

6.9 高血压合并认知功能障碍

6.9.1 概述

认知功能包括记忆力、注意/执行功能、语言功能、视空间和结构能力、运用等认知域。认知功能障碍是上述认知功能一项或多项受损的综合征。认知功能障碍根据认知功能受损程度分为轻度认知功能障碍(mild cognitive impairment，MCI)和痴呆。MCI 是指认知功能轻度下降，未引起日常生活能力下降。痴呆是一种获得性、进行性的智能障碍综合征，是指严重的认知功能障碍，至少合并两项认知域损害，并引起患者日常生活能力下降、精神行为症状的综合征。高血压是导致认知功能障碍的危险因素之一。研究表明，中年阶段的血压升高可预测老年的认知能力下降、阿尔茨海默病和血管性痴呆；随访研究发现，血压与认知健康的成年人的认知能力下降和痴呆发生率独立相关。血压与认知功能障碍之间的相关性随着年龄的下降而升高，428 万无认知功能障碍人群随访 7 年数据显示，30～70 岁人群基线血压与认知功能障碍风险升高相关，在 71～90 岁人群两者之间无明显相关。研究发现有效的血压控制可能有助于降低痴呆的风险。SPRINT 痴呆亚组分析结果显示：强化降血压组(收缩压 <120mmHg)与标准降血压组(收缩压 <140mmHg)相比，随访 3.9 年，脑磁共振成像结果显示患者血管周围间隙明显减少，提示强化降血压可能逆转高血压对血管周围间隙的影响。

6.9.2 降血压治疗原则

荟萃分析结果显示，无认知功能障碍的高血压患者血压控制可降低认知功能障碍的风险。荟萃分析纳入 20 个国家 28 008 人、中位数随访 4.3 年，多元回归分析结果显示，在抗高血压药治疗平均降低血压 10/4mmHg 的情况下，痴呆发生风险降低 13%。高血压是脑白质病变(white matter lesions，WML)的主要预测因素，随访研究发现降血压治疗可降低脑白质病变进展；前瞻性队列研究对 1 319 例≥ 65 岁老年人随访 4 年，发现降血压治疗可以减少 WML 的进展过程。基线 SBP ≥ 160mmHg 且未接受降血压治疗患者中，2 年内开始抗高血压药治疗与不进行降血压治疗相比，可降低 WML 的进展。因此无论是预防还是治疗认知功能障碍，对高血压患者降血压达标是最重要的。

6.9.2.1 降血压目标值

目前的证据支持将血压控制在 140/90mmHg 以下对于降低 MCI 和痴呆的风险是合理的。

虽然 30～70 岁无认知功能障碍的大规模人群随访数据显示，认知功能障碍风险最低的收缩压可能为 120mmHg，但尚无一致性证据证实强化降血压可降低 MCI 和痴呆风险。SPRINT-MIND 研究对 9 361 例老年高血压患者随访 5.1 年，发现强化降血压治疗可降低 MCI 发生率，但未降低痴呆发生风险。STEP 研究发现，在老年患者中，与标准治疗相比，强化收缩压治疗对认知功能评分无显著影响。对 SPRINT、SPS3 等七项试验的荟萃分析，涉及 17 396 名受试者、随访 3.3 年，结果显示强化降血压与中老年高血压患者整体认知、痴呆发生率、MCI 发病率无显著相关性。总体而言，从中年期开始降低血压是有助于维持老年认知健康的，早期识别血管危险因素是关键，对具有不同危险因素、合并症和临床特征的患者个体可能需要不同的血压阈值。

6.9.2.2 达标流程

高血压，特别是在中年阶段发病者，与血管性痴呆和阿尔茨海默病的风险增加有关，从中年开始服用抗高血压药可能有助于减少晚年痴呆的发生，同时降低血压也可改善老年高血压患者的认知功能，因此高血压患者及时开始降血压治疗是降低认知功能障碍的关键措施。

血压达标时间（time in target range，TTR）和血压波动与认知功能障碍发生风险有关。SPRINT MIND 研究的二次分析发现，TTR 每增加 1 个标准差（31.5%）痴呆发生风险降低 14%，收缩压维持在 110～140mmHg 可预防痴呆发生，未发现 SBP-TTR 与轻度认知功能障碍有关。有研究对 2 234 例认知功能正常和轻度异常的老年患者随访 27 年，发现 3 年间隔的长时收缩压变异性增加的患者痴呆发生风险上升，在 CCB 治疗患者中无该现象。

6.9.3 药物推荐

6.9.3.1 抗高血压药

（1）血管紧张素受体阻滞药：使用 ARB 的患者与 ACEI、其他抗高血压药或未用药相比，年痴呆风险分别降低 55%，51% 和 69%，随着时间的推移，使用 ARB 可减缓临床痴呆加重。另一项随机对照开放标签研究，在≥55 岁的合并 MCI 的高血压患者中，比较了 ARB 和 ACEI 的作用，发现坎地沙坦治疗 1 年比赖诺普利具有更好的神经认知结果，作用可能独立于降血压作用。

高血压人群队列研究，配对比较了使用 ARB 和非 ARB 治疗的共 24 531 例患者，随访 11 年，发现 ARB 治疗患者痴呆、阿尔茨海默病、血管性痴呆风险分别降低 46%、47% 和 37%，服用大剂量 ARB 患者预防作用更为明显。SPRINT 研究的二次分析对 2 040 例新加用 ACEI、ARB 的高血压患者的 MCI、痴呆终点进行了比较，总体未发现两组的差异，但在标准治疗组中使用 ARB 的患者 MCI、痴呆发生风险低于 ACEI。

（2）钙通道阻滞剂：较早的 SYST-EUR 研究发现应用 CCB 治疗可显著降低 50% 高血压患者发生痴呆的风险，此后随机对照研究的亚组比较了 5 种抗高血压药（β 受体拮抗剂、利尿剂、CCB、ACEI、ARB）对痴呆的预防作用，发现 CCB 和 ARB 分别降低痴呆风险 44% 和 40%，在无心血管疾病病史和血压未控制的患者中 CCB 的预防作用更为明显。对基线无痴呆的老年人（3 526 例，70～78 岁）随访 7 年发现，使用 ARB 和二氢吡啶类

CCB 治疗与痴呆风险降低相关，风险比分别为 0.54 和 0.52；随访 10.4 年，ARB 和 CCB 的风险比为 0.75 和 0.73。荟萃分析纳入 15 项观察性研究和 7 项随机对照试验，纳入 649 790 名参与者，结果发现：使用 CCB 或 ARB 治疗与其他抗高血压药相比，痴呆风险更低；CCB 与 ACEI、β 受体拮抗剂相比，痴呆风险分别降低 16%、17%，ARB 较 ACEI、β 受体拮抗剂风险分别降低 12% 和 13%，与利尿剂相比有降低趋势，但均无显著差异，提示 CCB 或 ARB 可作为首选的一线抗高血压治疗以显著降低痴呆的风险。

（3）利尿剂：SPRINT 研究的二次分析结果显示，使用 ARB、二氢吡啶类 CCB 和噻嗪类利尿剂与 ACEI、β 受体拮抗剂、非二氢吡啶类 CCB 相比，在 4.8 年随访期间发生遗忘性轻度认知损伤或可能痴呆的总体风险降低 24%，两者风险分别降低 26% 和 20%。PreDIVA 研究的事后分析对 1 909 名无痴呆、70～78 岁社区居民随访 6.7 年，在调整了包括血压等痴呆危险因素后，ARB、二氢吡啶类 CCB 和噻嗪类利尿剂与 ACEI、β 受体拮抗剂、非二氢吡啶类 CCB 相比，痴呆发生率降低了 45%。荟萃分析未发现利尿剂在降低痴呆发生风险方面与 ARB、CCB 有统计学差异，因此利尿剂可作为 ARB 和 CCB 以外的降血压药物选择。

6.9.3.2 *非抗高血压药——他汀类药物* 他汀类药物与抗高血压药联合应用可能有助于认知障碍的预防。基于美国医保数据的回顾性队列研究，对 694 672 名同时使用他汀类药物和抗高血压药的患者的数据进行了分析，在调整年龄、合并症等因素后，发现他汀类药物尤其是普伐他汀和瑞舒伐他汀与部分抗高血压药联合使用，尤其是 ARB，可能更有效地降低阿尔茨海默病及相关痴呆（Alzheimer's disease and related dementias，ADRD）的风险。美国 optum 索赔数据分析，在 128 683 高血压合并 MCI 患者中，发现降血压治疗可降低 ADRD 的发生风险，五类抗高血压药之间无差异，降血压联合他汀类药物者风险低于未联合他汀类药物者。

然而，相关研究的结果并非一致，是否某些抗高血压药或策略在预防认知功能障碍方面比其他药物或策略更好的问题仍在争论中。

高血压合并认知功能障碍的药物治疗推荐见表 6-19。

表 6-19　高血压合并认知功能障碍的药物治疗推荐

推荐建议	推荐等级	证据质量
无认知功能障碍的高血压患者，血压控制可降低认知功能障碍的风险	Ⅰ	A
合并认知功能障碍的高血压患者，降血压治疗可延缓认知功能障碍的进展	Ⅱ	B
从中年开始服用抗高血压药可能有助于预防晚年痴呆的发生	Ⅰ	A
优选 ARB、CCB 用于高血压患者降血压治疗以预防痴呆的发生	Ⅰ	A
利尿剂是 ARB 和 CCB 以外的第三类药物选择以降低痴呆发生	Ⅱ	B

6.9.4　临床用药注意事项

（1）老年人尤其 70 岁以上高血压老年患者降血压治疗目标应以个体化为原则。

（2）使用 ARB 前应进行肾功能和血钾检查，慢性肾功能不全 4 期、高钾血症及双侧肾动脉狭窄患者应避免选择 ARB 治疗。

（3）CCB 治疗过程中需关注水肿等不良反应的发生。

（王鲁雁）

参考文献

[1] WANG W T，YOU L K，CHIANG C E，et al. Comparative effectiveness of blood pressure-lowering drugs in patients who have already suffered from stroke：traditional and bayesian network meta-analysis of randomized trials[J]. Medicine (Baltimore)，2016，95（15）：e3302.

[2] GBDD 2016 Dementia Collaborators. Global，regional，and national burden of Alzheimer's disease and other dementias，1990-2016：a systematic analysis for the Global Burden of Disease Study 2016[J]. Lancet Neurol，2019，18（1）：88-106.

[3] GBD 2019 Dementia Forecasting Collaborators. Estimation of the global prevalence of dementia in 2019 and forecasted prevalence in 2050：an analysis for the Global Burden of Disease Study 2019[J]. Lancet Public Health，2022，7（2）：e105-e125.

[4] EMDIN C A, ROTHWELL P M, SALIMI-KHORSHIDI G, et al. Blood pressure and risk of vascular dementia: evidence from a primary care registry and a cohort study of transient ischemic attack and stroke[J]. Stroke, 2016, 47(6): 1429-1435.

[5] HUGHES D, JUDGE C, MURPHY R, et al. Association of blood pressure lowering with incident dementia or cognitive impairment: a systematic review and meta-analysis[J]. JAMA, 2020, 323(19): 1934-1944.

[6] PETERS R, XU Y, FITZGERALD O, et al. Blood pressure lowering and prevention of dementia: an individual patient data meta-analysis[J]. European heart journal, 2022, 43(48): 4980-4990.

[7] VERHAAREN B F, VERNOOIJ M W, DE BOER R, et al. High blood pressure and cerebral white matter lesion progression in the general population[J]. Hypertension, 2013, 61(6): 1354-1359.

[8] GODIN O, TZOURIO C, MAILLARD P, et al. Antihypertensive treatment and change in blood pressure are associated with the progression of white matter lesion volumes: the Three-City (3C)-Dijon Magnetic Resonance Imaging Study[J]. Circulation, 2011, 123(3): 266-273.

[9] ELAHI F M, ALLADI S, BLACK S E, et al.Clinical trials in vascular cognitive impairment following SPRINT-MIND: an international perspective[J]. Cell Rep Med, 2023, 4(6): 101089.

[10] FAN J, BAI J, LIU W, et al. Effects of intensive vs. standard blood pressure control on cognitive function: Post-hoc analysis of the STEP randomized controlled trial[J]. Front Neurol, 2023, 14: 1042637.

[11] DALLAIRE-THÉROUX C, QUESNEL-OLIVO M H, BROCHU K, et al. Evaluation of intensive vs standard blood pressure reduction and association with cognitive decline and dementia: a systematic review and meta-analysis[J]. JAMA Netw Open, 2021, 4(11): e2134553.

[12] SIERRA C. Hypertension and the risk of dementia[J]. Frontiers in cardiovascular medicine, 2020, 7: 5.

[13] WEI J K, XU H Z, ZHANG D L, et al. Initiation of antihypertensive medication from midlife on incident dementia: the health and

retirement study[J]. J Alzheimers Dis, 2023, 94(4): 1431-1441.

[14] SCOPE Study Group. The Study on Cognition and Prognosis in the Elderly(SCOPE): principal results of a randomized double-blind intervention trial[J]. Journal of hypertension, 2003, 21(5): 875-886.

[15] LI S T, JIANG C, WANG Y F, et al. Systolic blood pressure time in target range and cognitive outcomes: insights from the SPRINT MIND trial[J]. Hypertension, 2023, 80(8): 1628-1636.

[16] MAHINRAD S, BENNETT D A, SOROND F A, et al. Blood pressure variability, dementia, and role of antihypertensive medications in older adults[J]. Alzheimers Dement, 2023, 19(7): 2966-2974.

[17] DENG Z H, JIANG J R, WANG J, , et al.Angiotensin receptor blockers are associated with a lower risk of progression from mild cognitive impairment to dementia[J]. Hypertension, 2022, 79(10): 2159-2169.

[18] HAJJAR I, OKAFOR M, MCDANIEL D, et al. Effects of candesartan vs lisinopril on neurocognitive function in older adults with executive mild cognitive impairment: a randomized clinical trial[J]. JAMA Netw Open, 2020, 3(8): e2012252.

[19] CHIU W C, HO W C, LIN M H, et al. Angiotension receptor blockers reduce the risk of dementia[J]. Journal of hypertension, 2014, 32(4): 938-947.

[20] COHEN J B, MARCUM Z A, ZHANG C, et al. Risk of mild cognitive impairment or probable dementia in new users of angiotensin Ⅱ receptor blockers and angiotensin-converting enzyme inhibitors: a secondary analysis of data from the Systolic Blood Pressure Intervention Trial(SPRINT)[J]. JAMA Netw Open, 2022, 5(7): e2220680.

[21] FORETTE F, SEUX M L, STAESSEN J A, et al. Prevention of dementia in randomised double-blind placebo-controlled Systolic Hypertension in Europe(Syst-Eur) trial[J]. Lancet, 1998, 352(9137): 1347-1351.

[22] VAN MIDDELAAR T, VAN VUGHT L A, MOLL VAN CHARANTE E P, et al. Lower dementia risk with different classes of antihypertensive medication in older patients[J].

Journal of hypertension, 2017, 35(10): 2095-2101.

[23] SCHROEVERS J L, EGGINK E, HOEVENAAR-BLOM M P, et al. Antihypertensive medication classes and the risk of dementia over a decade of follow-up[J]. Journal of hypertension, 2023, 41(2): 262-270.

[24] DEN BROK M G H E, VAN DALEN J W, ABDULRAHMAN H, et al.Antihypertensive medication classes and the risk of dementia: a systematic review and network meta-analysis[J]. J Am Med Dir Assoc, 2021, 22(7): 1386-1395.

[25] MARCUM Z A, COHEN J B, ZHANG C, et al. Association of antihypertensives that stimulate vs inhibit types 2 and 4 angiotensin Ⅱ receptors with cognitive impairment[J]. JAMA Netw Open, 2022, 5(1): e2145319.

[26] VAN DALEN J W, MARCUM Z A, GRAY S L, et al. Association of angiotensin Ⅱ-stimulating antihypertensive use and dementia risk: post hoc analysis of the PreDIVA Trial[J]. Neurology, 2021, 96(1): e67-e80.

[27] BARTHOLD D, JOYCE G, DIAZ BRINTON R, et al. Association of combination statin and antihypertensive therapy with reduced Alzheimer's disease and related dementia risk[J]. PLoS One, 2020, 15(3): e0229541.

[28] LUNDIN S K, HU X Y, FENG J N, et al.Associations of antihypertensive medication consumption and drug-drug interaction with statin and metformin with reduced alzheimer's disease and related dementias risk among hypertensive patients with mild cognitive impairment using high volume claims data[J]. Res Sq, 2023, rs.3.rs-2629005.

[29] PETERS R, YASAR S, ANDERSON C S, et al. Investigation of antihypertensive class, dementia, and cognitive decline: a meta-analysis[J]. Neurology, 2020, 94(4): e267-e281.

[30] DING J, DAVIS-PLOURDE K L, SEDAGHAT S, et al. Antihypertensive medications and risk for incident dementia and alzheimer's disease: a meta-analysis of individual participant data from prospective cohort studies[J]. Lancet Neurol, 2020, 19(1): 61-70.

[31] KJELDSEN S E, NARKIEWICZ K, BURNIER M, et al.

Intensive blood pressure lowering prevents mild cognitive impairment and possible dementia and slows development of white matter lesions in brain: the SPRINT Memory and Cognition IN Decreased Hypertension（SPRINT MIND）study[J]. Blood Press，2018，27（5）：247-248.

6.10 高血压急症

6.10.1 概述

高血压急症是指血压严重升高（一般超过 180/120mmHg）并伴有急性症状性血压相关的高血压介导靶器官损害（hypertension mediated organ damage，HMOD）。

临床上高血压急症主要包括高血压脑病、高血压伴颅内出血（脑出血或蛛网膜下腔出血）、高血压伴脑梗死、急性心力衰竭、急性冠脉综合征（不稳定型心绞痛、急性心肌梗死）、主动脉夹层、嗜铬细胞瘤危象、围手术期高血压、子痫或先兆子痫等。应注意部分患者不伴有特别高的血压值，但如并发急性肺水肿、主动脉夹层、心肌梗死等，也应视为高血压急症。若收缩压 SBP≥220mmHg 和 / 或舒张压 DBP≥140mmHg，则无论有无症状都应视为高血压急症。

6.10.2 降血压治疗原则

高血压急症是危及生命的重症，总治疗原则应持续监测血压及生命体征，去除或纠正引起血压升高的诱因及病因，酌情使用镇静药以消除焦虑，尽快静脉控制性降血压以阻止进一步 HMOD，并处理相应存在的 HMOD，降低并发症改善结局。一般需要在第一个小时内最大限度地降低 20%～25% 的平均动脉压，在开始治疗后 2～6 小时，将血压降至 160/100mmHg 的水平。

6.10.3 不同临床特征高血压急症的药物推荐

6.10.3.1 *高血压脑病* 高血压脑病多因血压急剧升高超过脑动脉自身调节功能，脑部过度灌注发生脑水肿，出现颅内压升高的一系列症状。

降血压方案：静脉给药为主（硝普钠或乌拉地尔），原则是 1 小时内将 SBP 降低 20%～25%，血压下降幅度不可超过 50%。

如尚未出现卒中，随着血压恢复，高血压脑病的症状也会逐渐消失。在静脉治疗的基础上根据血压水平可以首先选用β受体拮抗剂和钙通道阻滞剂；应避免使用血管扩张药，因为其可能会加重水肿并增加颅内压。

6.10.3.2 *急性心力衰竭* 严重的高血压会增加心脏后负荷和左心室的应变，进而可能导致心源性肺水肿。

降血压方案：可静脉注射硝普钠或硝酸甘油进行治疗，硝普钠适用于严重心力衰竭、原有后负荷增加以及肺水肿的患者，可降低心脏前后负荷使血压控制，硝酸酯类药物尤其适用于AHF合并ACS的患者，在减轻肺淤血的同时不影响搏出量且不增加心肌耗氧量，扩张冠状动脉，改善心肌供血。

不推荐应用非二氢吡啶类钙通道阻滞剂和β受体拮抗剂，有可能会加重心力衰竭。

6.10.3.3 *主动脉夹层* 主动脉夹层起病凶险，在降血压治疗时收缩压需要降至120mmHg以下，同时心率降至50～60次/min。尽快减少主动脉壁的压力，限制撕裂并防止破裂。

降血压方案：推荐首先使用β受体拮抗剂，并联合硝普钠、尼卡地平、乌拉地尔等药物将血压和心率控制到目标水平。艾司洛尔是起效最快的β受体拮抗剂，起效时间为1～2分钟，可以选择。对于β受体拮抗剂存在禁忌的患者，可应用非二氢吡啶类钙通道阻滞剂控制心率。

6.10.3.4 *急性肾衰竭及嗜铬细胞瘤危象* 在有CKD的患者中，血压急性升高发生急性肾衰竭的可能性更大。积极的降血压治疗可以改善预后。

降血压方案：在进行降血压治疗时应保证收缩压>90mmHg，避免出现肾脏灌注不足的风险。肼屈嗪、非诺多泮具有血管舒张作用，可增加肾血流量，适用于治疗患有急性肾功能衰竭的高血压急症。肾功能受损的患者氰化物中毒的风险增加，避免使用硝普钠。

嗜铬细胞瘤危象发生率约为10%，发作时的治疗方案：血压控制首选静脉泵入α受体拮抗剂酚妥拉明、酚苄明或乌拉地尔，还可选用硝普钠。β肾上腺素受体拮抗剂应在α受体拮抗剂已起作用的基础上方可使用。

6.10.3.5 *子痫和先兆子痫* 10%～16%的孕妇会合并高血压，其中最严重且危及生命的是先兆子痫及其导致的并发症。一旦确诊，应检查收缩压并迅速降至140mmHg以下。

降血压方案：首选静脉注射拉贝洛尔。在治疗期间需密切监测胎儿心率，避免胎儿心动过缓。拉贝洛尔具有α和β双重阻断作用，不仅可抵消血管收缩、降低血压，还可防治快速型心律失常，比肼屈嗪治疗的死亡率更低。对于重症子痫前期和子痫患者，首先静脉应用硫酸镁，预防抽搐和协同降血压，并确定终止妊娠的时机。

尼卡地平胎盘转移率低，长时间使用对胎儿无明显不良影响，尤其适用于先兆子痫患者。但应注意其可能抑制子宫收缩，在与硫酸镁合用时可产生严重低血压和心脏抑制。

6.10.4　治疗流程及抗高血压药选择

理想的药物应能预期降血压的强度和速度，保护靶器官功能，并方便调节。经过初始静脉用药血压趋于平稳，可开始口服药物，静脉用药逐渐减量至停用。常见的高血压急症用药如下：

（1）硝普钠：能同时直接扩张静脉和动脉，降低前、后负荷。不同情况下硝普钠起始剂量不同，如围手术期高血压以6.25～12.5μg/min起泵入，根据血压调整剂量；其他高血压急症可以给予0.25～10μg/(kg·min)，静脉注射。密切监测血压，根据血压水平仔细调节滴注速度。停止滴注后，作用仅维持3～5分钟。通常剂量下不良反应轻微，有恶心、呕吐、肌肉颤动的不良反应。长期或大剂量使用应注意可能发生硫氰酸中毒，尤其CKD患者。CKD患者应用硝普钠时间不超过72小时。

（2）硝酸甘油：扩张静脉和选择性扩张冠状动脉与大动脉，降低动脉压作用不及硝普钠。开始时以5～10μg/min速度静脉滴注。降血压起效迅速，停药后数分钟作用消失，可用至100～200μg/min。主要用于治疗合并急性肺水肿及急性冠脉综合征的高血压急症，并不常规用于其他高血压急症。有颅内高压、青光眼、梗阻性肥厚型心肌病、脑出血或头颅外伤等患者禁用。不良反应主要包括心动过速、面部潮红、头痛、呕吐等。

（3）尼卡地平：属二氢吡啶类钙通道阻滞剂，作用迅速，持续时间较短，降血压同时改善脑血流量。开始时以0.5μg/(kg·min)静脉滴注，可逐步增加剂量至10μg/(kg·min)。主要用于治疗高血压急症合并急性脑血管病、围手术期高血压、妊娠高血压或其他高血压急症。不良反应包括心动过速、头痛、周围水肿、心绞痛、恶心、头晕，与硫酸镁合用可能抑制子宫收缩等。

（4）拉贝洛尔：属α-β受体拮抗剂，起效较迅速（5～10分钟)，持续时间较长(3～6 小时)。开始时缓慢静脉注射 20～50mg，15 分钟可重复，以 1～4mg/min 速率静脉滴注。拉贝洛尔主要用于高血压急症合并妊娠或肾功能不全患者。不良反应包括恶心、呕吐、支气管痉挛、传导阻滞、直立性低血压等。

(5) 地尔硫䓬：为非二氢吡啶类钙通道阻滞剂，能舒张血管平滑肌、降低周围血管阻力从而使血压下降，同时具有改善冠状动脉血流，降低窦房结、房室结自律性及传导性，控制快速型室上性心律失常的作用。地尔硫䓬起效迅速，先给予 5～10mg 静脉注射，通常 5 分钟起效，然后 5～15g/(kg•min)静脉泵入。不良反应为心动过缓、房室传导阻滞、低血压、心力衰竭、外周水肿等。

(6) 乌拉地尔：乌拉地尔有阻断外周 α 受体和调节血压中枢双重作用，通过阻断突触后 α_1 受体，扩张血管；同时还激活中枢 5- 羟色胺受体，抑制反射性心动过速；具有降血压平稳而迅速、减轻心脏负荷、降低心肌氧耗量、增加心脏搏出量、降低肺动脉高压及增加肾血流量，且不升高颅内压等特点。适用于大多数高血压急症患者，特别是嗜铬细胞瘤引起的高血压危象。乌拉地尔不良反应较少，静脉滴注过快可出现头晕、恶心、心悸等症状。

(7) 酚妥拉明：为 α 肾上腺素受体拮抗剂，其对 α_1 受体的阻断作用为 α_2 受体的 3～5 倍，通过降低外周阻力降低心脏后负荷及肺动脉压，增加心输出量。适用于治疗嗜铬细胞瘤所致的高血压发作，包括手术切除时的高血压，也可用于协助诊断嗜铬细胞瘤。通常从小剂量开始，2.5～5mg/ 次静脉注射。个别患者可出现头痛、心动过速、面部潮红，甚至严重的直立性低血压。严重动脉粥样硬化、肝肾功能不全、胃十二指肠溃疡及 ACS 患者禁用。

(8) 艾司洛尔：艾司洛尔为极短效的选择性 β_1 受体拮抗剂，其能阻断 β_1 受体降低心输出量，抑制肾素释放，并阻断中枢 β 受体，降低外周交感神经活性，发挥降血压作用；静脉注射后即刻产生 β 受体拮抗作用，5 分钟后达最大效应，单次注射持续时间为 10～30 分钟。艾司洛尔是起效最快的 β 受体拮抗剂，起效时间为 1～2 分钟，是主动脉夹层患者的首选药物，也适用于除合并心力衰竭肺水肿以外的大多数高血压急症，尤其是围手术期的血压控制。本药即刻控制量为 1mg/kg，在 30 秒内静脉注射，继之以 0.15mg/(kg•min)静脉滴注，最大维持量为 0.3mg/(kg•min)。支气管哮喘、严重慢性阻塞性肺疾病、窦性心动过缓、二至三度房室传导阻滞、心源性休克及对艾司洛尔过敏者禁用。

6.10.5 各种高血压急症的降血压要求和降血压目标（表 6-20）

表 6-20 各种高血压急症的降血压要求和降血压目标

临床情况	抗高血压药选择	降血压要求	降血压目标	推荐等级	证据质量
高血压脑病	拉贝洛尔	不宜过快，给药开始 1 小时内将舒张压降低 20%～25%，不超过 50%	血压 160～180/100～110 mmHg	I	C
蛛网膜下腔出血	尼卡地平、拉贝洛尔、艾司洛尔	高于基础血压的 20% 左右，避免低血压。动脉瘤处理前可将收缩压控制在 140～160mmHg；处理动脉瘤后，应参考患者的基础血压，合理调整目标值，避免低血压造成的脑缺血	收缩压<150～160mmHg	I	B
颅内出血	拉贝洛尔、尼卡地平、乌拉地尔、利尿剂等	当急性脑出血患者收缩压>220mmHg，积极静脉降血压；收缩压>180mmHg，静脉降血压并根据临床表现调整降血压速度	血压<160/90mmHg	I	B

续表

临床情况	抗高血压药选择	降血压要求	降血压目标	推荐等级	证据质量
急性脑梗死	尼卡地平、拉贝洛尔、艾司洛尔、乌拉地尔等	一般不积极降血压，稍高的血压有利于缺血区灌注，除非血压>220/120mmHg。如考虑紧急溶栓治疗，血压>185/110mmHg 就应降血压治疗	24 小时降血压应不超过 25%	I	C
主动脉夹层	首选静脉途径的β受体拮抗剂，必要时可联合使用乌拉地尔、硝普钠、尼卡地平等	迅速将 SBP 降低，同时控制心率	收缩压 100～120mmHg，心率 50～60 次 /min	I	C
急性心力衰竭	硝普钠、硝酸甘油、乌拉地尔、利尿剂等	早期数小时应迅速降血压，降血压幅度在 25% 以内，没有明确的降血压目标，以减轻心脏负荷、缓解心力衰竭症状为主要目的	血压<140/90mmHg，收缩压应保持≥90mmHg	I	B

续表

临床情况	抗高血压药选择	降血压要求	降血压目标	推荐等级	证据质量
急性冠脉综合征	硝酸甘油、β 受体拮抗剂	降低血压、减少心肌氧耗氧，但不影响冠状动脉灌注压及冠状动脉血流，治疗需个体化，尤其是针对老年人群的降血压需综合评估	降血压的目标值为<130/80mmHg，舒张压不宜<70mmHg，尤其不应<60mmHg	I	C
肾衰竭	袢利尿剂、乌拉地尔、硝酸酯类、尼卡地平、拉贝洛尔	避免血压剧烈波动，平稳降血压，保证肾灌注	血压目标值为 140/90mmHg	I	C
子痫或先兆子痫	拉贝洛尔	止痉、降血压，必要时可终止妊娠	<160/110mmHg，孕妇并发器官功能损伤者血压应 <140/90mmHg，且不低于 130/80mmHg	I	C
嗜铬细胞瘤危象	酚妥拉明、乌拉地尔、硝普钠	一般情况下，先使用 α 受体拮抗剂，再使用 β 受体拮抗剂；若出现室性心律失常，α 受体拮抗剂和 β 受体拮抗剂需同时使用	术前 24h 血压 <160/90mmHg，不低于 80/40mmHg	I	C

6.10.6 临床用药注意事项

早期对患者进行评估和危险分层，针对患者的具体情况制订个体化的血压控制目标和用药方案，迅速恰当地将血压控制在目标范围内，以防治 HMOD。

（1）降血压的幅度及速度：在不影响脏器灌注基础上渐进地将血压调控至适宜水平。开始阶段（1 小时内）血压控制目标为平均动脉压的降低幅度不超过治疗前水平的 25%。在随后的 2～6 小时内将血压降至较安全水平，一般为 160/100mmHg 左右。如果可耐受，在以后 24～48 小时逐步降血压达到正常水平。对于妊娠合并高血压急症的患者，尽快、平稳地将血压控制到相对安全的范围（<150/100mmHg），并避免血压骤降而影响胎盘血液循环。

（2）注意事项：①高血压急症的临床病理生理学较复杂，治疗时需要个体化。②通常需静脉给药，宜采用半衰期短的药物。口服或舌下给药途径为静脉通路建立困难等特殊情况下采用，应注意可能引起不可控的低血压。③加强一般治疗：吸氧、镇静、心理护理、监测生命体征、维持水电解质平衡等。

高血压急症的血压控制是在保证重要脏器灌注基础上的迅速降血压。已经存在 HMOD 的患者，过快或过度降血压易导致其组织灌注压降低诱发缺血事件，应注意避免。

（余　静）

参考文献

[1] 中国高血压防治指南修订委员会，高血压联盟（中国），中国医疗保健国际交流促进会高血压病学分会，等. 中国高血压防治指南（2024 年修订版）[J]. 中华高血压杂志（中英文），2024，32（7）：603-700.

[2] MANCIA G，KREUTZ R，BRUNSTRÖM M，et al. 2023 ESH Guidelines for the management of arterial hypertension The Task Force for the management of arterial hypertension of the European Society of Hypertension：Endorsed by the International Society of Hypertension（ISH）and the European Renal Association（ERA）[J]. Journal of hypertension，2023，41（12）：1874-2071.

[3] VAN DEN BORN B H，LIP G，BRGULJAN-HITIJ J，et al. ESC

Council on hypertension position document on the management of hypertensive emergencies[J]. European heart journal Cardiovasc Pharmacother, 2019, 5(1): 37-46.

[4] KELLY D M, ROTHWELL P M. Blood pressure and the brain: the neurology of hypertension[J]. Pract Neurol, 2020, 20(2): 100-108.

[5] 王增武，王文. 中国急诊高血压诊疗专家共识（2017 修订版）解读[J]. 中国循环杂志，2018，33(S2): 39-44.

[6] MATHEWS E P, NEWTON F, SHARMA K. CE: hypertensive emergencies: a review[J]. American journal of nursing, 2021, 121(10): 24-35.

[7] BHORAT I, NAIDOO D P, MOODLEY J. Maternal cardiac haemodynamics in severe pre-eclampsia complicated by acute pulmonary oedema: a review[J]. Journal of maternal-fetal & neonatal medicine, 2017, 30(23): 2769-2777.

[8] TOGASHI K, JOFFE A M, SEKHAR L, et al. Randomized pilot trial of intensive management of blood pressure or volume expansion in subarachnoid hemorrhage(IMPROVES)[J]. Neurosurgery, 2015, 76(2): 125-134, discussion 134-5, quiz 135.

[9] CULYER V, MCDONOUGH E, LINDSELL C J, et al. Antihypertensives are administered selectively in emergency department patients with subarachnoid hemorrhage[J]. J Stroke Cerebrovasc Dis, 2013, 22(8): 1225-1228.

[10] MOULLAALI T J, WANG X, SANDSET E C, et al. Early lowering of blood pressure after acute intracerebral haemorrhage: a systematic review and meta-analysis of individual patient data[J]. J Neurol Neurosurg Psychiatry, 2022, 93(1): 6-13.

[11] NG Y, QI W, KING N, et al. Initial antihypertensive agent effects on acute blood pressure after intracerebral haemorrhage[J]. Stroke Vasc Neurol, 2022, 7(5): 367-374.

[12] HE J, ZHANG Y H, XU T, et al. Effects of immediate blood pressure reduction on death and major disability in patients with acute ischemic stroke: the CATIS randomized clinical trial[J]. JAMA, 2014, 311(5): 479-489.

[13] SHI J X, LI Y L, XING C, et al. Urapidil, compared to nitroglycerin,

has better clinical safety in the treatment of hypertensive patients with acute heart failure：a meta-analysis[J]. Drug design，development and therapy，2019，13：161-172.

[14] NONAKA K，UBARA Y，SUMIDA K，et al. Clinical and pathological evaluation of hypertensive emergency-related nephropathy[J]. Intern Med，2013，52（1）：45-53.

[15] EASTERLING T，MUNDLE S，BRACKEN H，et al. Oral antihypertensive regimens（nifedipine retard，labetalol，and methyldopa）for management of severe hypertension in pregnancy：an open-label，randomised controlled trial[J]. Lancet，2019，394（10203）：1011-1021.

7 新型抗高血压药

7.1 内皮素双受体拮抗剂

内皮素-1是强收缩动脉血管的激素。抑制内皮素-1可扩张血管，降低血压。以波生坦为代表的内皮素-1A型受体（ETA）拮抗剂可导致水潴留，因此未能用于降血压治疗，但已成为肺动脉高压重要的治疗药物。

7.1.1 分类

有研究显示，水潴留的主要机制是在ETA受到抑制后，可能通过激活B型受体（ETB）导致血管通透性增加，最终导致组织中水潴留，而双受体拮抗则可能在一定程度上避免水潴留。因此，近年来，业界致力于研究和开发ETA和ETB双重拮抗剂，并取得了显著进展，希望能够用于降血压治疗。目前内皮素双受体拮抗剂阿普昔腾坦（aprocitentan）已被FDA和欧盟批准上市，司帕生坦（sparsentan）目前已被FDA批准上市。阿普昔腾坦5～25mg剂量口服后血药浓度3～4小时达峰，血浆半衰期长达41.3～46.8小时（平均44小时），因此可以每日1次服药。

7.1.2 用药原则及降血压特点

Ⅱ期临床试验入选舒张压在90～109mmHg的原发性高血压患者490名，其中409名患者完成随访观察，分别接受阿普昔腾坦5mg、10mg、25mg、50mg、安慰剂或赖诺普利20mg每日1次，治疗8周。主要终点是自动诊室血压，所有患者均在随机和8周治疗结束时进行24小时动态血压监测。结果显示，阿普昔腾坦10mg、25mg和50mg均显著降低自动诊室血压，与安慰剂组相比，收缩压/舒张压差别分别为7.05/4.93mmHg、

9.90/6.99mmHg 和 7.58/4.95mmHg，20mg 赖诺普利组的相应差别为 4.84/3.81mmHg；阿普昔腾坦三个剂量组 24 小时收缩压 / 舒张压与安慰剂组的差别为 3.99/4.04mmHg、4.83/5.89mmHg 和 3.67/4.45mmHg。阿普昔腾坦三个剂量组不良事件的发生率在 22.0%～40.2%，安慰剂组为 36.6%。阿普昔腾坦剂量依赖地降低了血红蛋白、血细胞比容、白蛋白和尿酸，升高了估计的血浆容量，但体重与安慰剂组无差别。

Ⅲ期临床试验在亚洲、澳大利亚、美洲和欧洲的多个研究中心进行，入选服用包括利尿剂在内的三种抗高血压药后收缩压仍在 140mmHg 及以上的难治性高血压患者。试验共包括三个阶段，第一阶段是 4 周的双盲安慰剂对照研究，符合条件的高血压患者接受阿普昔腾坦 12.5mg、25mg 或安慰剂治疗，每日 1 次；第二阶段是 32 周的单盲观察期，所有患者均接受阿普昔腾坦 25mg 治疗；第三阶段是 12 周的随机、双盲、安慰剂对照研究，一组继续服用阿普昔腾坦 25mg，另一组改用安慰剂。主要研究终点是 4 周双盲安慰剂对照试验的无人值守的诊室收缩压自基线的变化，关键次要终点是撤药试验开始至第 40 周的无人值守的诊室收缩压的变化。自 2018 年 6 月 18 日到 2022 年 4 月 25 日，共筛选 1 965 名高血压患者，最终 730 名患者随机入组，其中 704（96%）名患者完成了第一阶段研究，这其中又有 613（87%）名患者完成了第二阶段研究，这其中又有 577（94%）名患者完成了第三阶段研究。在第一阶段研究中，四周收缩压的变化在阿普昔腾坦 12.5mg 组为 −15.3mmHg，在阿普昔腾坦 25mg 组为 −15.2mmHg，在安慰剂组为 −11.5mmHg，与安慰剂组相比，两个药物治疗组的差别分别为 −3.8mmHg 和 −3.7mmHg；24 小时动态收缩压的相应差别为 −4.2mmHg 和 −5.9mmHg，均有显著的统计学差异。在 4 周撤药期结束时，阿普昔腾坦 25mg 与安慰剂组诊室收缩压的平均差别为 5.8mmHg。最常见的不良事件是轻中度水肿或水潴留，在四周随访过程中三组的发生率分别为 9%、18% 和 2%，其中有 7 名接受阿普昔腾坦治疗的患者因此停药。在这个试验期间，共有 11 名患者死亡，但是无一例被判断和研究的治疗有关。

2024 年 3 月，FDA 批准阿普昔腾坦用于治疗难治性高血压，需与其他抗高血压药联合使用。2024 年 7 月，欧盟委员会批准阿普昔腾坦用于治疗成人难治性高血压，阿普昔腾坦成为欧盟首个获批的内皮素受体拮抗剂类抗高血压药。

7.1.3 适应证

难治性高血压。

（王继光）

参考文献

[1] VERCAUTEREN M, TRENSZ F, PASQUALI A, et al. Endothelin ETA receptor blockade, by activating ETB receptors, increases vascular permeability and induces exaggerated fluid retention[J]. J Pharmacol Exp Ther, 2017, 361(2): 322-333.

[2] SIDHARTA P N, MELCHIOR M, KANKAM M K, et al. Single-and multiple-dose tolerability, safety, pharmacokinetics, and pharmacodynamics of the dual endothelin receptor antagonist aprocitentan in healthy adult and elderly subjects[J]. Drug design, development and therapy, 2019, 13: 949-964.

[3] VERWEIJ P, DANAIETASH P, FLAMION B, et al. Randomized dose-response study of the new dual endothelin receptor antagonist aprocitentan in hypertension[J]. Hypertension, 2020, 75(4): 956-965.

[4] DANAIETASH P, VERWEIJ P, WANG J G, et al. Identifying and treating resistant hypertension in PRECISION: a randomized long-term clinical trial with aprocitentan[J]. Journal of clinical hypertension, 2022, 24(7): 804-813.

[5] PRECISION investigators. Dual endothelin antagonist aprocitentan for resistant hypertension(PRECISION): a multicentre, blinded, randomised, parallel-group, phase 3 trial[J]. Lancet, 2022, 400(10367): 1927-1937.

7.2 非甾体类选择性醛固酮受体拮抗剂

醛固酮是参与水盐代谢调节的最重要激素。通过阻断醛固酮受体，可以调节水盐代谢，降低血压。早期的醛固酮受体拮抗剂和醛固酮一样都是甾体化合物，其中螺内酯是常用药物，除了用于原发性醛固酮综合征的治疗外，还可以用于心力衰竭的治疗，但不论是螺内酯，还是依普利酮，因为其甾体化合物的结构特性，不可避免地会作用于孕激素受体等而导致男性乳腺增生等较严重的副作用，因此，业界一直致力于研究和开发选择性更高、副作用更小的醛固酮受体拮抗剂。近年来，在这方面取得了重大进展，若干非甾体药物研发成功，用于治疗高血压等心血管疾病。

近年来盐皮质激素受体拮抗剂（mineralocorticoid receptor antagonist，MRA）也用于难治性高血压的降血压治疗，常用的治疗剂量范围是每日 20～80mg。依普利酮是甾体类醛固酮受体拮抗剂，在其推荐的 50～100mg 常用剂量范围内，与螺内酯相比，对醛固酮受体的选择性略高，副作用较少，但是其降血压作用较小，100mg 剂量的降血压作用与 75mg 螺内酯相似。

7.2.1 分类

用于高血压以及难治性高血压的降血压治疗可选用醛固酮受体拮抗剂，醛固酮受体拮抗剂分为甾体类醛固酮受体拮抗剂和非甾体类醛固酮受体拮抗剂。

甾体类醛固酮受体拮抗剂常见的药物为螺内酯，治疗剂量范围是每日 20～80mg。依普利酮也是甾体类醛固酮受体拮抗剂，常规推荐剂量每天 50～100mg，非甾体类醛固酮受体拮抗剂有艾沙利酮（esaxerenone）和非奈利酮（finerenone），非奈利酮与螺内酯相比，对醛固酮受体的选择性略高，副作用较少，但是其降血压作用较小，非奈利酮 100mg 剂量的降血压作用与 75mg 螺内酯相似。目前已经进入临床应用。艾沙利酮主要适应证包括高血压，但尚未在我国注册批准；而非奈利酮适应证为糖尿病肾病，已在我国获批临床应用。此外，apararenone 完成了非酒精性脂肪肝的Ⅱ期临床试验。

7.2.2 临床试验结果

艾沙利酮是目前唯一在部分国家或地区获批高血压适应证的非甾体类高选择性醛固酮受体拮抗剂。在 5～200mg 单一剂量和 10～100mg 10 天治疗试验中，其血药浓度的达峰时间为 1.5～4.0 小时，半衰期为 22.3～25.1 小时，因此可以每日 1 次服药。在Ⅱ期临床试验中，426 名原发性高血压患者分别接受艾沙利酮 1.25mg、2.5mg、5mg，安慰剂或依普利酮 50～100mg 每日 1 次，治疗 12 周。与安慰剂相比，2.5mg 和 5mg 剂量治疗组主要终点诊室坐位收缩压 / 舒张压和次要终点 24 小时动态收缩压 / 舒张压均达到了统计学显著性。诊室收缩压 / 舒张压的下降幅度在安慰剂组为 −7.0/−3.8mmHg，在 1.25mg、2.5mg 和 5mg 治疗组分别为 −10.7/−5.0mmHg、−14.3/−7.6mmHg 和 −20.6/−10.4mmHg，在依普利酮组为 −17.4/−8.5mmHg。在Ⅲ期临床试验中，仅研究了 2.5mg 和 5mg 每日 1 次和依普利酮 50mg 每日 1 次在 1 001 名原发性高血压患者中的疗效，治疗 12 周。结果显示，与依普利酮相比，艾沙利酮 2.5mg 非劣效；5mg 优效。三组降血压治疗的达标率（诊室血压 <140/90mmHg）分别为 27.5%、31.5% 和 41.2%。该药还进行了糖尿病肾病治疗Ⅲ期临床试验，并观察到了在血管紧张素转换酶抑制药或血管紧张素受体阻滞药治疗基础上逆转白蛋白尿或控制白蛋白尿进展的显著获益。

非奈利酮主要进行了糖尿病肾病临床试验，并获批进入临床应用。尽管该药具有显著的降血压治疗作用，但因为并未进行专门的降血压治疗临床试验，因此该药现在和将来可能并不会用于降血压治疗。

未来，这类药物很可能可以在合并高醛固酮的高血压患者治疗中发挥重要作用，不论是原发性，还是继发性醛固酮增多症。

（王继光）

参考文献

[1] 中国高血压防治指南修订委员会，高血压联盟（中国），中国医疗保健国际交流促进会高血压病学分会，等. 中国高血压防治指南（2024 年修订版）[J]. 中华高血压杂志（中英文），2024，32（7）：603-700.

[2] WEINBERGER M H，RONIKER B，KRAUSE S L，et al. Eplerenone，a selective aldosterone blocker，in mild-to-moderate hypertension [J]. American journal of hypertension，2002，15（8）：709-716.

[3] KATO M，FURUIE H，SHIMIZU T，et al. Single-and multiple-dose escalation study to assess pharmacokinetics，pharmacodynamics and safety of oral esaxerenone in healthy Japanese subjects[J]. British journal of clinical pharmacology，2018，84（8）：1821-1829.

[4] ITO S，ITOH H，RAKUGI H，et al. Efficacy and safety of esaxerenone（CS-3150）for the treatment of essential hypertension：a phase 2 randomized，placebo-controlled，double-blind study[J]. Journal of human hypertension，2019，33（7）：542-551.

[5] ITO S，ITOH H，RAKUGI H，et al. Double-Blind Randomized phase 3 study comparing esaxerenone（CS-3150）and eplerenone in patients with essential hypertension（ESAX-HTN Study）[J]. Hypertension，2020，75（1）：51-58.

[6] FIDELIO-DKD Investigators. Effect of finerenone on chronic kidney disease outcomes in type 2 diabetes[J]. The New England journal of medicine，2020，383（23）：2219-2229.

[7] FIGARO-DKD Investigators. Cardiovascular events with finerenone in kidney disease and type 2 diabetes[J]. The New England journal of medicine，2021，385（24）：2252-2263.

[8] BAKRIS G，YANG YF，PITT B. Mineralocorticoid receptor antagonists for hypertension management in advanced chronic kidney disease：BLOCK-CKD trial[J]. Hypertension，2020，76（1）：144-149.

[9] BLOCK-CKD Study Group. Effect of KBP-5074 on blood pressure in advanced chronic kidney disease：results of the BLOCK-CKD study[J]. Hypertension，2021，78（1）：74-81.

[10] OKANOUE T，SAKAMOTO M，HARADA K，et al. Efficacy and safety of apararenone（MT-3995）in patients with nonalcoholic steatohepatitis：a randomized controlled study[J]. Hepatol Res，2021，51（9）：943-956.

[11] WHITTAKER A，KRAGH Å M，HARTLEIB-GESCHWINDNER J，et al. Safety，tolerability，and pharmacokinetics of the mineralocorticoid receptor modulator AZD9977 in healthy men：a phase I multiple ascending dose study[J]. Clin Transl Sci，2020，13（2）：275-283.

[12] ITO S，KASHIHARA N，SHIKATA K，et al. Esaxerenone（CS-3150）in patients with type 2 diabetes and microalbuminuria（ESAX-DN）：phase 3 randomized controlled clinical trial[J]. Clin J Am Soc Nephrol，2020，15（12）：1715-1727.

[13] AGARWAL R，RUILOPE L M，RUIZ-HURTADO G，et al. Effect of finerenone on ambulatory blood pressure in chronic kidney disease in type 2 diabetes[J]. Journal of hypertension，2023，41(2)：295-302.

7.3 醛固酮合成酶抑制剂

醛固酮合成酶(aldosterone synthase，CYB11B2)是盐皮质激素 - 醛固酮合成的限速酶，是通过减少醛固酮合成治疗醛固酮相关疾病如高血压的潜在药物靶点。研究和开发醛固酮合成酶抑制剂的历史已有近 20 年。

7.3.1 分类

醛固酮合成酶具有高选择性，即只抑制醛固酮合成酶 CYB11B2，而不抑制皮质醇合成酶 CYB11B1，这是醛固酮合成酶抑制剂能否应用于降血压治疗的决定性因素。现有的醛固酮合成酶抑制剂 baxdrostat，lorundrostat、vicadrostat 和 dexfadrostat，正在临床试验中，相应的降血压效果在下述临床试验结果中阐述。

7.3.2 临床试验结果

2022 年，醛固酮合成酶抑制剂(ASI)baxdrostat 因其在难治性高血压Ⅱ期临床试验(BrigHTN)中的显著疗效引发学界关注。该研究纳入 248 例难治性高血压患者，结果显示 2mg、1mg 和 0.5mg 剂量组诊室收缩压较基线分别下降 20.3mmHg、17.5mmHg 和 12.1mmHg，与安慰剂组(9.4mmHg)的组间差异达统计学显著性(2mg 组 Δ−11.0mmHg，1mg 组 Δ−8.1mmHg；均 $P<0.01$)。该研究的事后分析显示，baxdrostat 能够显著降低难治性高血压患者尿蛋白肌酐比值(UACR)水平，具有潜在肾脏保护作用。目前该药物在高血压领域的 3 项Ⅲ期临床试验 BaxHTN，Bax24，BaxAsia 已在全球多个国家启动，进一步深入研究其在未控制高血压和难治性高血压患者中降血压治疗的有效性和安全性，其中 BaxAsia 将会重点评估亚洲人群数据。此外，针对慢性肾脏病合并高血压人群的 2 项Ⅲ期临床研究，将会分别评估 baxdrostat 联合达格列净相较于达格列净单药在延缓 CKD 进展和心肾事件获益。1 项针对心力衰竭高危人群的

Ⅲ期临床研究将会比较 baxdrostat 联合达格列净相较于达格列净单药在减少心力衰竭住院及心血管死亡方面的额外获益。既往临床前和Ⅰ期临床试验研究均显示，baxdrostat 是高选择性（100∶1）醛固酮合成酶抑制剂，可显著降低血浆醛固酮水平，而且不影响血浆皮质醇水平。

醛固酮合成酶高选择性，只抑制醛固酮合成酶 CYB11B2，而不抑制皮质醇合成酶 CYB11B1，因此可应用于降血压治疗。目前已获批治疗内源性皮质醇增多症的奥唑司他（osilodrostat）（LCI699）在开发早期也曾开展降血压治疗临床试验。该试验共入选 524 名原发性高血压患者，随机接受奥唑司他（LCI699）0.25mg 每日 1 次（n=92），0.5mg 每日 1 次（n=88），1.0mg 每日 1 次（n=86），或 0.5mg 每日 2 次（n=97）；盐皮质激素受体拮抗剂依普利酮 50mg 每日 2 次（n=84）；或安慰剂（n=77），治疗 8 周。结果显示，奥唑司他（LCI699）显著降低诊室和动态血压，但促肾上腺皮质激素刺激试验提示少数患者促肾上腺皮质激素刺激皮质醇释放受到抑制。相关研发因此转向内源性皮质醇增多症，并最终获批临床应用。

目前处于临床试验阶段的醛固酮合成酶抑制剂，除了 baxdrostat，还有 lorundrostat、vicadrostat 和 dexfadrostat。在 lorundrostat Ⅱ期临床研究 TARGET-HTN 中，选择服用两个及以上抗高血压药的未控制高血压患者，进行两阶段临床试验。在第一阶段试验中，入选 163 名低肾素（肾素活性≤1.0ng/（ml•h）高醛固酮（血浆醛固酮≥1.0ng/dl）患者，分别接受 lorundrostat 12.5mg、50mg、100mg 每日 1 次，或 12.5mg 或 25mg 每日 2 次治疗或安慰剂；在第二阶段试验中，入选 37 名肾素活性 >1.0ng/（ml•h）的患者，以 6∶1 的比例，分别接受 lorundrostat 100mg 每日 1 次治疗或安慰剂。两阶段试验的治疗时间均为 8 周。主要研究终点是 8 周治疗后自动诊室收缩压的变化。结果显示，不论肾素是否受到抑制，lorundrostat 均可有效降低血压。高钾血症是较常见不良反应，但在减量或停药后可纠正。在 lorundrostat Ⅱ期临床研究 ADVANCE-HTN 中，共入选 285 名服用 2～5 种抗高血压药的 BMI 18～40kg/m^2 未控制高血压患者，随机接受 lorundrostat 50mg 每日 1 次、50～100mg 每日 1 次治疗或安慰剂，治疗 12 周。结果显示 lorundrostat 显著降低 24 小时平均 SBP。

Vicadrostat 则选择慢性肾脏病患者进行Ⅱ期临床试验研

究。研究对象的入选条件包括：年龄18岁及以上；估计肾小球滤过率（eGFR）在30～90ml/（min·1.73m²）；UACR在200～5 000mg/g；血钾≤4.8mmol/L；目前接受血管紧张素转换酶抑制药或血管紧张素受体阻滞药治疗。符合条件的研究对象首先随机接受恩格列净或安慰剂治疗8周；然后再进一步随机接受vicadrostat 3mg、10mg、20mg或安慰剂治疗14周。主要研究终点是晨尿UACR从第二次随机到治疗结束后的变化。在接受第一次随机治疗的714名患者中，586名患者随机接受vicadrostat或安慰剂治疗。vicadrostat剂量依赖地降低了已接受肾素-血管紧张素系统抑制剂和恩格列净治疗患者的白蛋白尿。同样，高钾血症是较常见不良反应，但是减量或停药可纠正，并未导致明显的安全性问题。此外，1项针对合并或不合并糖尿病的慢性肾脏病患者的Ⅲ期临床研究正在进行中，该研究将会评估在恩格列净基础上，vicadrostat与安慰剂相比的心肾事件获益。同时正在进行的1项针对EF≥40%心力衰竭患者的Ⅲ期临床研究将会评估在恩格列净基础上，vicadrostat与安慰剂相比在减少心力衰竭住院及心血管死亡方面的额外获益。

Dexfadrostat已经完成了在原发性醛固酮增多症患者中的Ⅱ期临床研究。研究共纳入35名患有原发性醛固酮增多症且SBP145～190mmHg的患者，随机接受dexfadrostat 4mg、8mg、12mg每日1次，治疗8周。主要研究终点是ARR和24小时平均SBP的变化。结果显示dexfadrostat可显著降低原发性醛固酮增多症患者ARR和24小时平均SBP。Ⅰ期临床试验显示dexfadrostat可有效抑制醛固酮产生，升高血钾和肾素水平，降低血浆醛固酮与肾素比值。

截至目前，尚无任何醛固酮合成酶抑制剂获批治疗高血压。但是baxdrostat和lorundrostat已经完成了在高血压人群中的Ⅱ期临床试验，正在开展Ⅲ期临床试验并即将发布结果。因此，在未来几年，这类药物很可能会最终进入临床用于治疗高血压，尤其是那些治疗后血压未控制或难治性高血压患者。

（王继光）

参考文献

[1] BUREIK M，HÜBEL K，DRAGAN C A，et al. Development

of test systems for the discovery of selective human aldosterone synthase（CYP11B2）and 11beta-hydroxylase（CYP11B1）inhibitors. Discovery of a new lead compound for the therapy of congestive heart failure，myocardial fibrosis and hypertension［J］. Mol Cell Endocrinol，2004，217（1-2）：249-254.

[2] BrigHTN Investigators. Phase 2 trial of baxdrostat for treatment-resistant hypertension［J］. The New England journal of medicine，2023，388（5）：395-405.

[3] CALHOUN D A，WHITE W B，KRUM H，et al. Effects of a novel aldosterone synthase inhibitor for treatment of primary hypertension：results of a randomized，double-blind，placebo-and active-controlled phase 2 trial［J］. Circulation，2011，124（18）：1945-1955.

[4] LINC 3 investigators. Efficacy and safety of osilodrostat in patients with Cushing's disease（LINC 3）：a multicentre phase Ⅲ study with a double-blind，randomised withdrawal phase［J］. The lancet. Diabetes and endocrinology，2020，8（9）：748-761.

[5] DUGGAN S. Osilodrostat：first approval［J］. Drugs，2020，80（5）：495-500.

[6] Target-HTN Investigators. Aldosterone synthase inhibition with lorundrostat for uncontrolled hypertension：the Target-HTN randomized clinical trial［J］. JAMA，2023，330（12）：1140-1150.

[7] ASi in CKD Group. Efficacy and safety of aldosterone synthase inhibition with and without empagliflozin for chronic kidney disease：a randomised，controlled，phase 2 trial［J］. Lancet，2024，403（10424）：379-390.

[8] MULATERO P，GROESSL M，VOGT B，et al. CYP11B2 inhibitor dexfadrostat phosphate suppresses the aldosterone-to-renin ratio，an indicator of sodium retention，in healthy volunteers［J］. British journal of clinical pharmacology，2023，89（8）：2483-2496.

[9] LAFFIN LJ，KOPJAR B，MELGAARD C，et al. Lorundrostat Efficacy and Safety in Patients with Uncontrolled Hypertension［J］. N Engl J Med，392（18）：1813-1823.

[10] MULATERO P，WUERZNER G，GROESSL M，et al. Safety and efficacy of once-daily dexfadrostat phosphate in patients with primary aldosteronism：a randomised，parallel group，multicentre，phase 2 trial. EClinicalMedicine，2024；71：102576. Published 2024 Apr 6. doi：10.1016/j.eclinm.2024.102576.

7.4 氨基肽酶抑制剂

目前氨基肽酶抑制剂是一种新一类靶向 RAAS 的新药，目前已进入临床Ⅲ期研究。在大脑中，肾素酶将血管紧张素原切割成血管紧张素Ⅰ，随后被血管紧张素转换酶降解为血管紧张素Ⅱ。血管紧张素Ⅱ可通过氨基肽酶 A 转化为血管紧张素Ⅲ。在大脑中，存在血管紧张素Ⅲ而不是血管紧张素Ⅱ，血管紧张素Ⅲ具有较强的刺激血压中枢的作用，氨基肽酶 A 抑制剂可以阻断氨基肽酶 A，有效抑制血管紧张素Ⅱ转化为血管紧张素Ⅲ，从而实现降血压目的。

7.4.1 作用机制

氨基肽酶 A 抑制剂 firibastat 的作用机制是阻断氨基肽酶 A，有效抑制血管紧张素Ⅱ转化为血管紧张素Ⅲ，从而实现降血压目的。脑血管紧张素Ⅲ的作用取决于三种相互独立的机制，以增加血压：①血管紧张素Ⅲ增加血液中抗利尿激素（vasopressin）的浓度；②血管紧张素Ⅲ增加与血管收缩相关的交感神经元的活性；③血管紧张素Ⅲ抑制压力感受器反射。在高血压大鼠的研究中已经表明，阻止血管紧张素Ⅱ向血管紧张素Ⅲ的转化可以显著抑制血压的升高。然而，这种从血管紧张素Ⅱ转换为血管紧张素Ⅲ的抑制不会导致血管紧张素Ⅱ水平上升，这可能是由于激活了将血管紧张素Ⅱ转换为血管紧张素（Ⅰ～Ⅶ）的替代途径，从而导致血压降低。

因此 firibastat 或对肾素水平低和抗利尿激素作用高的患者有效。firibastat 作为前体药能够通过递送活性产物 EC 33 产物进入中枢，其半衰期为 2 小时，活性代谢产物半衰期为 10～12 小时，且不会对正常血压人群的血压及心率产生影响。

7.4.2 Firibastat 的临床降血压特性

NEW-HOPE 是一项多中心、开放标签、剂量滴定的

firibastat Ⅱ期临床研究，共招募了 256 例超重或肥胖的原发性高血压患者，受试者接受 firibastat 治疗 8 周（口服 250mg 每日 2 次，持续 2 周；之后，如果自动化诊室血压［AOBP］> 140/90mmHg 则口服 500mg 每日 2 次；治疗 1 个月后，如果收缩期 AOPB≥160mmHg 和 / 或舒张期 AOBP≥100mmHg，可增加氢氯噻嗪 25mg 每日 1 次）。研究结果显示，接受 firibastat 治疗 8 周后，收缩期 AOBP 相对基线显著下降 9.7mmHg（P<0.000 1）。次要终点方面，舒张期 AOBP 相对基线下降 4.3mmHg（P<0.000 1）。然而令人意外的是于 2022 年 11 月 AHA 大会公布的 firibastatⅢ期研究 FRESH 试验（firibastat in treatment-RESistant Hypertension）结果与此前开展Ⅱ期临床试验结果不同，此次研究未能证实 firibastat 在难治性高血压患者中的有效性。FRESH 试验是一项多中心（11 个国家，75 家中心）、随机、双盲、安慰剂对照Ⅲ期临床研究，纳入使用两类抗高血压药或至少三类药物（包含利尿剂）治疗仍效果不佳的 1 级高血压患者（收缩压 140～180mmHg），受试者随机分为 firibastat 组（500mg b.i.d.）与安慰剂组，治疗 12 周后停药随访。研究主要终点为 12 周内患者 AOBP 自基线时的变化。研究结果显示，16 周后安慰剂组患者收缩压较基线下降 7.85mmHg，而 firibastat 组患者收缩压较基线下降 7.82mmHg，校正后 P = 0.98，无显著统计学差异。次要终点方面，无论是 AOBP 或是 24 小时动态血压监测，安慰剂组与 firibastat 组结果均较基线时有所降低。在安全性终点方面，本次研究中并未出现严重不良事件，患者转氨酶无显著变化。但 firibastat 组中共有 13 例（5.1%）患者出现皮肤过敏事件，而安慰剂组仅出现 1 例。这些结果表明阻断氨基肽酶 A 用于降血压治疗的有效性还需更多的研究予以证明。

（吕晓希）

参考文献

[1] BOITARD S E，MARC Y，KECK M，et al. Brain renin-angiotensin system blockade with orally active aminopeptidase A inhibitor prevents cardiac dysfunction after myocardial infarction in mice［J］. J Mol Cell Cardiol，2019，127：215-222.

[2] NESBITT S D.Firibastat：a novel treatment for hypertension［J］. Current hypertension reports，2021，23（12）：46.

[3] FERDINAND K C，BALAVOINE F，BESSE B，et al. Efficacy and safety of firibastat，a first-in-class brain aminopeptidase a inhibitor，in hypertensive overweight patients of multiple ethnic origins[J]. Circulation，2019，140(2)：138-146.

8 抗高血压药基因组学

8.1 概　　念

不同个体对于药物反应的差异性很大，影响因素包括年龄、并发症、营养状况、遗传背景、药物相互作用及环境等，其中遗传背景的影响尤为重要。药物进入人体内，经过吸收、转运、代谢、效应及清除的过程发挥作用，携带不同基因型的患者在上述药物作用过程中反应程度可能不同，表现为药物反应性的个体差异。

1997年6月，美国食品药品管理局（Food and Drug Administration，FDA）和欧洲药品评价局（EMEA）发表了药物基因组学的指导性文件，要求制药企业在药物开发过程中，提供药物代谢及相互作用的药物基因组学数据，为药物使用剂量提供依据，这些举动标志着“药物基因组学时代”的到来。

2005年，国际遗传药理学研究网络（PGRN）和药物基因组学知识库（PharmGKB）设立。2007年，美国FDA首次批准了采用药物基因组学检测方法判断常用抗凝药物——华法林的用量及敏感性。美国FDA已批准在140余种药物的药品标签中增加药物基因组信息，用于预测不同基因型患者在应用药物时的疗效和不良反应。

8.2 与抗高血压药相关的基因多态性

药物基因组学已成为指导临床个体化用药、评估严重药物不良反应发生风险的重要工具。通过检测药物代谢酶和药物靶点基因，可指导临床医生针对特定患者选择合适的抗高血压药和给药剂量，提高抗高血压药治疗的有效性和安全性。常见抗高血压药相关基因多态性见表8-1。

表 8-1　常见抗高血压药相关基因多态性一览表

中文药名	基因	位点	基因型	正常用药型	调整用药型
阿替洛尔	*ABCB1*	87230193	A/G	AA	AG，GG
阿替洛尔	*PTGS2*	186643950	A/G	AA	AG，GG
阿替洛尔	*CACNA1C*	2788879	G/A	GG，GA	AA
阿替洛尔	*GALNT2*	230263844	T/C	CC	TC，TT
阿替洛尔	*GALNT2*	230294916	C/T	TT	CC，CT
阿替洛尔	*PROX1*	214159256	T/C	TT	CC，TC
阿替洛尔	*LDLR*	11227602	C/T	CC，CT	TT
阿替洛尔	—	11028275	A/G	AA，AG	GG
阿替洛尔	—	11018077	C/A	AA，CA	CC
美托洛尔	*ADRB1*	115805056	G/C	CC	GC，GG
比索洛尔	—	11018077	C/A	AA，CA	CC
氢氯噻嗪	*KCNJ1*	128733314	C/A	CC	AA，CA
氢氯噻嗪	*KCNJ1*	128730876	G/C	GG	CC，GC
氢氯噻嗪	*KCNJ1*	128728067	T/A	AA，TA	TT
氢氯噻嗪	*TCF7L2*	114732882	T/C	CC，TC	TT
氢氯噻嗪	*NELL1*	21565079	T/C	TT	CC，TC
氢氯噻嗪	*ADD1*	2906707	G/T	TT，GT	GG
氢氯噻嗪	*NEDD4L*	55816791	G/A	AA，GA	GG
氢氯噻嗪	*PRKCA*	64787573	T/C	CC	TC，TT
氢氯噻嗪	*PRKCA*	64788827	G/A	AA	GA，GG
氢氯噻嗪	*WNK1*	988558	C/T	CC，CT	TT
氢氯噻嗪	*NOS3*	150696111	T/G	GG	TG，TT
氢氯噻嗪	*FGF5*	81164723	C/T	TT	CT，CC
氢氯噻嗪	*EBF1*	157838542	G/A	GG	GA，AA
氢氯噻嗪	*EBF1*	157845402	C/T	CC	CT，TT
氢氯噻嗪	—	62758799	C/G	CC	CG，GG
氢氯噻嗪	—	98786276	A/G	GG	AA，AG
氢氯噻嗪	—	2500871	C/T	TT	CC，CT
氢氯噻嗪	—	11018077	C/A	CC	AA，CA
氯噻酮	*ACE*	61554194	T/A	AA，TA	TT

续表

中文药名	基因	位点	基因型	正常用药型	调整用药型
螺内酯	*NOS3*	150696111	T/G	GG	TG，TT
贝那普利	*AGT*	230849872	C/T	CC	CT，TT
贝那普利	*ADRB2*	148206440	G/A	GG，GA	AA
贝那普利	*AGT*	230838331	G/T	TT	GG，GT
贝那普利	*MTHFR*	11856378	G/A	AA	GA，GG
贝那普利	*PRCP*	82564294	T/G	TT	GG，TG
贝那普利	*CYP11B2*	143999600	A/G	AA，AG	GG
贝那普利	*AGT*	131891820	A/G	AA	AG，GG
贝那普利	*BDKRB2*	96688767	C/T	TT	CC，CT
贝那普利	*MME*	154858685	G/A	GG	AA，GA
贝那普利	*PTGER3*	71377650	T/C	CC，TC	TT
卡托普利	*ACE2*	15618061	A/G	GG	AA，AG
卡托普利	*AGT*	131891820	A/G	AA	AG，GG
卡托普利	*BDKRB2*	96688767	C/T	TT	CC，CT
卡托普利	*MME*	154858685	G/A	GG	AA，GA
卡托普利	*PTGER3*	71377650	T/C	CC，TC	TT
依那普利	*AGT*	131891820	A/G	AA	AG，GG
依那普利	*NR3C2*	149357475	C/T	TT	CC，CT
依那普利	*BDKRB2*	96688767	C/T	TT	CC，CT
依那普利	*MME*	154858685	G/A	GG	AA，GA
依那普利	*PTGER3*	71377650	T/C	CC，TC	TT
依那普利	—	136154867	G/T	GG，GT	TT
赖诺普利	*AGT*	131891820	A/G	AA	AG，GG
赖诺普利	*ACE*	61554194	T/A	AA，TA	TT
赖诺普利	*BDKRB2*	96688767	C/T	TT	CC，CT
赖诺普利	*MME*	154858685	G/A	GG	AA，GA
赖诺普利	*PTGER3*	71377650	T/C	CC，TC	TT
赖诺普利	*ACE*	61565891	ATACAGT	—	ATACAGT
群多普利	*PTPRD*	9687487	C/T	CC	CT，TT
群多普利	*AGT*	131891820	A/G	AA	AG，GG

续表

中文药名	基因	位点	基因型	正常用药型	调整用药型
群多普利	*BDKRB2*	96688767	C/T	TT	CC，CT
群多普利	*MME*	154858685	G/A	GG	AA，GA
群多普利	*PTGER3*	71377650	T/C	CC，TC	TT
咪达普利	*AGT*	230849872	C/T	CC	CT，TT
咪达普利	*CYP11B2*	143999600	A/G	AA，AG	GG
咪达普利	*AGT*	131891820	A/G	AA	AG，GG
咪达普利	*BDKRB2*	96688767	C/T	TT	CC，CT
咪达普利	*MME*	154858685	G/A	GG	AA，GA
咪达普利	*PTGER3*	71377650	T/C	CC，TC	TT
坎地沙坦	*CYP11B2*	143999600	A/G	GG	AA，AG
坎地沙坦	*FUT4*	94271663	C/A	CC，CA	AA
厄贝沙坦	*APOB*	21263900	G/A	GG，GA	AA
氯沙坦	*CYP2C9*	96741053	A/C	AA	CC，AC
地尔硫䓬	*PLCD3*	43208121	A/T	TT，AT	AA
维拉帕米	*KCNMB1*	169810796	C/T	TT，CT	CC
维拉帕米	*PTPRD*	9687487	C/T	CC	CT，TT
维拉帕米	*NR1H3*	47282024	C/T	CC	CT，TT
维拉帕米	*CACNA1C*	2788879	G/A	AA，GA	GG
维拉帕米	*NR1H3*	47276675	A/G	AA	AG，GG
维拉帕米	*KCNMB1*	169805956	C/G	CC，CG	GG
维拉帕米	*CACNB2*	18708798	A/T	AA	AT，TT
维拉帕米	*CACNB2*	18549641	G/A	AA，GA	GG
氨氯地平	*ACE*	61554194	T/A	AA，TA	TT
氨氯地平	*CACNA1C*	2757769	T/C	CC	TC，TT
氨氯地平	*CACNA1C*	2222732	T/G	TT	GG，TG
氨氯地平	*CACNA1C*	2447414	G/C	GG	CC，GC
硝苯地平	*SLC14A2*	43252883	G/A	AA，GA	GG
硝苯地平	*SLC14A2*	43262359	G/A	GG	AA，GA
硝苯地平	*CACNA1C*	2222732	T/G	TT	GG，TG

8.2.1 代谢酶基因的变异影响药物代谢

细胞色素 P450（CYP）包含大量与药物代谢相关的酶，是药物代谢的主要酶系，如 CYP2D6、CYP2C9、CYP2C19 等。这一家族基因的多态性直接关系药物的代谢。

氯沙坦属于 ARB，是一种常用的抗高血压药。*CYP2C9* 编码的蛋白属于药物代谢酶——CYP450 家族成员，负责将氯沙坦催化为活性产物 EXP-3174，从而进一步发挥降血压作用。*CYP2C9* 基因的某些位点多态性会影响氯沙坦活性产物 EXP-3174 的生成，进而影响降血压效果。携带 *CYP2C9*3* 等位基因的个体服用氯沙坦后，EXP-3174 的生成减少，氯沙坦的代谢率降低。口服单剂量氯沙坦 1～6 小时后，*CYP2C9*1/*3* 基因型个体中氯沙坦的降血压作用下降，需适当增加用药剂量以增强降血压疗效。

8.2.2 靶点基因的变异影响药物疗效

某些药物作用靶点的调控基因发生变异，对药物效果产生很大影响，如果效应靶蛋白发生了变化，很可能对药物不敏感，影响药物疗效。

ACEI 是一类常用的抗高血压药，血管紧张素转换酶（angiotensin converting enzyme，ACE）是 ACEI 的作用靶点。*ACE* 基因的内含子 16 存在 288bp 的 Alu 插入（insertion）/ 缺失（deletion）多态性，会导致 3 种基因型：Ⅱ（插入纯合子）、ID（插入缺失杂合子）及 DD（缺失纯合子）。*ACE* I/D 多态性可影响血浆 ACE 的水平，DD 基因型个体血浆 ACE 的活性升高，依那普利治疗后 ACE 活性下降更明显；初治的高血压患者中，DD 型患者福辛普利的降血压疗效增强；在高血压合并左心室肥大和舒张期充盈障碍的患者中，DD 基因型患者服用依那普利和赖诺普利后心功能改善程度优于 ID 和Ⅱ基因型患者；Ⅱ基因型患者应用赖诺普利或卡托普利时肾功能下降更明显。

β 受体拮抗剂是另外一类常用的抗高血压药，β 肾上腺素受体是该类药物的作用靶点。该受体属于 G 蛋白耦联受体超家族，通过与 Gs 蛋白耦联调节细胞内 cAMP 和 L 型钙通道的开放频率。β_1 受体编码基因 *ADRB1* 多态性可影响 β 受体拮抗剂（如美托洛尔）的疗效。如 *ADRB1* 的 rs1801253 多态性导致存在两种类型的受体（Arg389 和 Gly389），其中 Arg389 型受体与 G 蛋白耦联效率高于 Gly389 型受体。Arg389 纯合子高血压患者应用美托洛尔后，血压下降程度是 Gly389Arg 杂合子基因型个体的 3 倍；Arg389 纯合子基因型心力衰竭患者应用卡维地洛和美托洛尔治疗后左室射血分数（left ventricular ejection fraction，LVEF）改善情况更佳。临床医师可在应用 β 受体拮抗剂前先检测 *ADRB1* 基因多态性，再根据基因型调整用药剂量，以提高疗效。

CACNA1C 基因编码 L 型钙通道的其中一个亚基，是 CCB 的作用靶点。研究表明，*CACNA1C* 基因的某些位点多态性（如 rs2239050）与氨氯地平的降血压效果有关，不同的基因型个体服用氨氯地平后的血压下降幅度不同。

综上，药物发挥作用的各个环节都可能因基因变异而表现出明显的差异性反应。药物作用的差异表现为药动学和药效学的差异。抗高血压药种类多样，目前大部分临床医生制订治疗方案主要根据患者的年龄、体重、高血压程度、有无并发症等，经验性地选择药物种类和剂量。药物基因组学的应用将从分子水平和微观层面为用药提供有效的参考。精准的用药指南就是要将个体的基因型考虑在内，量身定制用药方案，避免用药不当，真正做到个体化精准用药。

（蔡　军）

参考文献

[1] BREMER T，MAN A，KASK K，et al. CACNA1C polymorphisms are associated with the efficacy of calcium channel blockers in the treatment of hypertension［J］. Pharmacogenomics，2006，7（3）：271-279.

[2] YASAR U，FORSLUND-BERGENGREN C，TYBRING G，et al. Pharmacokinetics of losartan and its metabolite E-3174 in relation to the CYP2C9 genotype［J］. Clinical Pharmacology and therapeutics，2002，71（1）：89-98.

[3] YIN T，MAEKAWA K，KAMIDE K，et al. Genetic variations of CYP2C9 in 724 Japanese individuals and their impact on the antihypertensive effects of losartan［J］. Hypertension research，2008，31（8）：1549-1557.

[4] FLATEN H K，MONTE A A. The Pharmacogenomic and

Metabolomic Predictors of ACE Inhibitor and Angiotensin Ⅱ Receptor Blocker Effectiveness and Safety[J]. Cardiovasc Drugs Ther, 2017, 31(4): 471-482.

[5] RIGAT B, HUBERT C, ALHENC-GELAS F, et al. An insertion/deletion polymorphism in the angiotensin I-converting enzyme gene accounting for half the variance of serum enzyme levels[J]. J Clin Invest, 1990, 86(4): 1343-1346.

[6] THORN C F, KLEIN T E, ALTMAN R B. PharmGKB summary: very important pharmacogene information for angiotensin-converting enzyme[J]. Pharmacogenet Genomics, 2010, 20(2): 143-146.

[7] PARVEZ B, CHOPRA N, ROWAN S, et al. A common β1-adrenergic receptor polymorphism predicts favorable response to rate-control therapy in atrial fibrillation[J]. Journal of the American College of Cardiology, 2012, 59(1): 49-56.

[8] 国家卫生计生委医政医管局. 国家卫生计生委医政医管局关于印发《药物代谢酶和药物作用靶点基因检测技术指南(试行)》和《肿瘤个体化治疗检测技术指南(试行)》的通知[EB/OL]. [2025-02-16]. http://www.nhfpc.gov.cn/yzygj/s3593/201507/fca7d0216fed429cac797cdafa2ba466.shtml.

8.3 药物基因组学在高血压治疗作用中的评价

8.3.1 概念

药物基因组学是研究基因对药物反应影响的一种方法，通过分析基因与药物代谢、疗效及不良反应之间的关系，旨在进行个体化精准治疗。通过了解患者的基因组信息，可以个性化地选择和调整药物治疗方案，提高疗效并减少不良反应。在高血压治疗中，药物基因组学的应用可以帮助医生根据患者的基因特征选择最适合的抗高血压药及剂量，从而提高治疗效果，减少不良反应。有研究表明，对于高血压患者，药物基因组学导向的精准药物治疗可以在传统常规经验药物治疗的基础上再将血压达标率提升 30%。基于选择更有效和耐受良好的药物方案的药物基因组学策略不但使血压得到了很好的控制，还可实现更高的成本效益，减轻了患者的经济负担。

8.3.2 评价方法

8.3.2.1 基因型检测　采集患者血液或口腔黏膜样本提取DNA，通过基因分型技术（PCR、一代测序、二代测序等）检测与抗高血压药反应相关的基因多态性。例如，编码细胞色素P450（CYP）酶的基因多态性可影响药物的代谢、药效和不良反应等。

8.3.2.2 药物反应预测　药物基因组学检测通过分析患者的基因组信息，利用统计分析方法整合临床数据和基因数据，研究基因多态性与药物反应之间的关系，分析患者对抗高血压药的疗效（好、正常、差）、代谢速度（快、正常、慢）和不良反应风险（高、正常、低），给患者优选疗效好、代谢正常以及不良反应风险低的药物。同时，通过大数据分析，可以预测特定基因型患者对抗高血压药血压控制效果和不良反应发生率。

8.3.3 评价效果

8.3.3.1 疗效评价　通过血压控制水平、血压降低幅度以及目标血压达标率、心血管事件发生率等指标，评价药物基因组学指导下的个体化治疗效果。评价的方式：

（1）效果E（effect）：E+ 效果好，E 效果正常　E− 效果差。

（2）耐受性T（tolerance，常代表不良反应）：T+ 不耐受（不良反应大）、T 正常（没有不良反应）、T−（极少的不良反应）。

（3）代谢（肝代谢）M（metabolism）：M+ 快代谢，M 正常代谢，M− 慢代谢。快代谢预示药物进入体内，通过肝脏快速代谢出去，效果减弱，需要增加剂量。

依据以上3种方式的评价以实现药物基因组学下的精准药物选择，即选择的药物要符合E+、T、M的特性，以有利于血压的控制和不良反应的减少。

有研究表明，基因导向的治疗可以显著提高血压控制效果，减少治疗失败的风险。多项研究表明，*CYP2D6*基因型影响β受体拮抗剂（如美托洛尔）的代谢速度，*CYP2D6*超快代谢型患者对该类药物反应较差，疗效降低。还有研究发现，*CYP2D6*基因型影响ARB药物的疗效。

8.3.3.2 安全性评价　通过不良反应发生率、药物相关副作用等指标，评价药物基因组学对治疗安全性的影响。基因检测有助于识别高风险个体，避免潜在的不良反应，提高治疗的安全性。研究结果和临床实践证实，基于基因型的抗高血压治疗更有效，有助于避免重大不良事件。有研究表明，*CYP3A5* 基因多态性位点 rs15524、rs4646453 和 rs776746 与中国人服用氨氯地平发生下肢水肿有关。

8.3.3.3　*成本效益评价*　通过比较药物基因组学指导的个体化精准治疗的成本与常规经验治疗的成本，分析药物基因组学在高血压治疗中的经济效益。尽管药物基因组学检测初期成本较高，但通过减少不良反应和提高治疗效果，长期来看具有较高的成本效益。有研究表明，与单基因相比，多基因检测成本更低，更能减轻经济负担，并且产生更多的临床获益。根据估计，基于药物基因组学指导的高血压治疗方法，使用多基因检测，可将 3 年总费用减少 47%。

药物基因组学在高血压治疗中的应用具有显著潜力，通过个体化治疗，可以显著提高治疗效果和安全性。尽管推广过程中面临成本和认知等挑战，但其在提高疗效、减少不良反应和优化治疗方案方面的潜力不可忽视。未来，随着组学和人工智能技术的进步和临床研究的积累，药物基因组学将成为高血压个性化治疗的重要组成部分。

（孙宁玲）

参考文献

[1] RODEN D M, MCLEOD H L, RELLING M V, et al. Pharmacogenomics[J]. Lancet, 2019, 394(10197): 521-532.

[2] 邹小秋，于铭新，房勇，等. 高血压患者药物基因组学导向药物治疗与常规药物治疗效果的比较[J]. 中华高血压杂志，2023, 31(9): 883-887.

[3] OLIVEIRA-PAULA G H, PEREIRA S C, TANUS-SANTOS J E, et al. Pharmacogenomics and hypertension: current Insights[J]. Pharmgenomics Pers Med, 2019, 12: 341-359.

[4] BLAKE C M, KHARASCH E D, SCHWAB M, et al. A meta-analysis of CYP2D6 metabolizer phenotype and metoprolol pharmacokinetics[J]. Clinical Pharmacology and therapeutics, 2013, 94(3): 394-399.

[5] MELOCHE M, KHAZAKA M, KASSEM I, et al. CYP2D6 polymorphism and its impact on the clinical response to metoprolol: a systematic review and meta-analysis[J]. British journal of clinical pharmacology, 2020, 86(6): 1015-1033.

[6] YANG C B，ZHANG G Q，SHU C，et al. Exploring CYP2D6 polymorphisms and angiotensin receptor blocker response in the Bai hypertensive population［J］. Pharmacogenet Genomics，2024，34（6）：199-208.

[7] BEITELSHEES A L，GONG Y，WANG D，et al. KCNMB1 genotype influences response to verapamil SR and adverse outcomes in the International Verapamil SR/trandolapril Study（INVEST）［J］. Pharmacogenet Genomics，2007，17（9）：719-729.

[8] LIANG H，ZHANG X R，MA Z，et al. Association of CYP3A5 gene polymorphisms and amlodipine-induced peripheral edema in Chinese Han Patients with essential hypertension［J］. Pharmgenomics Pers Med，2021，14：189-197.

[9] HART M R，GARRISON L P，DOYLE D L，et al. Projected cost-effectiveness for 2 gene-drug pairs using a multigene panel for patients undergoing percutaneous coronary intervention［J］. Value in Health，2019，22（11）：1231-1239.

9 高血压微创介入治疗及评价

9.1 高血压微创介入治疗

据报道，全球高血压控制率在 13.8% 左右，我国的高血压控制率大约为 16.8%。高血压控制率不高的现状不仅是由于存在难治性高血压的情况，也部分可以归因于高血压患者用药依从性不佳等原因，为此我们需要新方法来控制高血压。有明确的证据表明，交感神经系统的激活在血压升高的发生与发展中都起着重要作用，以神经调节为靶点的高血压微创治疗成为心血管领域的研究热点。高血压微创介入治疗如经导管去肾神经术（renal denervation，RDN）和颈动脉起搏治疗将会作为高血压治疗的三驾马车中的一驾，用于高血压的治疗中。

9.1.1 经导管去肾神经术

9.1.1.1 *原理和指南推荐* 肾脏交感神经系统在血压调节中起着至关重要作用。血压升高的机制之一是交感神经激活。基础研究发现，肾脏神经分布是广泛的，交感神经为 73.5%，副交感神经为 17.8%，感觉神经为 8.7%，肾脏交感神经占全身交感神经的 47%，当人体交感激活增高时，肾脏交感激活最明显。肾脏交感的传出和传入神经激活是导致血压升高的主要机制。过去曾经认为，肾脏仅有交感神经无迷走神经，但近期的研究发现肾动脉和肾盂周围存在胆碱能神经轴突（预示迷走神经的存在），当刺激交感神经血压升高，当刺激迷走神经血压下降，而 RDN 可以部分阻滞肾脏交感传出和传入神经纤维，选择性标测 RDN 可以有针对性地消融交感神经，通过调节肾和中枢神经之间过度激活的交感神经信号，降低肾和全身交感神经活性，从而起到控制高血压发生、发展的作用。基于 ESH 2023 年高血压指南，应用于肾主、副和远端动脉的射频消融和超声消融成为 RDN 的主要方法。指南对于 eGFR>40ml/(min•1.73m^2)的以下几类患者推荐 RDN 作为干预手段(ⅡB):尽管使用了抗高血压药联合治疗,但血压仍不受控制的患者;药物治疗引起严重副作用和生活质量差的患者;难治性高血压患者。

9.1.1.2 疗效证据

(1)非药物背景下的疗效:在 SPYRAL HTN-Off MED 概念验证研究(n=80)及主体研究(n=331)中,与假手术相比,射频消融的 RDN 使 24 小时 SBP 降低 5.0mmHg(P=0.041)和 3.9mmHg(P<0.001)。在 RADIANCE HTN SOLO 研究(n=144)及 RADIANCE-Ⅱ研究(n=224)中,与假手术相比,超声消融 RDN 均使日间 SBP 降低 6.3mmHg(P≤0.001)。证据表明:在没有使用抗高血压药的情况下,基于射频或超声能量的 RDN 可以显著降低高血压患者的血压。

(2)药物背景下的疗效:SPYRAL HTN-ON MED 研究(n=80)针对了接受 1~3 种抗高血压药治疗的患者,6 个月的随访发现射频消融 RDN 使 24 小时 SBP 降低了 7.0mmHg(P<0.005 9)。在其扩展研究(n=337)中,接受 RDN 的患者只存在诊室血压的差异(4.9mmHg,P=0.001 5),24 小时 ABPM 未观察到显著的血压降低。在 RADIANCE HTN-TRIO 研究(n=136)中,对 3 种以上抗高血压药耐药的未控制的高血压患者在 RDN 干预前转换为单药三联抗高血压药组合 4 周。术后 1 个月的随访发现超声消融 RDN 使 24 小时 SBP 降低了 4.5mmHg(P=0.022)。

(3)长期疗效证据:GSR 是一项连续纳入使用射频消融导管进行 RDN 治疗的最大规模前瞻性、多中心、单臂、非干预、开放标签的注册研究。基于 GSR 中入组患者(n=2 652)的分析,RDN 术后的血压下降可维持 3 年(诊室 SBP[(−16.5±28.6)mmHg,P<0.001]和 24 小时动态 SBP [(−8.0±20.0)mmHg,P<0.001])。SYMPLICITY HTN-3 试验报道了 RDN 的长期降血压作用。SPYRAL HTN-ON MED 试验和 RADIANCE HTN-SOLO 试验中,研究者均发现 RDN 的降血压效果可维持三年以上。因此,尽管在实验动物模型中已经发现肾脏的功能性神经再生,RDN 相关的长期降血压疗效均可预示肾脏神经再生后的功能在人类中的不确定性,需要我们进一步的研究。

(4)真实世界研究证据:来自 GSR 的真实世界研究数据表明,患者对 RDN 的降血压反应可能存在种族差异。在 GSR-Korea 研究中,韩国患者在术后 12 个月时诊室 SBP 的降幅较高加索地区的患者有更大的降幅，−27.2mmHg vs. −20.1mmHg，P<0.001。一系列的数据证实，在接受 RDN 治疗的东亚患者中，RDN 的降血压效果可持续至少 12 个月，12 个月时诊室 SBP 平均降幅为 20～30mmHg。虽然目前在中国大陆地区没有 RDN 注册研究结果发布，但已有多项 RDN 临床试验在进行。

（5）安全性证据：关于 RDN 安全性的主要问题是消融能量对动脉内皮、内膜和中膜的潜在损伤，肾动脉夹层，造影剂肾病，术后肾动脉狭窄和长期 eGFR 的下降等。在以 eGFR >40ml/（min•1.73m^2）的研究人群的随机对照试验（RCT）中，主要不良事件发生率在治疗组和对照组中均没有显著差异。

9.1.1.3　国产经导管去肾神经术的研究进展

美国 FDA 在 2023 年 11 月分别批准了超声消融系统和射频消融系统作为辅助疗法用于经生活方式改善和药物治疗后血压仍不能控制的高血压患者。2023 年我国完成了三项 RDN 治疗高血压的随机、假手术对照的临床试验并发布了试验结果，正在递交 NMPA 注册申请。这三项研究分别为 SMART 试验、Netrod 试验和 Iberis 试验（表 9-1）。SMART 试验采用肾神经标测 / 选择性交感神经消融技术平台和集 5 种功能于一体的标测消融导管，选择性消融去除肾交感神经，有靶向性消融精准度高的特点。Netrod 试验，采用网篮形的六电极在复杂的三维空间中实现良好的顺应性贴合，构建了一条传导良好的能量通路。Iberis 试验运用了具有多电极并允许经股动脉介入和桡动脉介入方法的 RDN 产品。这 3 个试验的 RDN 组均为在服用 2 个或以上的抗高血压药治疗基础上进入 RDN 的临床试验，结果显示：RDN 治疗 6 个月时，对诊室血压或动态血压均有显著的降低作用（表 9-1）且安全。RDN 疗法已纳入《中国高血压防治指南（2024 年修订版）》之中，有望成为高血压治疗的三驾马车之一。

表 9-1　SMART 试验、Netrod 试验和 Iberis 试验的差别

单位：mmHg

	RDN 组基线诊室 SBP 血压	RDN 治疗降低的绝对值	RDN 组基线动态 SBP 血压	RDN 治疗降低的绝对值
SMART 研究	158.5	−25.2	146.8	−10.8
Netrod 研究	160.8	−25.2	151.0	−12.4
Iberis 研究	159.1	−21.7	148.0	−11.9

9.1.2 颈动脉起搏治疗

另一种高血压微创治疗着眼于颈动脉窦的压力感受器，通过电刺激实现负反馈调节来取得降血压作用。第一代双侧刺激装置在一项双盲、随机、假手术对照的试验中进行，该试验纳入265例难治性高血压患者。术后6个月时，治疗组的诊室血压下降幅度明显大于假手术组。然而，该研究安全性未能确定。因此，该器械未能获批用于难治性高血压患者。已开发出的第二代单侧刺激装置，其手术的复杂性、并发症和成本较一代更低。一项单臂研究入组了60名难治性高血压患者，术后2年诊室血压得到了显著降低，24小时动态血压无差异。不过该器械仍缺乏RCT的证据支持，无法明确其降血压效果。

9.1.3 高血压微创介入治疗的评价

虽然高血压领域的微创介入技术正在如火如荼地进行创新和临床验证，但我们必须清晰地认识到，高血压患者的生活方式干预和药物治疗还是目前高血压防治的基石。高血压微创介入治疗还处于探索阶段，很多可干预的降血压机制还需要更多的研究去完善，比如患者适应证的选择、能量有效安全的递送、手术即刻终点的判断等。值得欣慰的是，在不久的将来，我们将会拥有经导管去肾神经术作为高血压治疗的第三驾马车，帮助那些通过抗高血压药血压控制不理想或对抗高血压药不耐受的患者，有更多的降血压方式的选择。未来，随着高血压发生发展机制的深入探索，我们有可能拥有更多、更便捷的高血压微创介入技术应用于临床，为高血压的全球防控提供重要保障。在评估对照RDN研究时，常用以下2种方法来评价RDN的成功程度。

（1）胜率分析法：胜率分析（the win ratio approach）是一种用于比较临床复合终点的统计方法，它考虑了复合终点的各个组成部分的相对优先级，并允许各个组分的比较存在不同结果。胜率分析还可以包含定量结果。胜率分析提供更大的统计效力来检测和量化治疗组之间的差异，改进了分析临床复合终点的传统统计方法（图9-1）。

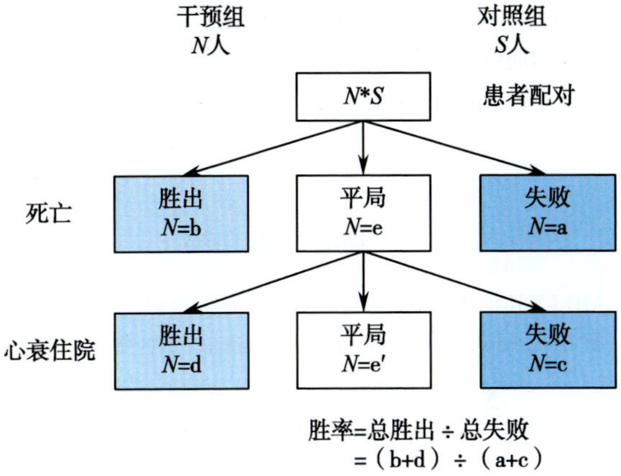

图 9-1　不匹配的胜率分析流程

（2）药物负荷指数：药物负荷指数是用于衡量一个患者同时服用多种药物的数量和剂量的指标。它通过对每种药物的类别、数量和剂量进行计算，得出一个综合指数。药物负荷指数的计算方法：将每种药物的剂量除以其标准剂量，并将各项结果相加得到总的药物负荷指数。药物负荷指数可作为人群用药水平的评估指标，也可作为临床终点用于评估干预治疗的效果，例如评估 RDN 治疗对减少抗高血压药使用的获益等。

9.2　经导管去肾神经术后长期血压评估新方法

9.2.1　血压达标时间比

单独的血压测量可能无法解释血压随时间的波动，血压达标时间比（blood pressure time in target rate，BP-TTR）是一种新的血压评估指标，是指收缩压在目标范围内的时间比。其原理是将各随访时间点的血压近似为线性函数来估计，并计算其血压时间切点以下或血压目标范围内的时间构成比。近期研究表明，血压达标时间比与各种心血管不良事件显著相关。

9.2.2　累计收缩压负荷

累计收缩压负荷（cumulative systolic blood pressure load，

cSBPL）同样利用线性插值描述血压轨迹，定义为收缩压大于等于目标值的曲线下面积与收缩压曲线下面积之比。它同时考虑了血压升高的幅度和持续时间，可能是更优化的心血管事件预测指标。

（张　毅）

参考文献

[1] MILLS K T, BUNDY J D, KELLY T N, et al. Global disparities of hypertension prevalence and control: a systematic analysis of population-based studies from 90 countries[J]. Circulation, 2016, 134(6): 441-450.

[2] 中国高血压防治指南修订委员会，高血压联盟（中国），中国医疗保健国际交流促进会高血压病学分会，等. 中国高血压防治指南（2024 年修订版）[J]. 中华高血压杂志（中英文），2024, 32(7): 603-700.

[3] BURNIER M, EGAN B M. Adherence in hypertension[J]. Circulation research, 2019, 124(7): 1124-1140.

[4] BHATT D L, KANDZARI D E, O'NEILL W W, et al. A controlled trial of renal denervation for resistant hypertension[J]. The New England journal of medicine, 2014, 370(15): 1393-1401.

[5] DIBONA G F, ESLER M. Translational medicine: the antihypertensive effect of renal denervation[J]. Am J Physiol Regul Integr Comp Physiol, 2010, 298(2): 245-253.

[6] ESLER M D, KRUM H, SOBOTKA P A, et al. Renal sympathetic denervation in patients with treatment-resistant hypertension (The Symplicity HTN-2 Trial): a randomised controlled trial[J]. Lancet, 2010, 376(9756): 1903-1909.

[7] SMITHWICK R H, THOMPSON J E. Splanchnicectomy for essential hypertension; results in 1, 266 cases[J]. J Am Med Assoc, 1953, 152(16): 1501-1504.

[8] MANCIA G, KREUTZ R, BRUNSTRÖM M, et al. 2023 ESH Guidelines for the management of arterial hypertension The Task Force for the management of arterial hypertension of the European Society of Hypertension Endorsed by the European Renal Association (ERA) and the International Society of

Hypertension（ISH）[J]. Journal of hypertension，2023，41（12）：1874-2071.

[9] AZIZI M，SCHMIEDER R E，MAHFOUD F，et al. Endovascular ultrasound renal denervation to treat hypertension（RADIANCE-HTN SOLO）：a multicentre，international，single-blind，randomised，sham-controlled trial[J]. Lancet，2018，391（10137）：2335-2345.

[10] TOWNSEND R R，MAHFOUD F，KANDZARI D E，et al. Catheter-based renal denervation in patients with uncontrolled hypertension in the absence of antihypertensive medications（SPYRAL HTN-OFF MED）：a randomised，sham-controlled，proof-of-concept trial[J]. Lancet，2017，390（10108）：2160-2170.

[11] AZIZI M，SAXENA M，WANG Y，et al. Endovascular Ultrasound Renal Denervation to Treat Hypertension：The RADIANCE Ⅱ Randomized Clinical Trial[J]. JAMA，2023，329（8）：651-661.

[12] DESAI R，PARK H，BROWN J D，et al. Comparative Safety and Effectiveness of Aldosterone Antagonists Versus Beta-Blockers as Fourth Agents in Patients With Apparent Resistant Hypertension[J]. Hypertension，2022，79（10）：2305-2315.

[13] KANDZARI D E，BÖHM M，MAHFOUD F，et al. Effect of renal denervation on blood pressure in the presence of antihypertensive drugs：6-month efficacy and safety results from the SPYRAL HTN-ON MED proof-of-concept randomised trial[J]. Lancet，2018，391（10137）：2346-2355.

[14] POSTEL-VINAY N，BOBRIE G，STEICHEN O，et al. HY-Quest，standardized patient questionnaire to be completed at home before a first visit for hypertension：a validation study in specialized centres in France[J]. Journal of hypertension，2014，32（3）：693-698.

[15] MAHFOUD F，MANCIA G，SCHMIEDER R，et al. Renal denervation in high-risk patients with hypertension[J]. Journal of the American College of Cardiology，2020，75（23）：2879-2888.

[16] KJELDSEN S E，BURNIER M，NARKIEWICZ K，et al. Key questions regarding the SYMPLICITY HTN-3 trial[J]. Lancet，2023，401（10385）：1336-1337.

[17] BHATT D L，VADUGANATHAN M，KANDZARI D E，et al.

Long-term outcomes after catheter-based renal artery denervation for resistant hypertension: final follow-up of the randomised SYMPLICITY HTN-3 Trial[J]. Lancet, 2022, 400(10361): 1405-1416.

[18] MAHFOUD F, KANDZARI D E, KARIO K, et al. Long-term efficacy and safety of renal denervation in the presence of antihypertensive drugs (SPYRAL HTN-ON MED): a randomised, sham-controlled trial[J]. Lancet, 2022, 399(10333): 1401-1410.

[19] RADER F, KIRTANE A J, WANG Y, et al. Durability of blood pressure reduction after ultrasound renal denervation: three-year follow-up of the treatment arm of the randomised RADIANCE-HTN SOLO trial[J]. EuroIntervention, 2022, 18(8): e677-e685.

[20] KIM B K, KIM H S, PARK S J, et al. Long-term outcomes after renal denervation in an Asian population: results from the Global SYMPLICITY Registry in South Korea (GSR Korea)[J]. Hypertension research, 2021, 44(9): 1099-1104.

[21] KIM B K, BÖHM M, MAHFOUD F, et al. Renal denervation for treatment of uncontrolled hypertension in an Asian population: results from the Global SYMPLICITY Registry in South Korea (GSR Korea)[J]. Journal of human hypertension, 2016, 30(5): 315-321.

[22] LEE C K, WANG T D, LEE Y H, et al. Efficacy and safety of renal denervation for patients with uncontrolled hypertension in Taiwan: 3-year results from the Global SYMPLICITY Registry-Taiwan (GSR-Taiwan)[J]. Acta cardiologica sinica, 2019, 35(6): 618-626.

[23] TOWNSEND R R, WALTON A, HETTRICK D A, et al. Review and meta-analysis of renal artery damage following percutaneous renal denervation with radiofrequency renal artery ablation[J]. EuroIntervention, 2020, 16(1): 89-96.

[24] LI Y, NAWABI A Q, FENG Y, et al. Safety and efficacy of a new renal denervation catheter in hypertensive patients in the absent of antihypertensive medications: a pilot study[J]. International journal of hypertension, 2019, 2019: 7929706.

[25] WANG J, SUN N L, GE J B, et al. Rationale and design of

sympathetic mapping/ablation of renal nerves trial (SMART) for the treatment of hypertension: a prospective, multicenter, single-blind, randomized and sham procedure-controlled study [J]. Journal of cardiovascular translational research, 2023, 16 (2): 358-370.

[26] JI M, CHEN H, SHEN L, et al. Validation of a novel renal denervation system with cryoablation: a preclinical study and case series [J]. JACC Basic Transl Sci, 2022, 7 (2): 101-112.

[27] BISOGNANO J D, BAKRIS G, NADIM M K, et al. Baroreflex activation therapy lowers blood pressure in patients with resistant hypertension: results from the double-blind, randomized, placebo-controlled rheos pivotal trial [J]. Journal of the American College of Cardiology, 2011, 58 (7): 765-773.

[28] WALLBACH M, BORN E, KÄMPFER D, et al. Long-term effects of baroreflex activation therapy: 2-year follow-up data of the BAT Neo system [J]. Clin Res Cardiol, 2020, 109 (4): 513-522.

[29] HOPPE U C, BRANDT M C, WACHTER R, et al. Minimally invasive system for baroreflex activation therapy chronically lowers blood pressure with pacemaker-like safety profile: results from the Barostim neo trial [J]. Journal of the American Society of Hypertensions, 2012, 6 (4): 270-276.

[30] POCOCK S J, ARITI C A, COLLIER T J, et al. The win ratio: a new approach to the analysis of composite endpoints in clinical trials based on clinical priorities [J]. European heart journal, 2012, 33 (2): 176-182.

[31] CHOBANIAN A V, BAKRIS G L, BLACK H R, et al. Seventh report of the Joint National Committee on Prevention, Detection, Evaluation, and Treatment of High Blood Pressure [J]. Hypertension, 2003, 42 (6): 1206-1252.

[32] KANDZARI D E, HICKEY G L, POCOCK S J, et al. Prioritised endpoints for device-based hypertension trials: the win ratio methodology [J]. EuroIntervention, 2021, 16 (18): e1496-e1502.

[33] DOUMAS M, TSIOUFIS C, FLETCHER R, et al. Time in therapeutic range, as a determinant of all-cause mortality in patients with hypertension. Journal of the American Heart

Association，2017，6（11）：e007131.

[34] CHEN K，LI C，CORNELIUS V，et al. Prognostic value of time in blood pressure target range among patients with heart failure［J］. JACC Heart Fail，2022，10（6）：369-379.

[35] FATANI N，DIXON D L，VAN TASSELL B W，et al. Systolic blood pressure time in target range and cardiovascular outcomes in patients with hypertension［J］. Journal of the American College of Cardiology，2021，77（10）：1290-1299.

[36] FU G，ZHOU Z，JIAN B，et al. Systolic blood pressure time in target range and long-term outcomes in patients with ischemic cardiomyopathy［J］. Am Heart J，2023，258：177-185.

[37] KRITTAYAPHONG R，WINIJKUL A，METHAVIGUL K，et al. Impact of achieving blood pressure targets and high time in therapeutic range on clinical outcomes in patients with atrial fibrillation adherent to the atrial fibrillation better care pathway：a report from the COOL-AF registry［J］. Journal of the American Heart Association，2023，12（3）：e028463.

[38] WANG N，HARRIS K，HAMET P，et al. Cumulative systolic blood pressure load and cardiovascular risk in patients with diabetes［J］. Journal of the American College of Cardiology，2022，80（12）：1147-1155.

[39] ABRAHAM S，NOHRIA A，NEILAN T G，et al. Cardiovascular drug interactions with nirmatrelvir/ritonavir in patients with COVID-19：JACC review topic of the week［J］. Journal of the American College of Cardiology，2022，80（20）：1912-1924.

结 束 语

高血压是一种有遗传背景的生活方式相关性疾病，其高患病率和低控制率已极大地影响了人群的生活质量。合理有效地进行高血压治疗对提高血压控制率和改善高血压患者的不良预后极为重要。《高血压合理用药指南》(第 3 版）不仅从高血压药物的分类、药理学和药效学特性、用药原则和用药规范及临床疗效诸多方面进行了阐述，更为重要的是增加了药物治疗的重要循证医学推荐等级，明晰了抗高血压药在不同类型高血压治疗中的推荐力度。为了推动国产抗高血压药的合理应用，响应我国的分级诊疗策略，《高血压合理用药指南》(第 3 版）中还增加了具有降血压作用的中药、肿瘤相关高血压的药物治疗和药物的时间治疗学内容，并对近年进入我国高血压治疗一线的新药——血管紧张素受体 - 脑啡肽酶抑制剂进行了详尽的阐述。为了满足基层医疗机构合理使用药物的需求，本指南对基层常使用的传统的固定复方制剂在使用方法、注意事项、循证证据等方面提供了更坚实的依据，就抗高血压药在等级医院和社区基层医院的互动及规范使用进行了论述；同时，还阐述了特殊人群高血压及高血压合并症的治疗原则。本版指南在每一章均有关键信息列表，使读者能够简单清晰地了解药物正确的使用方法和推荐等级。本指南修订的目的是指导医生规范、合理地使用抗高血压药。医生逐渐掌握高血压治疗的技巧，并能合理、恰当地使用抗高血压药，将会提高所管理的高血压患者的血压达标率、改善或减轻靶器官损害、减少心血管事件的发生，这也是我们对指南进行修订的初衷。

（孙宁玲）

附录　常用抗高血压药简介（附表 1~11）

附表 1 噻嗪类利尿剂(包括噻嗪型及噻嗪样利尿剂)

药物名称	适应证与用法用量	主要不良反应	禁忌证	特殊人群*	代谢方式、代谢酶与排泄途径	药物相互作用	注意事项
氢氯噻嗪(hydrochlorothiazide)	高血压(12.5~100mg,q.d.~b.i.d.)	电解质紊乱、高尿酸血症、低钾血症、低血压及胃肠功能紊乱	痛风、对本药或磺胺类药物过敏、肾衰竭、无尿症、急性肾小球肾炎、顽固性低钾血症、高钙血症或低钠血症患者禁用	能通过胎盘屏障,对高血压综合征无预防作用。孕妇慎用。哺乳期妇女不宜服用	61% 以原型药经肾脏排泄	与洋地黄苷类联用可能导致洋地黄中毒,也可能增加延长 Q-T 间期的药物(如阿司咪唑、特非那定、索他洛尔)引起心律失常的危险	宜早晨服药,对高血压的治疗剂量低于对水肿的治疗剂量
苄氟噻嗪(bendroflumethiazide)	高血压(2.5~20mg,q.d.~b.i.d.)	心律失常和胃肠道反应	无尿症或对氢氯噻嗪、磺胺类药物过敏者禁用	能通过胎盘屏障,对妊娠高血压综合征无预防作用,故孕妇应慎用;实验显示能经乳汁分泌,哺乳期妇女不宜服用	绝大部分经肾脏排泄(30% 原型药),少量由胆汁排泄	与氟卡尼联用时可引起电解质失衡和心脏毒性;与洋地黄苷类联用可能导致洋地黄中毒	一般用于水肿;用于高血压时,一般均与氨苯蝶啶同时使用

续表

药物名称	适应证与用法用量	主要不良反应	禁忌证	特殊人群*	代谢方式、代谢酶与排泄途径	药物相互作用	注意事项
氯噻酮（chlorthalidone）	高血压（25~100mg，q.d.）	高尿酸血症、心律失常、淤胆型黄疸综合征	对氯噻酮或其他磺胺类药物过敏者禁用	禁止用于治疗妊娠高血压；会进入母乳，在母乳喂养期间不应使用	主要以原型药经肾脏排泄	与洋地黄苷类联用可导致洋地黄中毒；与索他洛尔联用可引起心脏毒性	宜清晨随餐服用，服药期间避免饮酒
吲达帕胺（indapamide）	高血压（2.5mg，q.d.）	低钾血症、低钠血症、超敏反应、粒细胞缺乏症、再生障碍性贫血	无尿症、对吲达帕胺或磺胺类药物过敏、嗜铬细胞瘤、重度肝/肾衰竭、肝性脑病、低钾血症患者禁用	孕妇避免使用；哺乳期妇女慎用	主要经肝脏代谢，60%~70%经肾脏代谢，5%~7%以原型药排泄，16%~23%经粪便排泄	与α受体拮抗剂或ACEI联用时可发生低血压；与非甾体抗炎药联用会加重肾毒性；与洋地黄苷类联用可能导致洋地黄中毒	服药期间避免饮酒，不宜突然停药；服药期间有可能发生光敏反应，应注意防晒

续表

药物名称	适应证与用法用量	主要不良反应	禁忌证	特殊人群*	代谢方式、代谢酶与排泄途径	药物相互作用	注意事项
吲达帕胺缓释制剂（indapamide sustained release）	高血压（1.5～2.5mg，q.d.）	超敏反应、斑丘疹、肝功能衰竭患者可能引发肝性脑病、电解质紊乱	低钾血症、对磺胺类药物过敏、严重肾衰竭、肝性脑病者或严重肝功能受损者禁用	孕妇避免使用；哺乳期妇女慎用	主要以非活性代谢物的形式经尿液（达到给药剂量的 70%）和粪便（22%）排泄	在无钠饮食时，会增加血锂浓度，与Ⅰa 类或Ⅲ类抗心律失常药联用会引起扭转性室性心动过速，非甾体抗炎药会降低吲达帕胺抗高血压的作用；与洋地黄苷类联用可能导致洋地黄中毒	宜早晨服用，整片吞服且不要嚼碎，加大剂量并不能提高吲达帕胺的抗高血压疗效，只能增强利尿作用

注：* 此处特殊人群主要指妊娠期及哺乳期患者；ACEI，血管紧张素转换酶抑制药。

附表 2 保钾利尿剂

药物名称	适应证与用法用量	主要不良反应	禁忌证	特殊人群*	代谢方式、代谢酶与排泄途径	药物相互作用	注意事项
阿米洛利（amiloride）	高血压（2.5mg，q.d.～b.i.d.）	高钾血症、头痛、头晕、过敏反应（主要表现为皮疹甚至呼吸困难）	严重肾功能减退、高钾血症者禁用	尚未对孕妇进行研究，但在动物研究中，未见到对胎儿的影响；哺乳期慎用	不经肝脏代谢，40% 在 72 小时内随粪便排泄，50% 以原型药经尿液排泄	非甾体抗炎药尤其是吲哚美辛会降低本药的利尿作用，且联用时肾毒性增加，不宜与其他保钾利尿剂或钾盐联用	如每日给药 1 次，应于早晨给药，进食时或餐后服药，不宜突然停药，服药期间避免饮酒，逐渐改变体位，降低直立性低血压的发生风险
氨苯蝶啶（triamterene）	高血压（25～50mg，q.d.～b.i.d.）	高钾血症、低钠血症、血糖升高、光敏感	高钾血症、严重肝肾功能不全者禁用	动物繁殖性研究证明该药对胎儿有毒副作用；在动物乳汁中出现，尚未在哺乳期女性中进行研究	血浆蛋白结合率为 40%～70%。大部分迅速在肝脏代谢，经肾脏排泄，少量随胆汁排泄	吲哚美辛能降低氨苯蝶啶的利尿作用，两药合用可能增加肾毒性；不宜与其他保钾利尿剂或钾盐联用	在进餐时或餐后服药；如每日只需服药 1 次时，请在早晨服用。服药期间出现淡蓝色荧光尿是正常现象

注：* 此处特殊人群主要指妊娠期及哺乳期患者。

附表 3　袢利尿剂

药物名称	适应证与用法用量	主要不良反应	禁忌证	特殊人群*	代谢方式、代谢酶与排泄途径	药物相互作用	注意事项
呋塞米（furosemide）	高血压（起始剂量为 20～80mg，q.d.～b.i.d.）	水和电解质紊乱（包括低钠、低钾、碱中毒）	肾衰竭或肝昏迷伴肾衰竭者禁用	动物繁殖性研究证明该药对胎儿有毒副作用，但尚未对孕妇进行充分严格的对照研究；哺乳期慎用	10% 经肝脏代谢，60%～90% 以原型药经肾脏排泄，7%～9% 经粪便排泄，6%～9% 经胆汁排泄	呋塞米能够增加头孢菌素类抗生素的肾毒性、氨基糖苷类抗生素和其他耳毒性药物的耳毒性	可单独使用或联用其他抗高血压药治疗高血压，服药期间避免饮酒，宜与含钾制剂联用补钾；前列腺肥大或排尿功能受损者慎用
托拉塞米（torasemide）	高血压（5mg，q.d.，服药 4～6 周内降血压效果不理想，剂量可增至 10mg，q.d.）	水和电解质紊乱（包括低钠、低钾及碱中毒），胃肠不适	肾衰竭的无尿期，肝昏迷前期或肝昏迷，低血压者禁用	尚未进行孕妇研究，但在动物繁殖性研究中，未见到对胎儿的影响；哺乳期慎用	肝脏代谢，80% 以原型药及其代谢产物经肾脏排泄	托拉塞米引起的钾缺乏会增加强心苷的不良反应，可增加抗高血压药的作用，减弱降血糖药的作用	治疗开始前必须纠正排尿障碍，长期用药期间应定期监测电解质（尤其是血钾）水平、尿酸及肌酐等指标

续表

药物名称	适应证与用法用量	主要不良反应	禁忌证	特殊人群*	代谢方式、代谢酶与排泄途径	药物相互作用	注意事项
布美他尼（bumetanide）	高血压（0.5～4.0mg，b.i.d.），每日最大剂量20mg	水和电解质紊乱、直立性低血压、低钾血症等	对本药或磺胺类药物、噻嗪类利尿剂过敏者禁用	可通过胎盘屏障，妊娠早期妇女禁用；妊娠中晚期妇女避免使用。可随乳汁排泄，哺乳期妇女慎用	少量在肝脏代谢。77%～85%随尿液排泄（其中45%为原型），15%～23%随胆汁和粪便排泄	与抗生素（如两性霉素、头孢菌素、氨基糖苷类）合用可使肾毒性和耳毒性增加，尤其是原有肾功能损害时	合并症状性心力衰竭优选袢利尿剂

注：*此处特殊人群主要指妊娠期及哺乳期患者。

附表4 醛固酮受体拮抗剂

药物名称	适应证与用法用量	主要不良反应	禁忌证	特殊人群*	代谢方式、代谢酶与排泄途径	药物相互作用	注意事项
螺内酯(spironolactone)	高血压(20～80mg，q.d.～b.i.d.)	电解质紊乱、高钾血症、代谢性酸中毒、粒细胞缺乏症	肾衰竭、高血钾者禁用	动物繁殖性研究证明对胎儿有毒副作用，但尚未对孕妇进行充分严格的对照研究；哺乳期比较安全	80%由肝脏代谢为有活性的坎利酮，无活性代谢产物经肾脏和胆道排泄，约10%以原型药经肾脏排泄	联用保钾利尿剂、ACEI或ARB会增加高钾血症的发生风险，联用非甾体抗炎药和环孢素可能增加中毒性肾损害的发生风险	起效慢，需要2～3日达到最大作用，服药期间避免饮酒，避免联合应用补钾、保钾药；增加男性乳腺增生和勃起功能障碍的风险

续表

药物名称	适应证与用法用量	主要不良反应	禁忌证	特殊人群*	代谢方式、代谢酶与排泄途径	药物相互作用	注意事项
依普利酮(eplerenone)	高血压(初始50mg，q.d.，效果不理想可增至50mg，b.i.d.)	男子乳腺发育、高钾血症、低钾血症、促甲状腺素升高；阴道异常出血、肌酸酐升高、肾功能异常	伴微量白蛋白尿的2型糖尿病患者、Cr>0.18mmol/L的男性患者或>0.16mmol/L的女性患者、Ccr<50ml/min者禁用	尚未进行孕妇研究，但在动物繁殖性研究中，未见到对胎儿的影响；目前尚无人类数据表明依普利酮是否存在于人乳汁中、对母乳喂养婴儿或产奶量是否有影响	主要经CYP3A4代谢，血浆中尚未发现活性代谢产物，表观血浆清除率约为10L/h。以原型药物随尿液及粪便的排泄量小于给药量的5%。单次口服后随粪便及尿液的排泄量分别约为给药量的32%及67%	禁止与强效CYP3A4抑制剂(奈法唑酮、伊曲康唑、醋竹桃霉素、克拉霉素、奈非那韦、利托那韦)、补钾药、保钾利尿剂(如氨苯蝶啶、阿米洛利、螺内酯)合用	不推荐剂量超过100mg，本药可能降低男性的生育力；用药前及用药期间应定期监测血压、血清钾及肾功能

注：* 此处特殊人群主要指妊娠期及哺乳期患者；ACEI，血管紧张素转换酶抑制药；ARB，血管紧张素受体阻滞药；Cr，肌酐(creatinine)；Ccr，肌酐清除率(creatinine clearance)。

附表 5　二氢吡啶类钙通道阻滞剂

药物名称	适应证与用法用量	主要不良反应	禁忌证	特殊人群*	代谢方式、代谢酶与排泄途径	药物相互作用	注意事项
硝苯地平（nifedipine）	高血压（起始剂量为 10mg，t.i.d.）	踝部水肿、头痛、面部潮红、心悸	—	目前尚未在孕妇中进行充分且良好的对照研究，只有当潜在益处大于潜在风险时，才应在妊娠期间使用；目前对哺乳期妇女用药研究显示，该药并不明显增加婴儿的副作用	主要由肝脏代谢（CYP3A4），80% 经肾脏排泄	与氯吡格雷联用会降低抗血小板强度，增加血栓形成风险；与 CYP3A4 强抑制剂联用有低血压和心动过缓的发生风险	普通片一般不建议口含用于降血压；快速型心律失常、心力衰竭者慎用
硝苯地平缓释制剂（nifedipine sustained release）	老年高血压、单纯高血压［10～20mg（Ⅰ），b.i.d.；20～40mg（Ⅱ），b.i.d.；60mg（Ⅲ），q.d.；40～60mg（Ⅲ），q.d.］	外周水肿、头痛、面部潮红	对硝苯地平过敏者、心源性休克者禁用	目前尚未在孕妇中进行充分且良好的对照研究，只有当潜在益处大于潜在风险时，才应在妊娠期间使用；目前对哺乳期妇女用药研究显示，该药并不明显增加婴儿的副作用	主要由肝脏代谢（CYP3A4），80% 经肾脏排泄，另有 5%～15% 经胆汁排泄至粪便中，尿液中仅有微量原型药物（0.1% 以下）	由于酶诱导作用，与利福平联用时，硝苯地平达不到有效的血药浓度，禁止与利福平联用	低血压者应谨慎使用，不用于成人急性降血压，但可用于儿童急性降血压

续表

药物名称	适应证与用法用量	主要不良反应	禁忌证	特殊人群*	代谢方式、代谢酶与排泄途径	药物相互作用	注意事项
硝苯地平控释制剂（nifedipine controlled release）	高血压、冠心病（30～60mg，q.d.）	水肿、头痛	对硝苯地平过敏者、心源性休克患者禁用	目前尚未在孕妇中进行充分且良好的对照研究，只有当潜在益处大于潜在风险时，才应在妊娠期间使用；目前对哺乳期妇女用药研究显示，该药并不明显增加婴儿的副作用	硝苯地平绝大多数以代谢物形式经肾脏排泄，另有5%～15%经胆汁排泄至粪便中，尿液中仅有微量原型药物（0.1%以下）	硝苯地平通过位于肠黏膜和肝脏的CYP3A4代谢，已知对此酶有抑制或促进作用的药物均会影响硝苯地平的疗效	低血压及严重主动脉瓣狭窄患者，当血压很低时（收缩压≤90mmHg的严重低血压）应慎用
尼群地平（nitrendipine）	高血压（10～20mg，q.d.～b.i.d.）	头痛、面部潮红	严重主动脉狭窄者禁用	动物繁殖性研究证明该药对胎儿有毒副作用，但尚未对孕妇进行充分严格的对照研究；哺乳期禁用	主要经肝脏代谢，80%经肾脏排泄，8%经粪便排泄	与胺碘酮联用出现心动过缓，房室传导阻滞风险增加	服药期间须定期监测心电图

续表

药物名称	适应证与用法用量	主要不良反应	禁忌证	特殊人群*	代谢方式、代谢酶与排泄途径	药物相互作用	注意事项
尼卡地平(perdipine)	高血压(20～40mg,t.i.d.)	足踝部水肿、头晕、头痛、面部潮红、低血压等	严重主动脉狭窄者、颅内出血尚未完全止血者、脑卒中急性期颅内压增高的患者禁用	动物繁殖性研究证明该药对胎儿有毒副作用,但尚未对孕妇进行充分严格的对照研究;目前对哺乳期妇女用药研究显示,该药并不明显增加婴儿的副作用	经CYP2C8、CYP2D6、CYP3A4代谢,同时也是CYP3A4、CYP2D6、CYP2C8、CYP2C19的抑制剂;约40%经粪便排泄,50%经肾脏排泄	与环孢素联用可增加环孢素的血药浓度;与胺碘酮、CCB联用可导致心动过缓和房室传导阻滞	服药期间避免饮酒
尼卡地平缓释制剂(perdipine-sustained release)	高血压(40mg,b.i.d.)	足踝部水肿、头晕、头痛、面部潮红、低血压等	严重主动脉狭窄者、颅内出血尚未完全止血者、脑卒中急性期颅内压增高的患者禁用	动物繁殖性研究证明该药对胎儿有毒副作用,但尚未对孕妇进行充分严格的对照研究;目前对哺乳期妇女用药研究显示,该药并不明显增加婴儿的副作用	主要经肝脏广泛代谢,仅21%的代谢物由尿液排出	与环孢素联用可增加环孢素的血药浓度;与胺碘酮、CCB联用可导致心动过缓和房室传导阻滞	肝肾功能障碍患者、低血压患者、心力衰竭患者、青光眼患者、孕妇、哺乳期妇女、儿童慎用

续表

药物名称	适应证与用法用量	主要不良反应	禁忌证	特殊人群*	代谢方式、代谢酶与排泄途径	药物相互作用	注意事项
氨氯地平(amlodipine)	高血压(2.5～10mg, q.d.)	外周水肿、头痛	对二氢吡啶类CCB过敏者禁用	动物繁殖性研究证明该药对胎儿有毒副作用，但尚未对孕妇进行充分严格的对照研究；存在于乳汁中，没有观察到氨氯地平用药对哺乳婴儿的不良影响	在肝脏中90%转换为无活性的代谢产物。60%的无活性代谢产物经肾脏排泄，10%以原型药经肾脏排泄	与克拉霉素联用会增加氨氯地平的血药浓度；与辛伐他汀联用增加肌病的发生风险	重度肝功能不全者应缓慢增量
左氨氯地平(levamlo-dipine)	高血压(2.5～5mg, q.d.)	水肿、头痛	对二氢吡啶类CCB过敏者禁用	动物繁殖性研究证明该药对胎儿有毒副作用，但尚未对孕妇进行充分严格的对照研究；存在于乳汁中，没有观察到左氨氯地平用药对哺乳婴儿的不良影响	通过肝脏广泛代谢为无活性产物，以10%的原型药和60%的代谢物经尿液排泄；不被血液透析清除	不影响阿托伐他汀、地高辛、乙醇的药代动力学；可与噻嗪类利尿剂、ACEI、抗生素及口服降血糖药联用；与西咪替丁或葡萄柚汁联用时不改变本品的药代动力学	可用于合并心力衰竭的高血压患者

续表

药物名称	适应证与用法用量	主要不良反应	禁忌证	特殊人群*	代谢方式、代谢酶与排泄途径	药物相互作用	注意事项
拉西地平片(lacidipin)	高血压。一般起始剂量 2mg，每日 1 次，在早晨服用较好。饭前饭后均可。如需要 3～4 周可增加至 6mg	最常见的有头痛、皮肤潮红、水肿、眩晕和心悸。少见无力、皮疹(包括红斑和瘙痒)、胃纳不佳、恶心、多尿。极少数可见胸痛和牙龈增生	对本品成分过敏者禁用	尚无用于孕妇的安全性数据，动物研究显示没有致畸性和对生长的损害；动物乳汁分泌研究表明，拉西地平(或其代谢物)可泌入乳汁	本品经肝脏代谢，代谢产物主要为两种吡啶类似物及两种羧酸类似物，给药量的 70% 以代谢物形式随粪便排泄，其余代谢物随尿液排泄。在稳态时的平均终末半衰期为 13～19 小时	(1)与 β 受体拮抗剂、利尿剂或 ACEI 合用，降血压作用可加强。(2)与西咪替丁合用，可使本品血药浓度增高。(3)与华法林、甲苯磺丁脲、地高辛等无特殊交叉反应	对于肾损害者或老年患者无须调整剂量；不稳定型心绞痛患者、肝损伤者慎用

续表

药物名称	适应证与用法用量	主要不良反应	禁忌证	特殊人群*	代谢方式、代谢酶与排泄途径	药物相互作用	注意事项
非洛地平缓释制剂（felodipine sustained release）	高血压（2.5～10mg，q.d.）	踝部水肿、面部潮红	对二氢吡啶类CCB过敏者禁用	动物繁殖性研究证明该药对胎儿有毒副作用，但尚未对孕妇进行充分严格的对照研究；哺乳期慎用	经CYP3A4代谢，10%经粪便排泄，70%经肾脏排泄	与克拉霉素、伏立康唑等肝药酶抑制剂联用会增加非洛地平血药浓度	宜早晨服用，老年患者应减量。肝功能受损、严重肾损害者慎用
乐卡地平（lercanidipine）	高血压（10～20mg，q.d.，餐前15分钟服用）	外周水肿、头痛、潮红、眩晕、心动过速和心悸	对二氢吡啶类CCB过敏者、左心室流出道梗阻者、未治疗的充血性心力衰竭者、不稳定型心绞痛者、重度肝功能损害者、重度肾功能损害者、18岁以下儿童禁用	孕妇禁用；用药后乳汁中可能含有乐卡地平，哺乳期禁用	完全通过肝脏CYP3A4酶代谢，50%从尿液中排出	同时服用CYP3A4酶抑制剂和诱导剂会影响乐卡地平的代谢和清除，禁止与环孢素、CYP3A4强效抑制剂合用	食物可促进药物的吸收，请在餐前15分钟服药

续表

药物名称	适应证与用法用量	主要不良反应	禁忌证	特殊人群*	代谢方式、代谢酶与排泄途径	药物相互作用	注意事项
贝尼地平（benidipine）	原发性高血压（2～8mg，q.d.）	头痛、眩晕、踝部水肿、面部潮红	心源性休克者禁用	孕妇或可能怀孕的妇女禁用；哺乳期慎用	经CYP3A4代谢，35%经尿液排泄，36%经粪便排泄	与阿片类镇痛药（如舒芬太尼、芬太尼等）合用可出现严重低血压、心跳过慢等，在使用阿片类镇痛药前36小时停用贝尼地平	早餐后服用；服药期间避免服用葡萄柚及其制品
马尼地平（manidipine）	高血压（5～20mg，q.d.）	踝部水肿、头痛、心悸、面部潮红、眩晕、牙龈肥大	对二氢吡啶类CCB过敏者、儿童禁用	孕妇及哺乳期妇女禁用	大部分经肝脏代谢，31.4%经肾脏排泄，63.3%经粪便排泄	与CYP3A4强抑制剂联用可引起该药血药浓度升高；与胺碘酮联用出现心动过缓，房室传导阻滞风险增加	对合并慢性肾脏病的原发性高血压患者具有肾脏保护作用，对心脏无抑制作用

续表

药物名称	适应证与用法用量	主要不良反应	禁忌证	特殊人群*	代谢方式、代谢酶与排泄途径	药物相互作用	注意事项
西尼地平（cilnidipine）	高血压（5～10mg，q.d.）	尿频、头痛、头晕、心律失常（ST段降低、T波逆转）	对本药过敏者禁用	孕妇或可能怀孕的女性禁用；哺乳期慎用	经CYP3A4和CYP2C19代谢，以原型药物及其代谢产物经肾脏排泄	与麻黄碱联用降血压效果减弱，与地高辛联用可引起地高辛血药浓度升高	可引起眩晕，高空作业、驾驶机动车及操作机器工作者应予以注意；充血性心力衰竭和肝肾功能不全者慎用
尼莫地平（nimodipine）	高血压（40～60mg，t.i.d.）	低血压、腹泻、头痛	严重肝功能损害的患者禁用	药物可由乳汁分泌，哺乳期妇女不宜应用	经CYP3A4系统代谢，50%的代谢产物经肾脏排泄，30%随胆汁排泄	禁止与强效CYP3A4抑制剂如伏立康唑、氟康唑、克拉霉素、硫酸镁、咪康唑、伊曲康唑合用；不推荐尼莫地平与抗癫痫药同时服用	食物可能降低尼莫地平的疗效，宜在饭前1小时或饭后2小时服用；低血压、脑水肿或颅内压升高、肝肾功能损害者慎用

续表

药物名称	适应证与用法用量	主要不良反应	禁忌证	特殊人群*	代谢方式、代谢酶与排泄途径	药物相互作用	注意事项
尼莫地平缓释制剂（nimodipine sustained release）	高血压（60～120mg，b.i.d.）	低血压、腹泻、头痛	严重肝功能损害的患者禁用	药物可由乳汁分泌，哺乳期妇女不宜应用	经CYP3A4系统代谢，50%的代谢产物经肾脏排泄，30%随胆汁排泄	禁止与强效CYP3A4抑制剂如伏立康唑、氟康唑、克拉霉素、硫酸镁、咪康唑、伊曲康唑合用	宜完整吞服缓释制剂，不要掰开、咀嚼、碾碎后服用；低血压、脑水肿或颅内压升高、肝肾功能损害者慎用

注：* 此处特殊人群主要指妊娠期及哺乳期患者；CCB，钙通道阻滞剂；ACEI，血管紧张素转换酶抑制药；CYP，细胞色素P450。

附表6　非二氢吡啶类钙通道阻滞剂

药物名称	适应证与用法用量	主要不良反应	禁忌证	特殊人群*	代谢方式、代谢酶与排泄途径	药物相互作用	注意事项
地尔硫䓬(diltiazem)	轻中度高血压(起始剂量为30～60mg，t.i.d.～q.i.d.，餐前或睡前服药)	浮肿、头痛、恶心、眩晕、皮疹、房室传导阻滞、心功能抑制	伴有病态窦房结综合征、已存在二度或三度房室传导阻滞或明显心动过缓者、充血性心力衰竭者、心源性休克者禁用	动物繁殖性研究证明该药对胎儿有毒副作用，但尚未对孕妇进行充分严格的对照研究；哺乳期慎用	经CYP3A4代谢，体内代谢完全，经粪便和肾脏排泄，尿液中2%～4%以原型药排泄	禁止与阿舒瑞韦、伊伐布雷定、洛美他派联用；与胺碘酮、地高辛及β受体拮抗剂联用时，会使心脏传导抑制作用增强、心动过缓风险增加	地尔硫䓬与心力衰竭发生有关，伴左心室功能减退者应慎用，突然停用地尔硫䓬与心绞痛加重有关；长期给药应监测肝肾功能
地尔硫䓬缓释制剂(diltiazemsustained release)	轻中度高血压(90～180mg，q.d.～b.i.d.)	浮肿、头痛、恶心、眩晕、皮疹、房室传导阻滞、心功能抑制	伴有病态窦房结综合征、已存在二度或三度房室传导阻滞或明显心动过缓者、充血性心力衰竭者、心源性休克者禁用	动物繁殖性研究证明该药对胎儿有毒副作用，但尚未对孕妇进行充分严格的对照研究；哺乳期慎用	经CYP3A4代谢，体内代谢完全，经粪便和肾脏排泄，尿液中2%～4%以原型药排泄	禁止与阿舒瑞韦、伊伐布雷定、洛美他派联用；与胺碘酮、地高辛及β受体拮抗剂联用时，使心脏传导抑制作用增强、心动过缓风险增加	地尔硫䓬与心力衰竭发生有关，伴左心室功能减退者应慎用，突然停用地尔硫䓬与心绞痛加重有关；长期给药应监测肝肾功能